傅灿冰

川派中医药名家系列丛书

傅　健　编著

中国中医药出版社

·北 京·

图书在版编目（CIP）数据

川派中医药名家系列丛书. 傅灿冰 / 傅健编著 . —北京：中国中医
药出版社，2015.11

ISBN 978-7-5132-2787-2

Ⅰ . ①川… Ⅱ . ①傅… Ⅲ . ①傅灿冰（1917 ~ 1993）
②傅灿冰—生平事迹 ②中医学—临床医学—经验—中国—现代
Ⅳ . ① K826.2 ② R249.7

中国版本图书馆 CIP 数据核字（2015）第 243292 号

中 国 中 医 药 出 版 社 出 版
北京市朝阳区北三环东路 28 号易亨大厦 16 层
邮政编码   100013
传真   010 64405750
三河市鑫金马印刷有限公司印刷
各地新华书店经销
*
开本 710×1000   1/16   印张 14.25   彩插 1   字数 240 千字
2015 年 11 月第 1 版   2015 年 11 月第 1 次印刷
书号   ISBN 978-7-5132-2787-2
*
定价   45.00 元
网址   www.cptcm.com

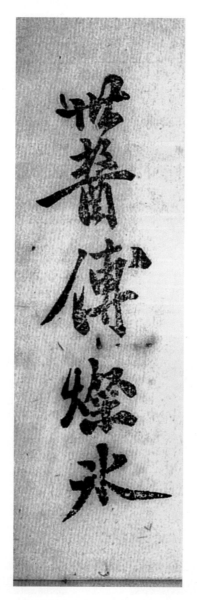

1937 年 12 月傅灿冰自题行医挂牌"世医傅灿冰"真迹

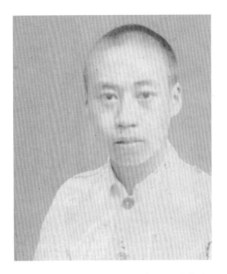

1937 年傅灿冰留影。同年 12 月他在
江津寿世药房正式挂牌行医

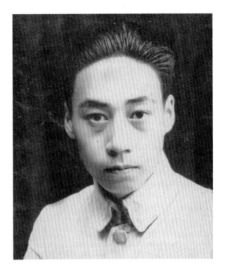

1951 年傅灿冰留影。同年 10 月他参
加江津县联合诊所工作

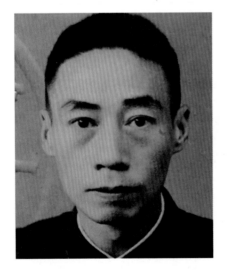

1958 年傅灿冰留影。同年 6 月他任
江津专区人民医院中医科主任

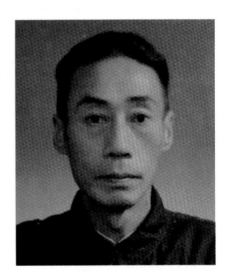

1961 年傅灿冰留影。同年 8 月他任
江津专区人民医院副院长

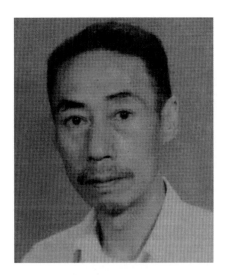

1964年傅灿冰留影。同年7月他奉调
至成都中医学院附属医院任内科主任

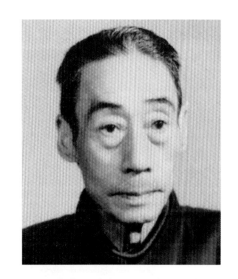

1979年傅灿冰留影。同年6月他任
四川省中医研究所首任所长

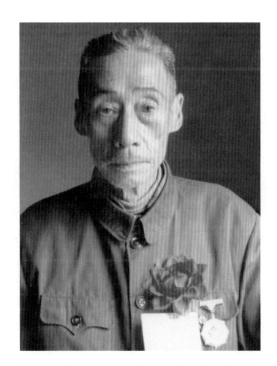

1984年傅灿冰荣获四川省劳动模范光荣称号

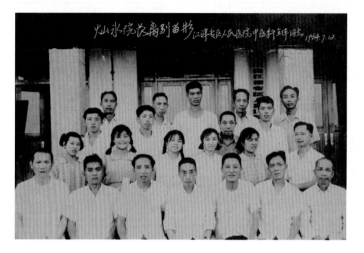

1964 年 7 月傅灿冰调离江津专区人民医院时留影（前排正中）

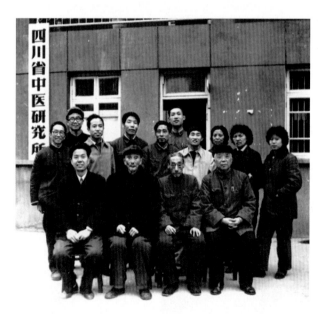

1979 年 6 月四川省中医研究所正式成立，傅灿冰（前
排右二）与部分专家、职工合影

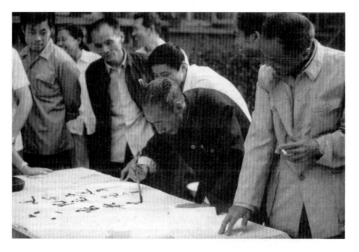

1984 年 6 月傅灿冰在四川省中医研究所建所五周年时
即兴赋诗题字

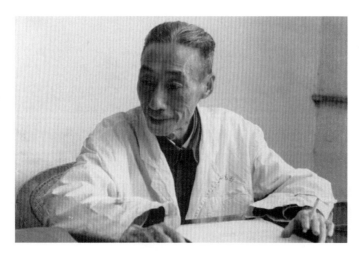

傅灿冰工作照

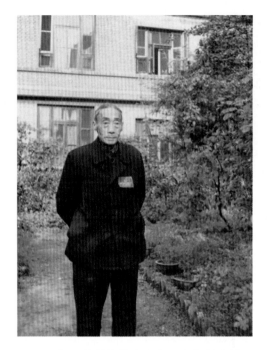

1985 年 9 月傅灿冰在北京开会期间留影

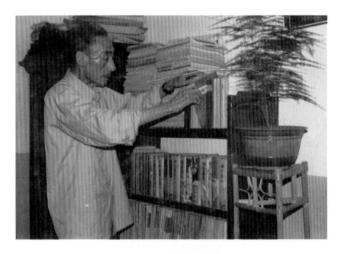

傅灿冰在查阅医籍

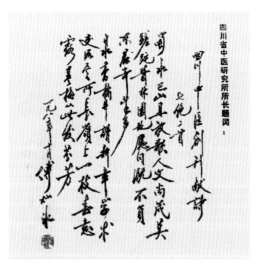

1982年傅灿冰为《四川中医》创刊赋诗题词

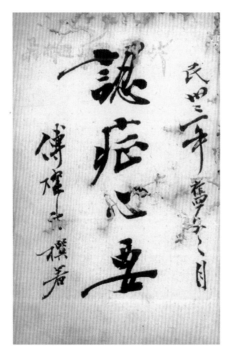

傅灿冰撰著《认症心要》手稿封面

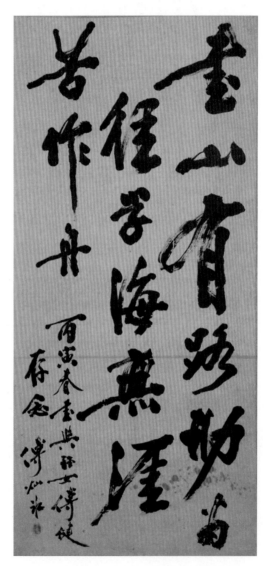

傅灿冰书予孙女傅健存念

溫病

其症發熱而渴不惡寒者風溫脈形變搶
愈甚者是也切忌辛溫達表
治淺宜於清涼達于表無汗宜於清透保
津如脈浮洪大而數壯熱譫語如搶乃熱
三焦宜清涼為甚倘脈沉實而口渴譫
語言若乾燥乃甚是胃府宜開下救津
凡溫病初起是辛溫發汗汗之則狂妄脈燥不可後之
與大熱無汗刈以得汗後而甚脈燥盛而亦死

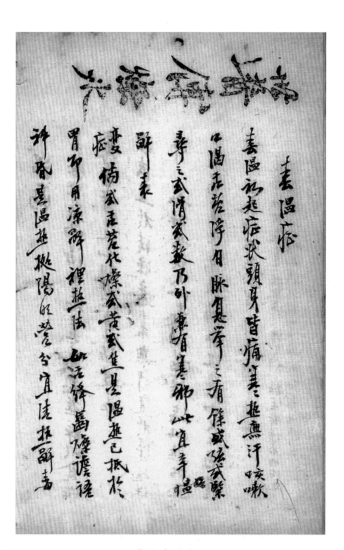

傅灿冰手迹 2

病以溫稱顧名思義
熱邪傷陰與寒迥異
初起口渴不寒而熱
右寸脈大識病要訣

傳燦冰手迹 3

春溫風溫微兼表症
初起惡寒主以麻杏
稍事遲延熱甚寒止
風化已盡表藥禁矣

傳燦冰手迹 4

世代从医业，青囊放异香。
松亲开诊所，灿志树岐黄。
火旺薪传递，江长后继强。
飞书佳讯告，四世已同堂。
咏名医傅灿冰　杨石兴

咏名医傅灿冰

世代从医业，青囊放异香。

松亲开诊所，灿志树岐黄。

火旺薪传递，江长后继强。

飞书佳讯告，四世已同堂。

四川省中医药管理局原局长杨殿兴赋诗

杨序————————加强文化建设，唱响川派中医

四川，雄居我国西南，古称巴蜀，成都平原自古就有天府之国的美誉，天府之土，沃野千里，物华天宝，人杰地灵。

四川号称"中医之乡、中药之库"，巴蜀自古出名医、产中药，据历史文献记载，从汉代至明清，见诸文献记载的四川医家有 1000 余人，川派中医药影响医坛 2000 多年，历久弥新；川产道地药材享誉国内外，业内素有"无川（药）不成方"的赞誉。

医派纷呈　源远流长

经过特殊的自然、社会、文化的长期浸润和积淀，四川历朝历代名医辈出，学术繁荣，医派纷呈，源远流长。

汉代以涪翁、程高、郭玉为代表的四川医家，奠定了古蜀针灸学派。郭玉为涪翁弟子，曾任汉代太医丞。涪翁为四川绵阳人，曾撰著《针经》，开巴蜀针灸先河，影响深远。1993 年，在四川绵阳双包山汉墓出土了最早的汉代针灸经脉漆人；2013 年，在成都老官山再次出土了汉代针灸漆人和 920 支医简，带有"心""肺"等线刻小字的人体经穴髹漆人像在我国考古史上是首次发现，应是迄

今我国发现的最早、最完整的经穴人体医学模型，其精美程度令人咋舌！又一次证明了针灸学派在巴蜀的渊源和影响。

四川山清水秀，名山大川遍布。道教的发祥地青城山、鹤鸣山就坐落在成都市。青城山、鹤鸣山是中国的道教名山，是中国道教的发源地之一，自东汉以来历经2000多年，不仅传授道家的思想，道医的学术思想也因此启蒙产生。道家注重炼丹和养生，历代蜀医多受其影响，一些道家也兼行医术，如晋代蜀医李常在、李八百，宋代皇甫坦，以及明代著名医家韩懋（号飞霞道人）等，可见丹道医学在四川影响深远。

川人好美食，以麻、辣、鲜、香为特色的川菜享誉国内外。川人性喜自在休闲，养生学派也因此产生。长寿之神——彭祖，号称活了800岁，相传他经历了尧舜夏商诸朝，据《华阳国志》载，"彭祖本生蜀"，"彭祖家其彭蒙"，由此推断，彭祖不但家在彭山，而且他晚年也落叶归根于此，死后葬于彭祖山。彭祖山坐落在成都彭山县，彭祖的长寿经验在于注意养生锻炼，他是我国气功的最早创始人，他的健身法被后人写成《彭祖引导法》。他善烹饪之术，创制的"雉羹之道"被誉为"天下第一羹"，屈原在《楚辞·天问》中写道："彭铿斟雉，帝何飨？受寿永多，夫何久长？"反映了彭祖在推动我国饮食养生方面所做出的贡献。五代、北宋初年，著名的道教学者陈希夷，是四川安岳人，著有《指玄篇》《胎息诀》《观空篇》《阴真君还丹歌注》等。他注重养生，强调内丹修炼法，将黄老的清静无为思想、道教修炼方术和儒家修养、佛教禅观会归一流，被后世尊称为"睡仙""陈抟老祖"。现安岳县有保存完整的明代陈抟墓，以及陈抟的《自赞铭》，这是全国独有的实物。

四川医家自古就重视中医脉学，成都老官山出土的汉代医简中就有《五色脉诊》（原有书名）一书，其余几部医简经初步整理暂定名为《敝昔医论》《脉死候》《六十病方》《病源》《经脉书》《诸病症候》《脉数》等。学者经初步考证推断极有可能为扁鹊学派已经亡佚的经典书籍。扁鹊是脉学的倡导者，而此次出土的医书中脉学内容占有重要地位，一起出土的还有用于经脉教学的人体模型。唐代杜光庭著有脉学专著《玉函经》3卷，后来王鸿骥的《脉诀采真》、廖平的《脉学辑要评》、许宗正的《脉学启蒙》、张骥的《三世脉法》等，均为脉诊的发展做出了贡献。

昝殷，唐代四川成都人。昝氏精通医理，通晓药物学，擅长妇产科。唐大中年间，他将前人有关经、带、胎、产及产后诸症的经验效方及自己临证验方共378首，编成《经效产宝》3卷，是我国最早的妇产科专著。加之北宋时期的著名妇产科专家杨子建（四川青神县人）编著的《十产论》等一批妇产科专论，奠定了巴蜀妇产学派的基石。

宋代，以四川成都人唐慎微为代表撰著的《经史证类备急本草》，为官刊本草，集宋代本草之大成，促进了本草学派的发展。宋代是巴蜀本草学派的繁荣发展时期，陈承的《补注神农本草并图经》，孟昶、韩保升的《蜀本草》等，丰富、发展了本草学说，明代李时珍的《本草纲目》正是在此基础上产生的。

宋代也是巴蜀医家学术发展最活跃的时期。四川成都人、著名医家史崧献出了家藏的《灵枢》，校正并音释，名为《黄帝素问灵枢经》，由朝廷刊印颁行，为中医学发展做出了重大贡献，可以说，没有史崧的奉献就没有完整的《黄帝内经》。虞庶撰著的《难经注》、杨康侯的《难经续演》，为医经学派的发展奠定了基础。

史堪，四川眉山人，为宋代政和年间进士，官至郡守，是宋代士人而医的代表人物之一，与当时的名医许叔微齐名，其著作《史载之方》为宋代重要的名家方书之一。同为四川眉山人的宋代大文豪苏东坡，也有《苏沈内翰良方》（又名《苏沈良方》）传世，是宋人根据苏轼所撰《苏学士方》和沈括所撰《良方》合编而成的中医方书。加之明代韩懋的《韩氏医通》等方书，一起成为巴蜀医方学派的代表。

四川盛产中药，川产道地药材久负盛名，以回阳救逆、破阴除寒的附子为代表的川产道地药材，既为中医治病提供了优良的药材，也孕育了以附子温阳为大法的扶阳学派。清末四川邛崃人郑钦安提出了中医扶阳理论，他的《医理真传》

《医法圆通》《伤寒恒论》为奠基之作，开创了以运用附、姜、桂为重点药物的温阳学派。

清代西学东进，受西学影响，中西汇通学说开始萌芽，四川成都人唐宗海以敏锐的目光捕捉西学之长，融汇中西，撰著了《血证论》《医经精义》《本草问答》《金匮要略浅注补正》《伤寒论浅注补正》，后人汇为《中西汇通医书五种》，成为"中西汇通"的第一种著作，也是后来人们将主张中西医兼容思想的医家称为"中西医汇通派"的由来。

名医辈出　学术繁荣

新中国成立后，历经沧桑的中医药，受到党和国家的高度重视，在教育、医疗、科研等方面齐头并进，一大批中医药大家焕发青春，在各自的领域里大显神通，中医药事业欣欣向荣。

四川中医教育的奠基人——李斯炽先生，在 1936 年创立了"中央国医馆四川分馆医学院"，简称"四川国医学院"。该院为国家批准的办学机构，虽属民办但带有官方性质。四川国医学院也是成都中医学院（现成都中医药大学）的前身，当时汇集了一大批中医药的仁人志士，如内科专家李斯炽、伤寒专家邓绍先、中药专家凌一揆等，还有何伯勋、杨白鹿、易上达、王景虞、周禹锡、肖达因等一批蜀中名医，可谓群贤毕集，盛极一时。共招生 13 期，培养高等中医药人才 1000 余人，这些人后来大多数都成了新中国成立后的中医药领军人物，成了四川中医药发展的功臣。

1955 年国家在北京成立了中医研究院，1956 年在全国西、北、东、南各建立了一所中医学院，即成都、北京、上海、广州中医学院。成都中医学院第一任院长由周恩来总理亲自任命。李斯炽先生继创办四川国医学院之后又成为成都中医学院的第一任院长。成都中医学院成立后，在原国医学院的基础上，又汇集了一大批有造诣的专家学者，如内科专家彭履祥、冉品珍、彭宪章、傅灿冰、陆干甫；伤寒专家戴佛延；医经专家吴棹仙、李克光、郭仲夫；中药专家雷载权、徐楚江；妇科专家卓雨农、曾敬光、唐伯渊、王祚久、王渭川；温病专家宋鹭冰；外科专家文琢之；骨、外科专家罗禹田；眼科专家陈达夫、刘松元；方剂专家陈潮祖；医古文专家郑孝昌；儿科专家胡伯安、曾应台、肖正安、吴康衡；针灸专家余仲权、薛鉴明、李仲愚、蒲湘澄、关吉多、杨介宾；医史专家孔健民、李介民；中医发展战略专家侯占元等。真可谓人才济济，群星灿烂。

北京成立中医高等院校、科研院所后，为了充实首都中医药人才的力量，四川一大批中医名家进驻北京，为国家中医药的发展做出了巨大贡献，也展现了四川中医的风采！如蒲辅周、任应秋、王文鼎、王朴城、王伯岳、冉雪峰、杜自明、李重人、叶清心、龚志贤、方药中、沈仲圭等，各有精专，影响广泛，功勋卓著。

北京四大名医之首的萧龙友先生，为四川三台人，是中医界最早的学部委员（院士，1955年）、中央文史馆馆员（1951年），集医道、文史、书法、收藏等于一身，是中医界难得的全才！其厚重的人文功底、精湛的医术、精美的书法、高尚的品德，可谓"厚德载物"的典范。2010年9月9日，故宫博物院在北京为萧龙友先生诞辰140周年、逝世50周年，隆重举办了"萧龙友先生捐赠文物精品展"，以缅怀和表彰先生的收藏鉴赏水平和拳拳爱国情怀。萧龙友先生是一代举子、一代儒医，精通文史，书法绝伦，是中国近代史上中医界的泰斗、国学家、教育家、临床大家，是四川的骄傲，也是我辈的楷模！

追源溯流　振兴川派

时间飞转，掐指一算，我自1974年赤脚医生的"红医班"始，到1977年大学学习、留校任教、临床实践、跟师学习、中医管理，入中医医道已40年，真可谓弹指一挥间。俗曰：四十而不惑，在中医医道的学习、实践、历练、管理、推进中，我常常心怀感激，心存敬仰，常有激情冲动，其中最想做的一件事就是将这些中医药实践的伟大先驱者，用笔记录下来，为他们树碑立传、歌功颂德！缅怀中医先辈的丰功伟绩，分享他们的学术成果，继承不泥古，发扬不离宗，认祖归宗，又学有源头，师古不泥，薪火相传，使中医药源远流长，代代相传，永续发展。

今天，时机已经成熟，四川省中医药管理局组织专家学者，编著了大型中医专著《川派中医药源流与发展》，横跨 2000 年的历史，梳理中医药历史人物、著作，以四川籍（或主要在四川业医）有影响的历史医家和著作为线索，理清历史源流和传承脉络，突出地方中医药学术特点，认祖归宗，发扬传统，正本清源，继承创新，唱响川派中医药。其中，"医道溯源"是以清代以前的川籍或在川行医的中医药历史人物为线索，介绍医家的医学成就和学术精华，作为各学科发展的学术源头。"医派流芳"是以近现代著名医家为代表，重在学术流派的传承与发展，厘清流派源流，一脉相承，代代相传，源远流长。

我们在此基础上，还编著了《川派中医药名家系列丛书》，汇集了一大批近现代四川中医药名家，遴选他们的后人、学生等整理其临床经验、学术思想编辑成册。预计编著一百人，这是一批四川中医药的代表人物，也是难得的宝贵文化遗产，今天，经过大家的齐心努力终于得以付梓。在此，对为本系列书籍付出心血的各位作者、出版社编辑人员一并致谢！

由于历史久远，加之编撰者学识水平有限，书中罅、漏、舛、谬在所难免，敬望各位同仁、学者，提出宝贵意见，以便再版时修订提高。

中华中医药学会　副会长

四川省中医药学会　会长

四川省中医药管理局　原局长　　杨殿兴

成都中医药大学　教授、博士生导师

2015 年春于蓉城雅兴轩

王序

　　1964 年秋，四川省决定建立中医研究所。首批从江津与涪陵地区医院、成都市第一人民医院、四川省人民医院抽调具家学渊源且久负盛名之 5 位名老中医，自重医、川医和省医院抽调 8 名脱产学习过中医之西医，到成都中医学院附属医院工作。从此与灿冰老师相识。

　　1979 年始，以上 13 人有 11 位偕继后调至成都中医学院附属医院之名老中医、西学中医师和个别护士长、党政干部共 20 余人，奉命调离中医学院，由傅老任首任所长，开始组建四川省中医研究所，后渐发展为今之四川省中医药科学院隶属之中医研究所·四川省第二中医医院。1993 年夏，傅老辞世，计与之共事 29 个春秋。其间曾历经"触及人们灵魂的文化大革命"之洗礼。亦可谓相知矣。

　　屈指向之首聚尚未迁化者，唯余二三，亦皆炳烛迟暮。值傅氏中医世家直系新秀继承人、副主任中医师傅健，欲广惠后学同仁，整理其祖临证学术经验为册之际，嘱予作序。远去 20 年之傅老音容笑貌，仍亲切如初。而始终如一、朴实谦诚、开明宽厚，又乐天儒雅之敬业乐群师友风范，尤不思难忘。因所事专业不同，惜未能聆其教诲。故循"审己以度人"及"铭诔尚实"之旨，以"授业、解惑"言，固非吾师，然本"润物细无声"而"传"做人、为医之"道"论，亦吾师也。

秉缅怀前辈故人之诚，谨以为序。

王成荣

2015 年 8 月 24 日于四川省中医药科学院

中医研究所·四川省第二中医医院

编写说明

祖父傅灿冰，现代著名中医内科专家。悬壶 50 余年，学验宏富，仁心济世，医术精湛，屡起沉疴，誉满杏林。

祖父生前诊务繁忙，其盛年正值"文革"期间，学术研究困难，论著难于发表，晚年体弱多病，无暇系统整理自己的医案、手稿、学术经验，撰写的部分医案及经验总结文章多在内部刊物交流，公开发表文章较少，亦未将其学术思想结集出版，仅经口传心授将其宝贵经验留给了衣钵传人，或经后人和学生整理保存于散在的书籍、文章中。适值四川省中医药管理局为弘扬祖国医药文化遗产，使川派名医的临床经验、学术思想得到传承和发展，将出版《川派中医药名家系列丛书》。编者作为傅氏中医世家第四代传人，谨将祖父生前撰写尚未发表的手稿、讲稿、医案等进行了系统的归类、整理，为更全面反映他的经验，还收录了经后人和学生整理发表的经验总结文章，并加以全面总结，汇编成册，整理付梓。愿能广为流传，以利济苍生，此亦祖父一生唯求活人济世之初衷。

全书共分六个部分：

第一部分简要介绍了傅灿冰的从医经历、学术成就及影响。

第二部分重点介绍了傅灿冰治疗慢性肾炎、尿毒症、肾盂肾炎等肾病及疑难杂病的独到辨治经验，内、儿、外科典型医案及精选常用独特方剂的运用。部分内容引用了傅培宗、金家浚、吴继明、郭之琛、张发品、何光鉴、王久源、王曾礼、冯进、李世年、杨俐等整理的执笔论文和侍诊医案。编者在整理祖父生前留下的临证验案、会诊记录时，按内、儿、外科分别选择了有代表性的部分验案进行编辑，以便从不同方面反映他的临床经验，为了避免有失原意，尽量忠于原稿，未做过多的修饰和改动。原稿中只有部分验案附有按语，缺按语者，未再补写。处方中的药物剂量一律换算为克。

第三部分从九个方面详细介绍了傅灿冰的学术思想。编者在根据祖父临床经验对其学术思想进行总结整理时，参阅了傅培宗撰《名医医术精粹——傅灿冰》，杨俐、傅培宗撰《傅灿冰学术思想举要》，何世海撰《跟随傅灿冰教授临证一得》等文，虽然未能充分反映其学术思想的全貌，但从中也可以了解到他渊博的中医学识及在学术上的独到见解。

第四部分介绍了傅氏中医世家学术嫡系传承人傅培宗、傅健对傅氏学术经验的传承与发扬。

第五部分介绍了傅灿冰撰写的主要论文及《认症心要》《温病歌诀》等手稿。

第六部分为傅灿冰学术年谱。

本书在编写过程中得到四川省中医药管理局领导和局科技处的大力支持，以及丛书副总主编张毅教授、和中浚研究员的大力帮助，在此一并致以衷心感谢！由于编者水平有限，虽数易其稿，也恐有错漏，敬请同道提出宝贵意见，以便再版时修订完善。

傅灿冰孙女傅健
乙未年季夏于四川省中医药科学院中医研究所

目 录 ————————————————————————

川派中医药名家系列丛书

傅灿冰

　　傅灿冰（1917—1993），字廷元，四川江津县城关镇人。我国现代名医，著名中医内科专家。

　　傅老出身于轩岐世家，父亲傅松涛（1866—1937）在江津行医近50年，医道精良，驰誉遐迩，系当地颇有声望的一代名医，其医德尤为世所称道。傅老舅父王文鼎（1894—1979），系我国近代名医、全国著名中医专家，曾师从于傅松涛。

　　傅老自幼秉承庭训，博闻强记，熟读中医典籍，通古文，工书法，擅诗词。青少年时期酷爱文学，立志效仿《婉容词》的作者——江津著名白屋诗人吴芳吉，跻身现代文坛。1933年考入私立培英国学专修学校，1935年就在他以优异成绩毕业时，一场罕见的瘟疫流行，死者甚众，丧声不绝。他毅然决定弃文从医，潜心岐黄之术，以济世活人为己任。从此，他白天随父临证，深得其父薪传，晚上潜心研习医学典籍，精勤不倦，持之以恒。初由《内经》《难经》《伤寒论》《金匮要略》《温病条辨》《本草纲目》等入手，然后旁及各家，由博返约，唯善是从。

　　1937年冬，其父病卒，承家技正式挂牌"世医傅灿冰"行医。经多年的勤学苦研，又常得舅父王文鼎悉心指教，兼学辩证唯物法，学验俱进，很快形成了自己的一套独特见解和用药规律，如治病极注意顾护气血，不滥用辛散耗伤气阴之品，用药轻灵简洁取胜等。其治疗内、儿、外科疾病的经验极其丰富，疗效卓著，善治内、儿科疑难重症，尤以善治湿温病而得名于世，应诊者门庭若市，声誉日隆，且凡穷苦之人就医，不取诊费，药也为之设法，深得世人赞誉，至1946年，年仅29岁已名扬全县，成为江津名医。

　　1951年傅老参加江津县联合诊所任医师。1953年调江津专区人民医院主持中医工作，长期的中西医合作共事，使他有机会接触到更多的疑难病，他夜以继日，操劳忘倦，除担任繁重的门诊和住院部各科的疑难重危病人会诊工作之外，还专门开设中医病床，开展中医急、重症研究，对乙型脑炎、伤寒、破伤风、梅毒、急性肾炎等疾病进行观察研究，总结治疗规律，取得显著成绩。1958年傅老任江津专区人民医院中医科主任，1959年任江津专区中医研究所副所长，1961

年任江津专区医院副院长。由于在医疗工作中做出了突出成绩，1960年荣获江津专区先进工作者称号，出席了四川省文教群英会，获四川省先进工作者称号。还先后当选为江津县人民委员会委员、永川县人民代表、四川省政协委员。

1964年7月，四川省卫生厅决定将新建的中医研究基地设在成都中医学院附属医院，并从全省各地抽调名老中医和西学中的优秀人才，筹建四川省中医研究所。傅老奉调成都中医学院附属医院，任内二科主任（科研基地）及内科主任，此后他将学术主攻方向放在内科方面，同年组建肾炎研究组，开始了慢性肾炎、慢性肾衰竭的临床研究工作。1966年，为期十年的"文化大革命"开始了，四川省中医研究所的筹建工作自然无法进行，傅老仍留在成都中医学院附属医院临床一线工作。傅老对脾肾理论造诣颇深，治疗疑难危重病人，始终抓住脾肾的实质进行辨证施治，故在临证中每遇到险恶多变的危重疾病时，能屡起沉疴，以善治内科疑难杂病而声名鹊起，名噪全川，慕名求医者络绎不绝。因其医术高明，且为人谦逊，故倍受领导器重，学生尊敬，病人拥戴。

1978年四川省卫生厅决定将1966年国家科委批准成立的四川省中医研究所建立起来，在成都中医学院附属医院四道街原地址新建。1979年6月，四川省中医研究所（现四川省中医药科学院中医研究所·四川省第二中医医院）正式成立，傅老被委以重任，任首任所长。1981年晋升为主任医师。傅老除承担行政管理外，仍长期工作在临床一线，不顾自己年老体弱，坚持门诊、查房、疑难病会诊，门诊常加号超出定额一倍，且不论贵贱贫富、长幼妍媸，皆一视同仁。并长期担任中央、省级领导的医疗保健工作，多次受到领导表扬，其学识渊博，医术精湛，虽名重一时，却淡泊名利，虚怀若谷，谦虚待人，平易近人，从不以名医自居，倍受世人称道。

傅老善治慢性肾炎、肾衰竭，尤对慢性肾炎尿毒症治疗颇有建树，著《中医药治疗慢性肾炎尿毒症的经验体会》一文于1982年10月在《四川中医》创刊号发表，并获四川省卫生厅颁发的优秀科研论文奖。其对慢性肾炎尿毒症的治疗，总结出"扶正、补肾、降逆、泄浊"八字，亦即扶正补肾治其本，降逆泄浊治其实。傅老的学术见解及治疗规律切实可循，为中医药治疗慢性肾炎尿毒症创造了一条新路子，在当时没有完善透析条件的情况下，使全国各地众多慕名求治的慢性肾炎尿毒症患者或治愈或延长了生存期，故名闻遐迩，在全省乃至全国名老中医中的学术地位和影响都非常突出。

傅老还积极从事科研、教学工作，热心培养学生，亲授者众多，遍及全川，精心培养了大批高级中医人才，晚年仍未脱离临床，致力于其学术继承人的培养。其治疗"胆道系统疾病""脱发"的临床经验被整理输入电子计算机形成专家诊疗系统应用于临床，该项目1988年获四川省中医管理局科技进步三等奖。

傅老1983年9月实现了多年的夙愿，光荣加入了中国共产党。曾先后当选为四川省第三届、五届、六届省人民代表，担任中华全国中医学会理事、中华全国中医学会内科学会顾问、中华全国中医学会四川省分会副会长、四川省科协常委、《四川中医》编委会主任委员等职。

傅老始终秉承中医世家"不慕名利，淡泊自持，仁心济世"的祖训，在救死扶伤的神圣岗位上，治愈了许多疑难危重病人，医术造诣精深，临床疗效卓著，医德高尚，深受广大病员的爱戴和敬重。为振兴、继承和发扬中医学，提高中医地位做出了突出贡献，在全省中医界享有很高的声誉。1984年荣获四川省劳动模范光荣称号。1986年获四川省人民政府颁发的从事科技工作50年以上荣誉证书。1992年国务院为了表彰傅灿冰为发展我国医疗卫生事业做出的突出贡献，批准其享受国务院政府特殊津贴。

傅老不仅医道精湛，而且博学多才，能诗能文，他的书法与医道一样，功力颇深，其行书风骨神韵，堪称一绝。

傅老1993年5月12日病逝，享年76岁。世家医术由其子傅培宗、孙女傅健继承。

临床经验

川派中医药名家系列丛书

傅灿冰

一、治疗肾病经验及典型医案

1. 慢性肾炎中医辨证施治临床研究

傅老从事中医医疗、科研工作50余年，精于内科诸症的治疗，早在1963年就开始拟定慢性肾炎十年规划，潜心于慢性肾炎治疗的研究，《中医辨证施治九十例慢性肾炎分析报告》1980年发表在四川省中医研究所《资料汇编》第1期。

慢性肾小球肾炎是一种常见病，中青年发病率尤高，对劳动人民的健康影响甚大。由于对本病的病因和发病机制的了解尚不十分充分，因此，直至目前尚缺乏有效的预防措施和行之有效的可靠疗法。

水肿是慢性肾炎最突出的症状和体征，水肿反复发作或缠绵不消，给本病治疗造成了困难，蛋白尿常贯穿该病的全过程，不仅影响了疾病的治疗，还可因蛋白的大量丢失而加重肾功能的损害，傅老通过长期临床观察发现几乎没有在水肿消除前，蛋白尿就转阴或肾功能改善者，故认为消肿为治疗肾炎的第一关，水肿不消就谈不到下一步消除蛋白和恢复肾功能。

傅老在慢性肾炎研究十年规划（1963～1972）中提出明确的研究目的：提高消肿率，缩短消肿时间；找到消除蛋白尿、改善肾功能及尿毒症的有效方剂，巩固疗效，总结疗效规律，探讨疗效机制。

在傅老的主持下，成都中医学院附属医院内科自1964年4月至1966年底进行了中医辨证施治慢性肾炎90例的临床研究。全部按中医辨证施治，根据病情，必要时辅以西医对症治疗。为了观察中医药对慢性肾小球肾炎的疗效，对于固醇类及其他免疫抑制之西药一律不用。对于用中药治疗达3个月以上无效而加用该类西药者，即使病情好转，亦视为"无效"。90例患者中青年男性占绝大多数，病程大都在一年以上，以上呼吸道感染为诱因者居多，部分患者无明显原因，绝大多数患者有水肿的症状。

临床观察慢性肾炎皆属虚证，部分患者或因外感风寒，或兼湿郁化热等，亦都为本虚标实之证。慢性肾炎中医辨证分为脾肾两虚及肝肾阴虚两大类，前者又可分为偏阳虚、偏阴虚及阴阳气血俱虚三种。脾肾两虚偏阳虚治疗以右归丸、金匮肾气丸、真武汤、附子理中汤等为主，根据病情可佐以平胃散、香砂六君子丸、五苓散、五皮饮等；脾肾两虚偏阴虚以六味地黄汤为主，根据病情可佐以胃苓汤、五皮饮等；脾肾阴阳气血俱虚以济生肾气丸、八珍汤、双补汤为主，可佐以防己黄芪汤等；肝肾阴虚以六味地黄丸、杞菊地黄汤、一贯煎、二至丸等方加减化裁治疗。

为观察中医辨证分型、西医临床分型与疗效结果的关系，西医诊断标准及临床分型按 1963 年全国慢性肾炎中医治疗标准，分为肾病型、高血压型、混合型及隐匿型四种。研究结果表明慢性肾炎以脾肾两虚者最多，计 61 例（67.78%）；肝肾阴虚者 29 例（32.22%）。在脾肾两虚中又以偏阳虚者占多数，计 42 例，占脾肾两虚病例 68.85%。在西医分型中，则以肾病型占多数，计 62 例（68.89%）。治疗有效者共 66 例，其中属脾肾两虚者 46 例，占有效病例 69.7%，肝肾阴虚者 20 例，占 30.3%。慢性肾炎合并氮质血症（NPN>60mg%）及尿毒症（NPN>80mg%，且有明显的尿毒症症状）者共 12 例，其中属脾肾两虚者 10 例，占该型 61 例中 16.39%；属肝肾阴虚者 2 例，占该型 29 例中 6.39%，远比脾肾两虚者为少。死亡 5 例，有 3 例入院即为尿毒症，2 例系合并氮质血症。治疗效果：90 例中完全缓解者 3 例（3.33%）、基本缓解 4 例（4.44%）、部分缓解 59 例（65.56%）、无效 17 例（18.89%）、恶化 2 例（2.22%）、死亡 5 例（5.56%）。有效以上者共 66 例（73.33%）。该研究还进行了 24 小时尿蛋白定量、血非蛋白氮、血浆白蛋白、血红蛋白与红细胞、酚红排泄试验、肌酐、胆固醇等实验室检查治疗前后对比，结果表明慢性肾炎经治疗后，提高了血浆蛋白浓度，降低了血胆固醇浓度，尿蛋白虽有减少，但治疗前后差别不显著（P>0.05）。从中医辨证分型来看在提高血浆蛋白浓度方面以肝肾阴虚者为最好。在降低胆固醇方面、各型似无多大差异，在降低 NPN 方面，各型疗效均差，尤以脾肾偏阴虚者更有明显加重趋势。此对判断预后或有一定参考意义。研究表明中医药治疗慢性肾炎，对于保护肾功能，延缓慢性肾功能衰竭的进程，具有一定的优势和特色。但疗效尚不理想，而辨证是遣方用药的依据，慢性肾炎的辨证施治规律问题，还值得进一步探讨研究。

慢性肾炎最突出的症状和体征为水肿，本病多与肺脾肾三脏功能失调有关。肺主一身之气，功能通调水道，如寒邪袭肺，则可使其敷布气化功能发生障碍，以致水饮不化，发为水肿。对 90 例慢性肾炎的中医辨证施治中，发病前有咳嗽等外感症状者 26 例，继之出现水肿，许多患者在治疗过程中，每因外感风寒或风热而使水肿加重或使已消退之水肿复发，足证肺在水肿发病中的影响。脾主运化，倘脾阳不振，水谷运化无力，则因湿留体内而成水肿。肾主水，如命门火衰，元阳不振，亦因不能化水，导致水湿停聚发而为肿。以上是就肺脾肾三脏在人体水液代谢方面的功能而言。但人身是一个整体，五脏虽各有司职，但又是密切联系的，一脏有病，往往牵累他脏，即以脾肾而言，肾为人的先天之本，五脏功能无不赖于肾之元阴元阳以滋养鼓动。若肾阳衰弱，不能温养脾土则会引起脾的运化功能障碍；反之，肾脏功能的盛衰，又视其他诸脏的功能状态而定，特别是脾脏为人的后天之本，肾精的充养来自脾脏化生的水谷精微。如脾的运化功能失常，无疑等于减少或切断了肾精的化源，势将导致肾脏衰弱诸变。所以古人有"善补肾者，当于脾胃求之"之说。临床上也曾观察到有些表现为肾阳虚弱的慢性肾炎水肿病人，虽然进服大剂温阳补肾之药，但获效甚微，若于补肾剂中加用一些健脾利湿药，一旦脾健食旺，则病人不但神色精力有所好转，而水肿亦会很快消退。傅老治疗此症善用芳香醒脾、轻灵活泼之品，如砂仁、白蔻、佩兰、藿梗、菖蒲、佛手、香橼等以调畅气机。俟脾气渐复，逐增补肾填精之品。可见脾肾虽有先天、后天之分，实则是互相依存、相互为用的。因此，历代医家治疗水肿都极重视脾肾两脏，如《诸病源候论·水病诸候》说："水病无不由脾肾所为，脾肾虚则水妄行，盈溢皮肤而令身体肿满。" 90 例慢性肾炎病人中，辨证为脾肾两虚者计 61 例（67.73%），而这只是按病人入院时的证候统计的，实际上绝大多数病人在病程的某个阶段都曾有过脾肾虚弱的症状陈述，只不过有轻重久暂不同。

　　由于个体的禀赋不同和病情轻重缓急之异，在脾肾两虚型中，根据患者肾阴不足或肾阳衰弱的临床表现，再进一步分为偏阳虚、偏阴虚以及阴阳俱虚（气血两伤）三种，实际上单纯的肾阴虚或肾阳虚在临床上是少见的。阴与阳本来是既对立又统一的，在正常生理情况下，二者经常保持着相对平衡状态，即如《素问·生气通天论》所说："阳生阴长，阳杀阴藏。"《素问·阴阳应象大论》曰："阴平阳秘，精神乃治。"一旦阴阳平衡失调，就会出现阴阳偏盛或偏衰的病象。《素问·阴阳应象大论》说："阴胜则阳病，阳胜则阴病；阳胜则热，阴胜则寒；

重寒则热，重热则寒。"就是指的阴阳偏胜或偏衰的相互影响关系。肾为水火之宅，命门之火（肾阳）与肾精（肾阴）同属于肾，肾在五行中属水，水性寒，须有命门之火相配以使其水寒之气不致外溢为患。倘命门火衰，则因肾水偏胜而出现阴寒之证。治疗方面宜壮肾阳以平阴寒，倘因肾水虚亏不能潜阳，引起孤阳上浮，则治疗又当滋阴以引火归原才是。《沈氏尊生书·肾病源流》说："肾家水不足，勿扑其火，须滋阴之真源以配火；肾家火不足，勿伤其水，须益火之源以配水。"慢性肾炎皆属虚证，但究竟是阳虚、阴虚抑或阴阳俱虚，这在指导治疗上是至关重要的。另外，阴阳的盛衰消长在整个病程中并不是一成不变的。不少病人，在入院时以偏阳虚为主，经过一段时期的温阳补肾、化气行水治疗后，阴虚之象又逐渐突出出来，此时又当以滋肾为主了。肾为水火之脏，藏元阴而寓元阳；脾为气血生化之源，散精微而运湿浊。"精血之源本先天，水火之养在后天"，揭示了脾肾之间相互资生、相互促进的密切关系。

慢性肾炎的本质是脾肾阴阳两虚、精气不足。肾阳不足不能温煦脾阳，脾失健运，水谷精微不能充养于肾，生化之源障碍，泄浊之功失常，导致病理产物存积，水液代谢障碍，这必须用调理阴阳之法才能解决。傅老认为：调理阴阳，不独脾肾，应包括五脏在内。至于以何脏为主，应视具体情况而定。凡是慢性肾炎肾衰竭、尿毒症患者，傅老常用红参大补元气。慢性肾炎蛋白尿长期不消失者，傅老认为：一是肾气虚固摄无权，二是脾气虚不能升清，三是湿浊迫精外出。治疗首在和肾以固精，健脾以摄精，泄浊以敛精。并酌加疏肝理脾，活血化瘀之味以调畅气机。

慢性肾炎遍身高度水肿，经用宣肺健脾、温阳行水诸方罔效。患者正气尚未大伤者，可斟酌使用己椒苈黄汤、十枣汤、舟车丸等以逐饮利水，峻通二便。待肿势顿挫后，急用十全大补汤、金匮肾气丸以固其本。倘若患者元气已伤，又属万不得已者，亦可用红参、黄芪、大枣煎汤送服大戟、芫花、甘遂末，中病即止，不可过用。否则，重虚其虚，损害肾功能，预后不良。

附：慢性肾炎研究十年规划（1963～1972）（初稿）

（1）目的要求

在消肿方面，提高消肿率，缩短消肿时间；消除蛋白尿，改善肾功能及尿毒症的治疗，找到有效方剂，要能巩固疗效，总结疗效规律，探讨疗效机制。

（2）研究方法

①提高消肿率，缩短消肿时间，巩固疗效。

②在提高消肿率基础上，对改善肾功能、消除蛋白尿方面进行疗效观察。

③对尿毒症治疗的探索。

④机制探讨。

（3）组织

①人员。

②检查计划。

（4）方法步骤

①收集文献。

②开设专床。

③入院观察 3 天。

④以单纯中药治疗为主，必要时配合西医治疗。

⑤详细记录。

⑥确定出院后随访时间。

⑦论文撰写。

⑧机制研究。

⑨与学院有关研究组共同设计。

（5）诊断及观察标准

①有慢性肾炎史，病程在 6 个月以上，化验及检查异常。

②西医分型

（6）常规检查

（7）中医分型

虚证

①脾阳虚型

症状：肢体浮肿，身半以下尤甚，胸胀满，口不渴，大便溏薄，小便清白，身重懒言，手足不温，舌苔厚腻而润，脉沉迟。

治法：温中健脾，化气行水。

处方：理中汤加减；胃苓汤加减；实脾饮加减。

②肾虚型

肾阳虚型

症状：腰痛膝软，周身浮肿，身半以下常有冷感，小便不利，或夜尿特多，尺脉弱。

治法：温肾行水。

处方：真武汤、茯苓四逆汤加减。

肾阴虚型

症状：形体衰弱，头昏耳鸣，少寐健忘，浮肿，腰痛，或腰酸膝软，遗精盗汗，口干舌红，苔少脉细。

治法：滋养肾阴。

处方：六味地黄丸加减。

肾阴阳两虚型

症状：面色㿠白或枯白，阴缩溺短，形寒畏冷，泛吐清水，食少，腰疼，头昏耳鸣，失眠浮肿，舌质肿嫩，苔白，脉沉细而数。

治法：温补视其阴虚阳虚之孰轻孰重，采用温肾扶阳兼养其阴，或滋养肾阴或兼补元阳。

处方：金匮肾气丸加减。

③脾肾阳虚型

症状：脾阳虚、肾阳虚的症状互见。

治法：温补脾肾。

处方：桂附理中汤加减；麻附五苓散加减。

④肝肾阴虚型

症状：手足心热，面色赤或晦滞，口燥，心烦盗汗，腰痛遗精，齿衄或鼻衄，四肢肿或不肿，头昏失眠多梦，耳鸣，小便短或黄，舌质红或绛、少津，脉弦细数。

治法：滋养肝肾或佐以潜阳。

处方：杞菊地黄丸加减；一贯煎加减。

实证

①恶风，一身尽肿，脉浮不渴者，以疏风散水法治之，越婢汤加味。

②面目四肢尽肿，脘腹胀满，上气喘息，小便不利者，以利水退肿法治之，用五皮饮加减。

④若烦渴饮水，水入即吐者，以化气行水法治之，以五苓散加减。

2. 慢性肾炎高血压的中医辨治

慢性肾炎随着病程的进展，部分病例血压轻度升高，临床无明显自觉症状，但一部分血压呈中重度升高，尤其是慢性肾炎高血压型，临床除具有慢性肾炎的共同表现外，血压常常是持续性升高，降压药难以取效，特别是肾功能衰竭期，多种降压药联合使用也不易奏效，临床若不及时控制，亦是导致慢性肾炎尿毒症的重要因素。

肾性高血压在中医亦属于疑难大症，中医治疗绝不能拘于"降压"二字，应强调综合脉症，切合病机，辨证论治。傅老通过长期临床观察，并开展了中医辨证施治90例慢性肾炎的研究，认为肾性高血压既可由肝肾阴虚而致，又可由肾阳虚衰而生，临床多以肝肾阴虚者居多，90例中属于高血压型者有11例，其中辨证为肝肾阴虚者即有10例，乃水不涵木，肝阳偏亢所致，轻者常见有头痛、头晕、目眩、心烦、耳鸣、头痛、失眠等，治宜滋水涵木，育阴潜阳，以六味地黄丸加味治之；重者可引起肝气横逆，甚至鼻衄、动风抽搐，多为尿毒症晚期患者，由于阳弱阴竭，气血两伤，三焦气道闭塞，决渎无权，湿浊阻滞，气机逆乱，病多危笃。

另一种情况为慢性肾炎日久未愈，而导致阴损及阳，出现畏寒肢冷，夜尿增多，舌淡胖，脉沉细等肾阳虚表现。肾阳虚衰，缘五脏六腑之阳皆取助于肾阳，肾阳式微，脏腑失于温养而寒，寒则气血凝滞，脉络痹阻拘挛，血运不畅。投以温肾助阳之济生肾气丸方加胡芦巴、仙茅、淫羊藿等温肾祛寒之品，并可适当加入夏枯草、玉米须、杜仲、茺蔚子、怀牛膝等其效更佳。一旦肾阳得振，阴寒自解，脉络扩张，血压自降。

由此可见慢性肾炎高血压的两个证型悬若霄壤，不可不辨。

3. 疏肝在慢性肾炎治疗中的运用

慢性肾炎属中医"水肿"范畴，其病机仍与肺、脾、肾三脏及三焦对水液代谢的失调有关，因慢性肾炎在急性发作时，由于风邪外袭，肺的治节、肃降失司，可以出现面部水肿，或加重原来脾、肾两虚所引起的水肿；脾虚运化失司则水湿贮留引起水肿；肾虚不能化气亦可水湿贮留而肿。水液的正常输布排泄以三焦为其通道，三焦气化的正常与否，直接与肺、脾、肾三脏的功能有关。除肺、脾、肾三脏外，傅老认为对本病影响较大的脏腑还应包括肝，肝主疏泄，肝气失于条达，亦可使三焦气机壅塞，决渎无权，而致水湿内停，因此水肿间接也与肝的功能有关。

傅老指出在慢性肾炎水肿发生的过程中，还应注意水、气、血三者的关系，气行则水行，气滞则水停，《金匮要略》有"血不利则为水"之说，《脉经·卷九》有"经水前断后病水，名曰血分"，"先病水后经水断，名曰水分"，说明血能病水，水能病血，实际上水与气血的关系即反映了肝与水液代谢的关系。肝为刚脏，性喜条达而恶抑郁，通过其疏泄功能可调畅气机，通达气血，助水运行。若肝气抑郁，疏泄失畅，气机不利，不仅有碍脾胃的升降，影响三焦的决渎通利，而且同时也必然会影响气血的运行而致气滞血瘀，出现水液代谢障碍，加重水肿之患。

傅老在长期的临床观察中发现慢性肾炎因病势缠绵难愈，患者常伴见肝气郁结之证，所以傅老一再强调，慢性肾炎的治疗不能忽视疏肝，临证时一定要把疏肝作为重要的兼治原则，贯穿到治疗的全过程。疏肝，上可助肺以司肃降，中可理脾以和胃气，下可助肾以通水道，舍此效果则不著。傅老常将疏肝与健脾补肾并用，疏肝善用逍遥散，认为该方在养血柔肝的基础上舒肝，在健脾益气的前提下调肝，使疏肝理气不伤肝体，扶脾益气以助肝之调畅。常选药物有：柴胡、郁金、香附、佛手、香橼、金铃炭等，验之临床，疗效确实不虚。

4. 治疗慢性肾炎学术经验

慢性肾炎是一种常见病，其病因现代医学尚未完全清楚，亦无特殊治疗，且病程绵长，迁延不愈，预后较差，治疗颇为棘手。而中医治疗本病有其特长，值得探讨。川派名医、原四川省中医研究所首任所长傅灿冰治疗慢性肾炎独成一体，疗效卓著，笔者将其治疗慢性肾炎的经验初步整理如下，供同道参考，以冀对中医治疗慢性肾炎的研究有所裨益。

（1）首重消肿，治调气机

中医学中类似慢性肾炎的记载，主要为水肿。慢性肾炎水肿不易消退，且极易反复发作，给本病治疗造成了困难，临床事实亦证明，几乎没有在水肿消除前，蛋白尿就转阴或肾功改善者，故消肿为治疗肾炎的第一关，水肿不消就谈不到下一步消除蛋白和恢复肾功能。

水肿发生的基本机理在于气机不利，故水肿又名水气。《素问·生气通天论》云："因于气，为肿，四维相代，阳气乃竭。"人体水液运行要靠肺气通调，脾气转输，肾气开阖，从而三焦、膀胱气化畅行，小便通利。如果肺、脾、肾气机失常，膀胱气化不利，即可发生水肿。水肿乃水湿聚于体内，湿为阴邪，其性重浊黏滞，聚则难散，缠绵于机体之中，最易阻碍气机。气为推动水湿运行的动力，气滞水停，水聚气不行，所以水肿日久，常常引起气滞，气滞又反增加水肿。陈修园云："气行水即行，气滞水亦滞。"《灵枢·五癃津液别》谓："邪气内逆，则气为之闭塞而不行，不行则为水胀。"这些都说明气机不畅是水肿形成和加重的原因。张景岳云："水气本为同类，故治水者当兼理气，盖气化水自化也。""故凡治肿者，必先治水。治水者，必先治气。若气不能化则水必不利。"傅老提出调气机以消水肿，在治疗上常采用宣降行水、渗利行水、温阳化气行水等法，疏通肺、脾、肾三脏气机以消除脏腑气化功能障碍，从而使三焦、膀胱气化畅行而达消肿的目的。

①宣降行水法

适用于上半身肿，尿少，伴肺卫表证，舌淡，苔白或腻，体虚不能峻利发汗，外邪束肺困脾者。以胃苓汤合麻黄、荆芥、防风、羌活、杏仁、苏子等加减，取胃苓汤调脾胃之气，以行中焦之水，取解表祛邪之品宣发肃降肺气，以宣散、导水下输膀胱而利小便。

②渗利行水法

适用于下半身肿，尿少，脾虚湿困，湿热内蕴者。以五苓散合五皮饮为主方，选加砂仁、白蔻、藿香、佛手、佩兰等行气、理气之品以体现水病治气之理。偏脾虚气滞，症见腹胀，脘闷，矢气则舒，纳差，苔白滑，脉沉缓者，配平胃散；偏脾阳虚，症见四肢不温，神倦纳少，溲清便溏，舌淡苔滑，脉沉缓者，配理中汤；偏湿热蕴结症见口干苦，咽干，烦热，小便混浊而黄、舌红苔黄腻，脉濡数者，以自拟五皮饮合甘淡清利、清热解毒之品。

③温阳化气行水法

适用于水肿偏阳虚者，旨在温脾肾之阳以暖化膀胱之气引水邪从小便而出。偏肾阳虚症见阴下湿冷，腰痛酸重，四肢冷过肘膝，怯寒神倦，舌淡胖，苔白脉沉细者，以真武汤或金匮肾气丸合五皮饮治之；偏脾阳虚症见脘闷腹胀，纳差，便溏，神倦肢冷，面色萎黄，舌淡，苔白滑，脉沉缓者，砂半理中汤合五苓散。

（2）行气消肿，善用五皮

傅老在消肿阶段经常配用的基本方剂为五皮散，其善于根据水肿的寒热偏颇，灵活加减运用以下三种五皮散（饮）：

①《华氏中藏经》之五皮散

组方：茯苓皮、大腹皮、陈皮、桑白皮、生姜皮。方中五药皆用皮，以皮能入皮，并能利水，其中桑白皮、大腹皮消肺水，陈皮、生姜皮消脾水，茯苓皮消肾水，且五药皆以气胜，善行皮间水气，气行则水行，体现了行气利水的治则。该方药性平和，傅老称之为"消水肿之通剂"，用于水肿寒热偏颇不显者，故为治疗水肿时配用的基本方。

②《麻科活人全书》之五皮饮

组方：茯苓皮、大腹皮、生姜皮、陈皮、五加皮，该方药性偏温，功能理气健脾，利水消肿。用于水肿偏虚寒，症见全身浮肿，肢体沉重，或酸楚疼痛，小便不利，舌淡苔白腻，脉沉弦者。

③自拟五皮饮

组方：冬瓜皮、茯苓皮、大腹皮、地骨皮、桑白皮。该方药性偏寒凉，适用于水肿兼见热象，症见水肿皮肤绷急光亮，烦渴，小便赤涩，大便秘结，舌红苔黄腻，脉沉数者。热性水肿傅老喜用冬瓜皮，冬瓜皮味甘，性微寒，功善利水消肿，兼能清热。《药性切要》称其："行皮间水湿，善消肤肿。"

（3）病本为虚，慎用攻下

傅老认为慢性肾炎消肿比较困难，因为慢性肾炎水肿与一般的肿病不同，一般肿病病及脾肺居多，而慢性肾炎之肿无论其为急性发作或慢性持续，究其根本皆属于肾虚，《素问·百病始生》说："风雨寒热，不得虚，邪不能独伤人……两虚相得，乃客其形。"又说："邪之所凑，其气必虚。"慢性肾炎水肿缠绵难愈，本虚标实，正气虚衰，消肿须先顾其虚，慎用克伐峻利之品，以免耗伤气阴，损及中阳，导致病程延长，病情加重，亦不能一味攻逐利水，重伤正气而转为不治之证。使用甘遂、芫花、大戟、巴豆、大黄、牵牛等攻下之品，消肿虽快，而反复甚大，每每造成预后不良。在治疗中当根据患者虚实情况，实者亦当慎重从事，虚者更应考虑，非万不得已，诸法无效时，才考虑使用。尤其肝肾阴虚，或阴阳两虚的患者，更应该本着无阳则阴无以生，无阴则阳无以化的理论，用滋阴化气行水之法，使之气化通行，万勿强行通利，使阴愈竭，阳愈虚，转而出现抽搐、烦乱、呕恶、谵语、出血等尿毒症症状，临证应引以为戒。

（4）巩固消肿，避免反复

水肿基本消退，或仅留下轻度下肢水肿，此时应转入补虚阶段，不可再行利水，如恣用利水、驱水之剂，徒伤正气，反使病情缠绵难愈。傅老指出补虚巩固消肿的方剂还是以金匮肾气丸为上方，当然应视其阴阳偏颇，选用六味地黄丸、杞菊地黄丸、知柏地黄丸、济生肾气丸等，也可酌加益气填肾之品。

慢性肾炎水肿消后，极易复发，复发一次，难治一次。由于患者不善将息，感冒发烧、伤食腹泻、劳累、房事、冒雨涉水、沐浴、情绪等都为复发诱因。在饮食方面宜忌更重要，《世医得效方》云："凡水肿惟忌盐，虽毫末许不得入口，若无以为味，即水病去后，宜以醋少许调和饮食，不能忌盐勿服药，果欲去病，切须忌盐。"水肿不巩固，经常反复，就谈不上消除尿蛋白改善肾功能问题。所以巩固消肿也是治疗肾炎中的重要一环。

（5）培补脾肾，消除蛋白

至于到了病情平稳，液通阳和，肿胀全消阶段，即可转入消蛋白，恢复肾功能。蛋白乃饮食水谷之精微，正常尿中无排泄，其形成主要因脾肾虚损，脾主升摄，脾虚则运化失健，中气不足，升摄无权，致使清气不升而精微下注；肾主封藏，五脏六腑之精气皆藏于肾，肾气足则精气内守，肾气虚则固摄无权而精微外泄；肾气虚则主要为肾之阳气虚惫，而阳气乏源又主要责之于脾，脾虚则不仅肾失后天水谷精微充养，水湿亦失健运，导致湿浊蕴积，迫精外出。

因此，傅老指出本病此阶段治疗必须着重培补脾肾以固本，兼顾泄浊以治标。治疗首在益肾以固精，健脾以摄精，泄浊以敛精，并酌加疏肝理脾，清利湿热、行气活血化瘀之品以调畅气机。傅老强调培补脾肾，更着重于补肾，对于蛋白尿长期不消者，常重用补肾涩精，益气扶脾药物。益气补脾以参芪六君子汤为主，补肾以六味地黄丸视其阴阳偏颇，酌选加菟丝子、枸杞子、女贞子、墨旱莲、芡实、金樱子、益母草、淫羊藿、巴戟天、益智仁等味取效明显。或用大剂补肾滋阴之剂，如左归饮、大补元煎、龟鹿二仙煎等剂辨证加味，作为膏丸长服，也获良效。

（6）调理阴阳，固本培元

肾为水火之脏，藏元阴而寓元阳，脾为气血生化之源，散精微而运湿浊。肾阳不足不能温煦脾阳，脾失健运，水谷精微不能充养于肾，生化之源匮乏，须用调理阴阳之法方能解决。慢性肾炎皆为虚证，辨清偏阳虚、偏阴虚抑或是阴阳两虚，对于指导治疗是至关重要的。另外，阴阳在整个病程中并不是一成不变的，不少患者刚就诊时以偏阳虚为主，经一段时期温阳补肾、化气行水后，阴虚之象又逐渐突出，此时又当以滋阴为主。故治疗中应根据阴阳偏颇及时调整，按辨证施治原则确定立方、遣药的准则，单纯寻求消除蛋白、恢复肾功的药物是不切实的，治疗应固本培元。傅老提出应重视患者的正气，培补脾肾，顾护患者的脾胃功能，强调勿使用阴腻苦寒之品影响脾胃及峻伐之品伤及脾肾之气，并善用白蔻、砂仁、佩兰、木香、佛手、香橼等芳香醒脾、轻灵活泼之品先调畅气机，待脾气恢复，遂投以培补脾肾之品，体现了"善补肾者，当于脾胃求之"。临证常采用健脾壮肾法、补阳益精法、养阴固肾法。

①健脾壮肾法

适用于脾肾阳虚者，症见全身浮肿不甚，唯腰以下肿，脘闷腹胀，纳少便溏，乏力肢软，腰痛，面色㿠白，舌淡苔白滑，脉沉缓无力，以真武汤加黄芪、太子参扶正，酌选菟丝子、枸杞子、杜仲、巴戟天、淫羊藿、佛手、香橼等补肾固脾，加芡实、金樱子助脾肾摄纳。

②补阳益精法

适用于脾肾阴阳俱虚，症见浮肿不甚，头晕耳鸣，腰痛神乏，自汗，盗汗，四肢乏力，舌红少苔，脉细无力，以龟鹿二仙胶合大补元煎，选加菟丝子、巴戟天、黄精、覆盆子、金樱子、芡实以扶元阳，滋阴液。

③养阴固肾法

适用于气阴亏虚，阳损及阴，阴虚阳亢，水不涵木。症见浮肿不甚，头晕，耳鸣，心悸，心烦不寐，腰酸痛，咽干时痛，舌红苔黄，脉弦细数，重按无力，以杞菊地黄丸加味治疗，可选加太子参、莲子、芡实、女贞子、桑椹、旱莲草等益气阴之品。

（7）收效关键，贵在守方

傅老强调慢性病的治疗应有方有守，慢性肾炎蛋白尿的消除，肾功能的恢复，不能急于求功，收效关键，贵在守方。慢性肾炎的证候病机在一定阶段较为固定，有利于守法守方。首先在辨证正确的基础上确定治法方药，医者要有定见，要有耐心，处方尽量平缓，不可峻攻峻补。守方过程中，应注意观察疾病变化，只要病机不变，即可谨守病机而不更方。能否守方，有时不在医者，而在患者，医者应与患者明言其理，不要认为治疗三月两月，而蛋白未消即认为无效而丧失信心，守法守方，贵在坚持，积量变到质变，方能大获裨益，不可急功近利求速效，缓治图本，日久弥坚。曾治一慢性肾炎患者，经治水肿已消，唯有大量蛋白尿，予六味地黄丸加味治疗，连进50余剂未效，患者求改方，傅老细审其症，嘱原方继服，又进10余剂，效验大显，可见守方之重要！

5. 急性肾炎水肿治验

水肿是急性肾炎的主症，急性肾炎水肿在中医学文献中有类似的记载，如《素问·评热病论》有肾风的病名，其临床特点是"面胕痝然壅"，即面部及目下发生水肿的表现，根据病情的发展有发热，汗出，口干苦渴，身重，尿黄，仰卧则咳，则又名"风水"。《灵枢·水胀》有："水之始也，目窠上微肿，如新卧起之状，其颈脉动，时咳……其水已成矣。"指出水肿的特点，开始眼睑水肿阶段即类似急性肾炎水肿。风水产生水肿的病机与肺肾有关，特别是开始阶段与肺关系更为密切，正如《素问·水热穴论》曰："肾者至阴也，至阴者盛水也，肺者太阴也，少阴者冬脉也，故其本在肾，其末在肺，皆积水也。"

傅老在长期临床研究中对急性肾炎的发病也认识到不仅仅是感受风邪所致，还有内在因素，《素问·评热病论》中提到肾风的病因病机，强调"邪之所凑，其气必虚，阴虚者阳必凑之"，认为肾阴不足是肾风的素因，《素问·水热穴论》曰："勇而劳甚则肾汗出，肾汗出逢于风，内不得入于脏腑，外不得越于皮肤，客于玄府，行于皮里，传为胕肿，本之于肾，名曰风水。"指出风水的病因是由于勇而劳甚则伤肾，但必有肾虚的素因，再加之外感风邪而发病。正如临床上不少患者同样感受风邪而发生咽痛、发热或咳嗽等肺卫表证，一般风邪解后病即痊愈，但有一部分患者上述肺卫表证渐解后，随即出现水肿、血尿等症而形成急性肾小球肾炎，此乃肾气不足，风邪得以深入为患。《诸病源候论》说："风水者，由于脾肾气虚弱所为也。"可见肾虚是本病发生的主要因素，一般患者虽同样感受外邪，出现肺卫表证，但由于肾气不虚，邪不得入肾为患，亦不会出现水肿、血尿等症。

傅老还观察到素体肾虚夹湿热者更易感风邪而罹患急性肾炎。外感风邪，湿热内蕴是导致急性肾炎的重要原因，傅老尝言："外感风邪，内蕴湿热，闭其肺之宣发，阻其肺之肃降，雾露之溉失司，水津无以四布，肾失气化，三焦决渎无权，通调水道失职，则泛溢肌肤，此乃肺肾同病也。"傅老根据气因水闭，水因气壅，血行受阻，脉络不畅的病机，常将开上以复宣发，启下以复决渎，配合清热利湿、解毒凉血诸法治疗急性肾炎水肿，每获良效。且通过长期临床观察，傅老认为化热是急性肾炎水肿的主要病机转归，急性肾炎恢复期主要是湿热未尽，治疗应以祛邪为主，清利芳化是其主要治则，水肿未消尽，正虚邪恋者不宜急于用补。急性肾炎水肿的治疗应以祛邪为主，待水肿退尽，方可根据患者体质调补善后，仍应扶正兼以祛邪，临床应处理好邪正关系，扶正勿恋邪，祛邪勿伤正。

附：肾炎讲稿

（1）一般概况

肾炎为现代医学病名，一般发病急骤或迁延不愈，常见症状有浮肿，尿少，血尿或小便浑浊，食欲不振，腰胀痛，膝软，头昏头痛，腹胀，恶心，面色苍白，心悸，发热恶寒，口干，大便或结或溏等。与中医学中血尿、水气、肿胀诸篇有不少类似证候的记载，但突出的是以浮肿为主症。

据我临床辨证治疗所见，肾炎多属于中医学"水肿"范畴。水肿是指体内水液潴留而引起的全身浮肿的一种疾患。水肿的形成，主要是与肺、脾、肾三脏的功能失调有关，同时与膀胱三焦也有密切的关系。因肺气失宣，则不能通调水道；脾失健运，则传输失权，不能升清降浊；肾主水液司开阖，肾虚则开阖失司，水邪泛滥。肺、脾、肾三脏俱病，又势必影响到三焦决渎的作用与膀胱的气化畅行，因而体内水液不行，停聚而成水肿。

本病在中医学中，在《内经》中称为"水"，按证候分为风水、石水、涌水。在《金匮要略》上称为"水气"，按证候分为风水、皮水、正水、石水及心、肝、脾、肺、肾五水。元代朱丹溪总结前人理论经验，把本病分为阳水、阴水两大类型。近人又在阳水、阴水基础上细致分型，这对水肿的辨证更进了一步。

本病论治方面：在《素问·汤液醪醴论》中有开鬼门、洁净府、去菀陈莝三法。《金匮要略》指出："诸有水者，腰以下肿，当利小便，腰以上肿，当发汗乃愈。"后人更有上身肿宜发汗，下身肿宜利小便，上下俱肿宜汗利兼施的治法，且在实践经验中更进一步增入健脾、补肾、温阳以及攻补兼施等治法，治疗上更有新的发展。

（2）病因病机

本病的病因不外风邪、水湿、湿热、饮食、劳倦、房室所伤。其病机有以下几方面：

①外感风邪，肺气失宣，肺主表，合皮毛，肺为风邪所侵，则肺不能通调水道，下输膀胱，以致风遏水阻，风水相搏，流溢肌肤发为水肿。

②冒雨涉水，或居处卑湿，伤于水湿，则湿蕴中宫，脾阳受损，失于运化，升降失调，致水湿壅盛，水气不行，溢于肌肤而成水肿。

③水湿不化，湿郁化热，则湿热交蒸，气机壅滞，三焦决渎失权，小便不利而成水肿。

④饮食不节，饥饱失常，过劳倦乏，损伤脾气，不能为胃行其精液，不能散精于肺以敷布全身，更兼脾气一虚，水液不能蒸化，停聚不行，一旦土不制水，泛滥横溢遂成水肿。

⑤情欲不能克制，房室过伤，精气大耗，或精神过用，损伤肾气，肾虚则开阖不利，膀胱气化失司，水液停聚而成水肿。

当然在病因病机方面不止于此，在《内经》《诸病源候论》及《景岳全书》等书中尚有不少论述，兹不能一一尽举。

（3）疾病分类及辨证治则

①疾病分类

我们在治疗急慢性肾炎的疾病分类上，主要是分为阳水、阴水两大类。在阳水方面分为风邪外袭、水湿浸渍、湿热内盛三种，是属于实证类型的。阴水方面分为脾阳虚、肾阳虚、肾阴虚、脾肾阳虚、肝肾阴虚五种，这是属于虚证方面的。根据临床上治疗肾炎所见，急性肾炎属于阳水者居多，慢性肾炎属于阴水肿者居多，但在个别病例上慢性肾炎也有属于阳水的，急性肾炎也有属于阴水的。

同时阳水久治不愈，身体衰弱，迁延而形成阴水，在阴水肿同时，在某一时期，因感受风邪、湿热、水湿，也可以出现阳水征象（即所谓标病），亦即慢性肾炎急性发作阶段。

阳水转阴水，可按阴水治疗，而阴水中出现阳水，治法应待标病一除，即当转而治本，因邪之所凑，其气必虚也。

②辨证治则

阳水

浮肿常出现于上体，多有恶寒、发热、口渴、饮食喜凉，溲赤便秘，面目鲜泽，声言高爽，脉多浮数。

风邪外袭，肺失宣降：必先眼睑、颜面、上身浮肿，然后延及全身，其人恶风，手足骨节烦疼，发热无汗，微喘咳，或咽部红痛，脉浮紧或浮数。

治法：祛风解表，宣降行水。

处方：越婢汤加减之类，麻黄连翘赤小豆汤加减。

水湿浸渍，伤及脾阳：症现肌肤浮肿，按之没指，胸痞，小便不利，四肢倦怠沉重，不恶风，骨节不痛，口不渴，舌苔白腻，脉浮濡或沉缓，或见头昏发热，饮水即吐，身重多涎，头眩或面目四肢尽肿，脘腹胀闷，上气喘息，小便不利等。

治法：温阳利水。

处方：五苓散、五皮饮或胃苓汤等加减。

湿郁化热：症见遍身肿，胸痞，烦热口渴，气粗腹坚，小便黄赤，大便干结，舌苔黄腻，脉濡数或沉数有力。

治法：清利湿热。

处方：疏凿饮子合己椒苈黄丸、舟车丸、黄芩滑石汤加冬瓜皮、白茅根、连翘、赤小豆等。

阴水

浮肿常见于下体，多身凉不渴，气色枯白，语言低怯，小便清利、白，大便溏泄，脉多沉迟。

脾阳虚衰：症见肢体浮肿，身半以下尤甚，胸胀满，口不渴，大便溏薄，小便清白，身重懒言，手足不温，舌苔厚腻而润，脉沉迟。

治法：温阳实脾，化气行水。

处方：实脾饮或胃苓汤加减。

肾阳虚弱：症见腰痛膝软，周身浮肿，身半以下常有冷感，小便不利，或夜尿特多，尺脉弱。

治法：补肾温阳，化气行水。

处方：真武汤或金匮肾气丸。

肾阴不足：患者形体衰弱，头昏耳鸣，少寐健忘，浮肿，腰痛或腰酸膝软，遗精盗汗，口干舌红，苔少脉细。

治法：滋养肾阴。

处方：六味地黄丸为主方，有肿者六味地黄丸合五皮饮。

脾肾阳虚：上述脾阳虚、肾阳虚的症状互见。

治法：温补脾肾，化气行水。

处方：金匮肾气丸。

肝肾阴虚：症现手足心热，面色赤或晦滞，口燥，心烦盗汗，腰痛遗精，齿衄鼻衄，四肢肿或不肿，头昏失眠多梦，耳鸣，小便短或黄，舌质红或绛，少津，脉弦细数。

治则：滋养肝肾。

处方：杞菊地黄丸，有肿者滋阴化气行水用六味地黄丸合五皮饮。

阴阳俱虚：症现面色㿠白或枯白，阴缩溺短，形寒畏冷，泛吐清水，食少，腰疼，头昏耳鸣，失眠浮肿，舌质肿嫩，苔白，脉沉细而数。

治则：补肾温阳，兼以滋阴。

处方：济生肾气丸、龟鹿二仙丸、八珍汤、十全大补汤等。

6. 慢性肾炎肾衰竭辨证施治临床研究

傅老从 1964 年起开展对慢性肾炎肾衰竭的中医辨证施治疗效探讨研究，《18 例慢性肾炎肾功能衰竭辨证施治疗效探讨》1980 年发表在《成都中医学院学报》第 6 期。

傅老主持的内科肾炎小组自 1964 年 4 月至 1966 年底及 1977 年初至 1979 年底共收治慢性肾炎肾衰竭 18 例，全部病例以中医辨证施治为主、辅以西药对症支持治疗。

研究发现慢性肾炎是导致肾衰竭的诱因，18 例中有 12 例是由于未能坚持治疗和休息，常因劳累和感冒等因素使浮肿和蛋白尿反复发作，促使肾功能日益恶化。另 6 例诱因不明，考虑是由于肾脏病变自身不断恶化，治疗不能阻断其进展所致。病程按发现为慢性肾炎肾衰竭起始计，最短半月，最长 6 年，病程在 2 年以内者计 13 例（72.22%），病程在 3 年以上者计 5 例（27.88%）。

据 18 例患者临床表现，均以水肿为主要症状（其中轻度 8 例，中度 6 例，重度 4 例），尿少 11 例，腹泻 9 例，瘙痒 9 例，呕恶 8 例，氨臭 7 例，鼻衄 6 例，肌抽搐 4 例，嗜睡或昏迷 4 例，中毒性精神病 2 例，其他尚有畏寒怕冷，神疲乏力，头晕耳鸣，厌食腹胀，腰痛肢软，遗精滑泄，毛发脱落，心悸气促，夜尿遗尿等亦较多见。

慢性肾炎肾衰竭的临床表现散见于中医学文献"水肿""肾风""虚损""癃闭"等篇中，根据该研究观察和国内有关文献报道，本病以脾肾阳虚、湿浊内阻为多见，清代邹澍指出"肾固藏精泄浊"。"浊"意即指人体内的代谢产物。若肾阳衰微，气化无权，则水道不通，浊阴不能出下窍，郁积于内，壅塞三焦，正气不能升降，症见呕恶，腹胀，便溏或秘结；湿热外溢皮肤，则瘙痒不堪；湿浊上蒸，则口中尿臭；湿浊横逆，内陷心包，或命火衰微，阴霾密布，心阳杳没，症见神昏谵妄；肾阴亏损，龙雷之火载阴血上溢，或气虚不摄，则口鼻出血；肾水不足，水不涵木，则肝虚生风，虚风内动，症见抽搐惊厥。这与现代医学认为尿毒症是由于肾功能减退引起氮质等代谢产物潴留及水、电解质、酸碱平衡紊乱所致的综合症候群基本上是相符合的。傅老根据上述病因、病机，指出本病以虚为主，主脏在肾，由肾累及脾、肝、心、肺；湿浊为标，可寒化、热化、蕴痰、瘀血动风等。

因此，傅老结合 18 例临床见证将本病分为脾肾阳虚、脾肾阴阳两虚及肝肾阴虚等三个基本证型。若遇虚实并见、寒热交错等复杂情况，在临床辨证时可结合考虑，分清标本缓急，施治时有所侧重。

（1）脾肾阳虚型

治则以扶正补肾，温阳降逆为法，处方以真武汤为主，加红参、黄芪以扶正，加菟丝子、枸杞子、杜仲、巴戟天协真武汤以温阳补肾，另加陈皮、半夏、竹茹以降逆，俾气行水化，浊邪下降。病情好转后，则以金匮肾气丸、八珍汤或右归丸等加减以固后效，若患者以脾阳虚症状突出，有厌食、腹胀和腹泻时，应先守中宫，治脾为主，以健脾温运和中为法，选用实脾饮、五味异功散等加减，待脾健中和，再进温补脾肾之剂为宜，否则虚不受补，病情反易恶化。

（2）脾肾阴阳两虚型

治则视其阴阳虚之偏重，分别处治，偏阳虚者，以温阳扶正，补肾养阴，兼以降逆为法，处方以济生肾气丸加红参扶正，加菟丝子、枸杞子、白芍、杜仲协济生肾气丸以温阳补肾益阴；加陈皮、半夏、竹茹以降逆；偏阴虚者则以扶正养阴，补肾降逆为法。处方以六味地黄丸加红参扶正养阴，加菟丝子、枸杞子、女贞子、墨旱莲协六味地黄丸以补肾，加旋覆花、陈皮、竹茹以降逆，少加肉桂以温阳化气。

（3）肝肾阴虚型

治则以滋补肝肾，潜阳降逆为法，处方以杞菊地黄丸加人参扶正养阴，加杜仲、五味子、枸杞子等协杞菊地黄丸以补肾，加赭石、石决明、牡蛎、竹茹等以潜阳降逆。

根据病情变化可随症加减如下：

（1）气虚不摄或肾阴亏损载龙雷之火上炎，出现口鼻出血者，加红参、姜炭，重用白芍、甘草，或加生地黄、牡丹皮、知母、十灰散等。

（2）水不涵木，肝阳上亢，血压偏高者，加生牡蛎、石决明、龟甲、杜仲、钩藤、明天麻、白芍等。若由于阴寒内盛，脉络收引所致者，仍宜着重温补肾阳为主。

（3）阴血亏损，肝失所养，筋脉失濡，风动抽搐，加龟甲、鳖甲、生牡蛎、白芍、钩藤等以柔肝息风而固脱。

（4）湿浊横逆，内陷心包，出现神昏，谵妄等症，加苏合香丸、至宝丹等。

（5）后期巩固或利水消肿后，肉削形脱者，治以气血双补，固肾填精为法，采用八珍汤合右归丸加用血肉有情之品龟甲胶、鹿角胶、阿胶等用蜜熬膏，长期服用，缓补其虚。

在临床施治时，对湿浊壅塞三焦，非蛋白氮明显增高的患者，皆未使用大黄降逆泄浊，虽有报道认为大黄与加强扶正药同用，祛邪而不伤正，用于临床未见有副作用，但傅老认为尿毒症患者，正气衰惫已极，真阴真阳都将耗竭，此时应注意保护残余的肾功能，如用大黄等峻泻攻下之剂，易加剧电解质紊乱或造成胃肠道出血，伤伐太重，恐将早已式微的阳气消灭殆尽，故着重使用红参、黄芪重剂（红参10～12g，黄芪30～90g）。人参能改善肾血液循环，提高肾小球滤过率，黄芪能恢复肾功能，降低血中非蛋白氮，对尿毒症患者亦获得一定疗效。

该研究中医辨证分型属脾肾阳虚型10例（55.50%），脾肾阴阳两虚型6例（33.30%），肝肾阴虚型2例（11.10%）。西医诊断按1977年11月在北戴河召开肾炎座谈会上拟定的慢性肾炎和肾功能衰竭的诊断标准分期。以慢性肾炎分型：肾病型12例（66.6%），混合型4例（22.20%），高血压型2例（11.10%）。按入院时肾衰的程度分型：氮质血症9例（50%），尿毒症9例（50%），氮质血症9例于入院后有5例因病情恶化转为尿毒症。中西医分型间的关系，辨证为脾肾阳虚型的10例中，8例为肾病型，2例为混合型；辨证为脾肾阴阳两虚型者6例，4例为肾病型，2例为混合型；辨证为肝肾阴虚型者2例，皆为高血压型。疗效观察效果：18例中显效7例（38.81%），有效3例（16.68%），无效4例（22.22%），恶化死亡4例（22.22%），有效率为55.56%。见效时间最短为半个月，最长为半年，其中3～6个月者计7例（70%）。药效较为缓慢，其原因主要是本病患者正气多处于衰败状态，易感外邪，常由于感冒、伤食等因素使病情反复甚至恶化，影响治疗顺利进行，因此，所需治疗时间较长，见效亦相对缓慢。治疗有效的10例中，脾肾阳虚型计7例，其中显效5例，有效2例，脾肾阴阳两虚型计3例，其中显效2例，有效1例，肝肾阴虚型2例皆恶化死亡。18例中恶化死亡4例，无效4例，其中7例病程皆在5～11年（以慢性肾炎病程计），可见病程在5年以上或伴有高血压的肝肾阴虚型预后多属不良。1979年12月对10例治疗有效出院的患者进行随访，至今病情稳定仍存活者：15年1例，8年1例，2年1例（以上3例皆已完全缓解），1年2例（1例已全缓解），11年1例（近4年失去联系），存活7年后死亡者1例，失去联系者3例。

该研究还进行了蛋白尿定量、血红蛋白、血浆蛋白定量、胆固醇测定、非蛋白氮、酚红试验、二氧化碳结合力等实验室检查治疗前后对比，发现中医辨证分型与实验室资料的关系为：中药治疗本病在降低非蛋白氮和胆固醇浓度，提高二氧化碳结合力容积、血浆蛋白和血红蛋白浓度方面以脾肾阳虚型为最好，肝肾阴虚型则反见恶化，其中 1 例在住院期间死于严重尿毒症，死前非蛋白氮高达 404mg%。酚红试验低于 10% 者 7 例，其中死亡 2 例，无效 3 例。二氧化碳结合力低于 20% 容积者 3 例，1 例死亡，1 例无效。非蛋白氮入院时为 60mg% 左右者 7 例，其中两例在住院期间死于尿毒症，两例无效出院后一年内死于尿毒症，1 例恶化自动出院。非蛋白氮大于 100mg% 者 3 例，经抢救治疗后仅 1 例死亡，2 例显效，可见入院时非蛋白氮的高低不能作为判断预后的绝对指标，应以实验室各项指标结合病程长短和中西医分型考虑判断预后更为可靠。

傅老认为慢性肾炎肾衰竭的治疗，不在于单纯利尿、降非蛋白氮，其着重点在于通过辨证施治的方法，调整机体阴阳平衡（尤其是脾肾阴阳平衡），以期在根本上解除慢性肾炎肾衰发生和发展的内在原因。18 例的临床资料分析说明，辨证治疗本病具有改善症状，促进肾脏病理改变的恢复，利尿消肿，降低非蛋白氮和尿蛋白、胆固醇浓度，提高血浆蛋白、血红蛋白浓度和二氧化碳结合力等多方面的综合作用，对脾肾阳虚型及脾肾阴阳两虚型治疗效果是比较好的，且远期疗效较为巩固，可见以中医辨证施治为主，辅以西医药抗感染对症支持疗法，互相取长补短，可以提高疗效，缩短疗程。

从该研究中可看出中西医分型与疗效间有较为密切的关系，辨证为肝肾阴虚者大多属高血压型，肾实质可能多已呈萎缩硬化性病变，此种病变常为不可逆性，因此，治疗难以获效。而脾肾阳虚型伴有高血压者较为少见，肾实质病理改变较轻，即使临床表现严重，经中西医结合抢救治疗，仍能获得较为满意的疗效。说明本病的预后和疗效主要取决于肾实质受损伤的程度和性质，其病理变化不一定和临床表现相平行。

慢性肾炎已知是免疫性疾病，多数研究证实慢性肾炎脾肾虚的患者免疫功能低下，因而不能及时清除抗原和抗体复合物，使抗原继续繁殖，复合物不断形成和沉积，免疫反应持续进行，促使肾病变不断加重，这是慢性肾炎导致肾功能衰竭的重要因素，而机体的免疫功能是受核酸和环化腺苷酸调节的，据报道培补脾肾、温阳益气的方药多属于刺激免疫反应的扶正药，能提高机体免疫功能，从而终止了免疫反应，阻断了肾病变的继续恶化，同时通过对处于病理状态的核酸和环化腺苷酸的调节作用，促使各种酶活性以及全身代谢获得调整，有利于组织的修复。另据对慢性肾炎的各型进行血清及尿的纤维蛋白降解产物（FDP）含量测定，发现慢性肾炎尿毒症患者其血清和尿中的 FDP 含量最高，而且持续不降，说明慢性肾炎尿毒症存在凝血过程和纤溶活性增强倾向，使用某些活血养血中药（当归、川芎、益母草、赤芍等）能抑制已发生的免疫反应，并能促进血液循环，提高肾小球滤过率和抗血凝的作用，有利于增生性病变的转化和吸收。傅老认为临床采用培补脾肾，温阳益气，活血养血的方药既具有刺激和抑制免疫功能的双重作用，又能补机体之虚，驱机体之邪，可以提高疗效。

7. 中西医结合治疗尿毒症经验

西医处理由各种慢性肾脏疾病所致之尿毒症时，均沿用饮食控制、利尿降血压、纠正酸中毒及水电解质失衡、结肠透析以及对症治疗等，效果常不理想。傅老曾指导四川医学院附属医院内科 5 例尿毒症的中医治疗，对减轻水肿、恶心、呕吐、纳差等症状疗效甚佳，患者经中西医结合治疗获满意疗效，随访 4 年预后良好。《5 例尿毒症中西医结合治验》发表在《新医学》1976 年 4 期。

傅老指出中医学虽无尿毒症病名，但本病颇似"肾厥""肾绝""肾风"等范畴，以症立名，分属于呕逆、心悸、气喘、昏迷、水肿等各篇。"肾气虚则厥"（《灵枢·本神》），"肾气绝"，"喘悸吐逆，踵疸尻肿，目视不明，骨痛短气喘满汗出如珠"（《脉经》），与晚期尿毒症的临床表现频吐、气喘、心慌、急性左心衰竭等极为相似。

尿毒症属慢性肾功能不全，患者常有慢性肾脏疾病的反复发作，绵延不愈，体力日衰。按中医辨证，"虚"是其基本病机，最初是湿滞困脾，脾失运化，水湿内停，后期则出现水肿，拒饮，饮入即吐，腹胀，厌食，严重者久吐胃伤，逆而不降，常出现顽固的呃逆呕吐，导致脾阳不振及肾阴虚弱。由此可见，大多数晚期尿毒症，均属脾肾阳虚，这是本病之本，即使症见高热、心烦、出血倾向、便闭、苔厚黄等所谓湿浊热邪盛者，亦仅是本病之标，病本属虚、本虚标实，临证施治时应予注意。

傅老以肾气丸（熟地黄、山药、山茱萸、泽泻、茯苓、牡丹皮、肉桂、附子）为基本方加减，并加服人参汤，重用人参以扶正气，扶正祛邪，人参配以山药、黄芪、白术补气健脾，对减轻症状效果甚佳。盖脾胃为后天之本，脾气宜升，胃气宜降，如顽固呕吐、恶心不予及时控制，则可招致进一步的电解质紊乱，为此直当治本，予和胃降逆健脾之法，除用黄芪、白术、山药外，尚可用公丁香、旋覆花、京半夏、竹茹等，中土一健，诸症悉除。有的患者喘咳，气紧喉中作响，经此治疗，肺痰亦除，即谓"补土生金"。傅老指出根据病机，大多数患者属真寒假热，阴寒内盛，虚阳浮越，故即使有面赤升火、咽痛等热象，若适当配以解毒泄热护阴之剂，人参之类仍可应用。肉桂亦为常用的药物之一，乃取其补火助阴之作用，另据分析肉桂含桂皮油，能促进消化机能。

傅老强调透析疗法对血中非蛋白氮显著升高者，有暂时缓解症状的作用，但亦要权衡其不利面，往往可加剧电解质的紊乱，犹如中药之使用逐水解毒药（大黄、牵牛子、甘遂、大戟），可能伤伐太重，因此必须慎重处理。同样，对此类病人，不宜使用重泻剂，以免挫伤元气。

8. 肾盂肾炎辨治经验

肾盂肾炎属中医"淋病"范畴。临床主要表现为小便频数，欲尿而不能出，胀急涩痛，点滴淋沥，腰痛等，本病多由肾虚夹湿热，三焦气化失司，邪热蕴结下焦影响膀胱气化功能所致，以腰痛、尿频、尿急、尿痛为主诉。张景岳曰："淋之初病，则无由乎热剧，无容辨也。"《类证治裁》谓："淋出溺窍，病在肝脾。"正是指出了本病的机理。

傅老认为肾盂肾炎临床按虚实两类论治，实证以下焦湿热，肝郁气结为表现，宜于清热利湿，疏肝和解；虚证以脾肾两虚为主，宜补益脾肾，后期每多虚实错杂，本虚标实，临床表现繁杂不一，治疗颇为棘手，医者应审时度势，知常达变，治病求本，标本兼治。治疗慢性肾盂肾炎要善守效方，不可急功近利，治疗切忌过用寒凉及行气耗伤气阴之品，兼见外感必须及时诊治，但切不可屡易其方，杂药乱投，当专心久治，方能奏效。

傅老对肾盂肾炎患者多从热淋、气淋、劳淋辨治，临床疗效满意，现就其辨治经验介绍如下：

（1）热淋

《诸病源候论》中巢氏尝谓："热淋者，三焦有热，气搏于肾，流入于胞而成淋。其状：小便赤涩。"多因恣食辛热、肥甘厚腻或嗜酒太过，湿热内蕴；或下阴不洁，秽浊之邪侵入下焦，酿成湿热；或风热、风寒之邪乘虚袭表，太阳经气先病，引动膀胱湿热之邪，邪气充斥于足太阳经脉，或心火亢盛，下移小肠；或感受暑邪未及时清解；或肝胆湿热内蕴均可导致湿热蕴结下焦，膀胱气化不利，发生热淋。症见尿频急，涩痛灼热，色或黄或赤，少腹拘急、胀痛，腰痛或恶寒发热，头身痛，口苦呕恶，或大便秘结，舌红，苔黄或腻，脉滑数或濡数。治宜清热利湿。方用傅老自拟银蒲导赤汤：忍冬藤30g，蒲公英30g，生地黄15g，冬瓜仁24g，淡竹叶9g，川木通9g，佩兰9g，甘草9g。加减：热重于湿者，合用黄芩滑石汤；湿重于热者合用三仁汤；兼有肝胆湿热者，合龙胆泻肝汤化裁。少腹拘急、胀痛者选加柴胡、白芍、枳壳、佛手片、木香、台乌药；便秘者加熟大黄或火麻仁；尿黄赤少者选加白茅根、大小蓟、旱莲草、芦竹根、石韦、瞿麦、萹蓄、焦栀子、黄柏、车前草；尿痛者选加黄连、千里光、栀子；呕恶者选加藿香、竹茹、法半夏或苏连丸。

例：刘某，女，24岁。1980年1月13日初诊。就诊前3天出现尿频、尿急、尿痛，自服金钱草冲剂效不显。就诊时腰胀痛，小便黄短少，频数，尿时阴部疼痛，口苦，微恶寒发热，大便秘结，舌红苔黄腻，脉滑数。尿常规：蛋白（+），白细胞（++）、脓细胞（+++）。

辨证：热淋（下焦湿热）。

治法：清热利湿通淋。

处方：

忍冬藤30g	蒲公英30g	生地黄15g	石韦15g
川木通10g	冬瓜仁24g	瞿麦15g	栀子10g
酒大黄5g	车前草15g	黄柏9g	佩兰9g
黄连3g	甘草6g		

3剂，每日1剂。

二诊，诸症缓解，小便常规报告蛋白少许，白细胞（+），脓细胞（+）。原方去酒大黄，继服3剂。上方服后尿检正常，唯腰酸痛，乏力，口干，舌红苔薄黄少津，脉细数。此湿热去，阴津损伤，拟甘淡养脾肾之品育阴清热法以善其后。随访半年未复发。

（2）气淋

淋证的病位虽在下焦肾与膀胱二经，但与肝经关系最为密切，《灵枢·经脉》云："肝足厥阴之脉……循股阴入毛中，过阴器，抵小腹，挟胃属肝络胆，上贯膈，布胁肋……是肝所生病者。"《素问·大奇论》云："肝雍，两胠满……不得小便。"充分说明，由于肝之经脉上布胁肋，下绕阴器，肝主疏泄，能调畅全身气机，且有通利三焦、疏导水道作用。由于情志异常，尤其是忧郁、忿怒导致肝之疏泄失常，肝气郁结，气机不宣，影响膀胱的气化，不仅出现两胁胀满，并可循经涉及下焦，影响膀胱气化，导致水液排泄异常而出现小便不利。正如《证治要诀》所说："气淋，气郁所致。"《医学入门》也指出淋由于"内因七情，心肾气郁，小肠膀胱不利，或忿怒，干于肝经，廷孔郁结"而成。

故气淋多由七情失调而致肝郁气结、疏泄失度、膀胱气化失司所致。症见小便短涩而黄，少腹胀，腰痛，两胁不舒，嗳气，纳呆，口干不欲饮，舌红苔薄黄，脉弦或微数，或兼外感。治宜疏肝解郁，和解清利。方药用小柴胡汤加减：太子参 24g，忍冬藤 24g，薏苡仁 24g，柴胡 9g，京半夏 9g，谷芽 9g，黄芩 12g，枸杞子 15g，车前草 10g。加减：少腹胀甚者加白芍、枳壳；湿热偏重者选加蒲公英、黄柏、知母、山栀子、薏苡仁、冬瓜仁、佩兰、六一散；两胁不舒、嗳气者，选加木香、佛手片、香橼片、枳壳、瓜蒌壳；纳差者选加淮山药、谷芽、鸡内金、藿香、山楂；腰痛甚者选加杜仲、旱莲草、菟丝子、女贞子、川断、淮山药、淮牛膝；尿频短少者选加千里光、瞿麦、石韦、萹蓄、通草；兼外感选加苏叶、芥穗、藿香。

例：王某，女，35 岁。1982 年 4 月 12 日初诊。一周前因母亲病逝，整日操劳，忧伤过度，近两日腰痛加重，小便短涩而黄、欲解不能，少腹胀，两胁不舒，嗳气，纳差，舌红苔薄黄微腻，脉弦。尿检蛋白（－），白细胞（＋＋），脓细胞（＋＋）。

辨证：气淋（肝郁气结，下焦蕴热）。

治法：疏肝解郁，和解清利。

处方：

太子参 24g	忍冬藤 24g	薏苡仁 24g	黄芩 12g
香橼片 12g	京半夏 9g	柴胡 9g	谷芽 12g
山栀子 10g	车前草 10g	莲子 30g	枸杞子 15g
石韦 15g	木香 6g		

患者服上方 3 剂后，腰痛、小便短涩而黄全除，兼证亦随之消失，尿常规正常，嘱原方再进 2 剂以调固，病获痊愈。

（3）劳淋

劳淋是指尿液赤涩不甚，溺痛不著，淋沥不已，余沥难尽，不耐劳累，病程较长，缠绵难愈，时轻时重，遇劳加重或诱发的一类病证。隋·巢元方《诸病源候论》曰："劳淋者，谓劳伤肾气而生热成淋也，肾气通于阴，其状尿留茎内，数起不出，引小腹痛，小便不利，劳倦即发也。"明·李中梓在《医宗必读》中指出了劳淋的病因："劳淋有脾劳、肾劳之分。多思多虑，负重远行，应酬纷扰，劳于脾也……若强力入房或施泄无度，劳于肾也。"傅老认为劳淋多因诸淋日久，缠绵不已，暗生内热，耗伤脾肾气阴，阴亏热炽，蒸腾膀胱，久而成淋。症见腰酸胀痛，小便赤涩不甚，尿道灼热或尿浊如米泔，淋沥不已，时作时止，遇劳或外感即发，少腹胀，舌红苔白腻或微黄，脉细数或濡数。治则：益脾补肾，育阴清热。方药用六味地黄汤加减：太子参24g，莲子24g，忍冬藤24g，薏苡仁24g，淮山药15g，枸杞子15g，石韦15g，生地黄18g，茯苓12g，山茱萸10g，车前草10g，泽泻6g，牡丹皮9g。加减：腰痛甚者选加杜仲、川断、菟丝子、牛膝、巴戟天、女贞子、墨旱莲；尿如米泔者选加益智仁，少腹胀者选加佛手片、台乌药、枳壳；下焦湿热重者选加知母、黄柏；兼有外感者加藿香、苏叶；尿赤者选加白茅根、旱莲草。

例：苏某，女，45岁。1980年9月5日初诊。患者患"慢性肾盂肾炎"六载。1979年1月B超提示左肾轻度积液。近半年来常因劳伤或遇外感即发，经常反复发作腰痛、尿频、尿灼热涩痛，曾服西药治疗，治后有所好转，但仍经常复发，求治于傅老。症见腰痛，少腹微胀，白带多而稠，小便涩痛，尿急，无尿频，面色萎黄，纳差，双下肢发胀，眼睑浮肿，舌淡红苔黄腻，脉细弱。尿常规：蛋白少许。白细胞（++），上皮细胞（++），脓细胞（+）。

辨证：劳淋（脾肾两虚，下焦湿热）。

治则：补益脾肾，清热利湿。

处方：

太子参24g	莲子24g	山药24g	芡实24g
忍冬藤24g	薏苡仁24g	生地黄15g	枸杞子15g
佛手片10g	白术15g	茯苓12g	山茱萸10g
车前草10g	牡丹皮6g	泽泻6g	

每日1剂，水煎服分3次，上方服4剂后，少腹不胀，白带减少，下肢胀消，小便通畅。原方去芡实，加菟丝子15g，继服6剂，腰痛缓解，但稍劳则痛，余症好转。尿检：蛋白（－），白细胞少许。守方继服6剂，余症同前，尿检正常。患者共服药50余剂，症状消失，未反复发作，尿检正常，B超提示左肾积液消失。用原方4剂研末，蜂蜜为丸，以善其后。随访未复发。

傅老还十分重视肾盂肾炎的预防，《内经》云："圣人不治已病治未病，夫病已成而后药之，乱已成为后治之，譬犹渴而穿井，斗而铸兵，不亦晚乎！"治未病是中医学防病、治病的重要原则，它包括养生、防病及已病防变的重要内容，傅老在诊病时常常叮嘱患者：适量运动，增强体质，增强机体的防御能力，预防疾病发作；饮食清淡，少食辛辣、肥甘之品，少饮酒，减少湿热滋生，顾护脾肾；调节心理状态，肝木条达，气血流畅则疾病无以化生。

9. 肾病医案

（1）慢性肾炎案一

石某，男，55岁，住七居21组江津运输站，门诊号14492。患者四肢及腹部肿胀已半月余，在工人医院按一般肿病治疗未效，肿胀日益加重，小便更形短少，于1960年6月7日来专区医院西医内科就诊，小便检查：蛋白（＋＋），红细胞（＋），透明管型（＋），脓细胞（＋），颗粒管型（＋）。初诊：肾炎？以油剂西林、消肿粉治疗。6月9日复诊肿反加重，处以维生素、油剂西林仍不效，6月11日检血：血红蛋白48g/L，红细胞2.81×10^{12}/L，又予肝浸膏铁补丸、油剂西林等肿仍不消，下肢肿严重，小便检查：蛋白（＋），白细胞少，透明管型少，颗粒管型（＋＋＋），脓球（＋）。诊断：慢性肾炎。转中医科治疗。诊得脉来濡缓，周身肿胀，胸前现胀，舌白，不渴，小便少，大便溏，心中现累，面黄白相间一种水气之色，中医所谓阴水肿也，予真武汤合苓桂术甘汤加味。

附片9g	桂枝9g	茯苓15g	白术12g
法半夏12g	白芍9g	猪苓15g	党参15g
大腹皮12g	陈皮12g	佩兰9g	苍术9g
桑白皮9g			

6月22日复诊：服上方平稳，病无增减。上方加：赤小豆12g，椒目9g，小茴香4.5g。

6月24日三诊：小便增多，面与两手肿渐消退。

附片 15g	白芍 12g	白术 15g	茯苓 24g
桂枝 9g	党参 15g	猪苓 24g	苍术 12g
大腹皮 15g	五加皮 15g	桑白皮 12g	甘草 4.5g

嘱其守服 3 剂来诊。

7月2日四诊：下半身肿亦消退过半，小便增多，继上方用猪苓为 30g（因缺泽泻），守服 3 剂。

7月8日五诊：肿已将消净，但因食盐多又较肿胀。

| 茯苓 15g | 猪苓 18g | 桂枝 9g | 陈皮 9g |
| 白术 15g | 大腹皮 15g | 五加皮 15g | |

守服 3 剂再议。

7月13日六诊：肿消欲净，小便更多，现只是有微肿，继上方不另加减。

7月18日七诊：以前全身肿大，肿胀如鼓，小便短少，现经服药 14 剂，肿胀基本消失，小便清长，只四肢现软，继予上方。

7月20日八诊：肿消后皮肤发痒，脚现感木楚楚的，小便增长，上方用白术为 24g，五加皮为 21g。

7月22日九诊：肿消尽也，予以巩固。

五加皮 21g	白术 24g	桂枝 9g	大腹皮 12g
菟丝子 15g	猪苓 12g	茯苓 12g	陈皮 12g
杜仲 15g			

（2）慢性肾炎案二

谢某，男，26 岁，工人，门诊号 5239。1980 年 8 月 4 日初诊。1973 年患急性肾炎，经治疗好转，于 1979 年 10 月复发，在某医院住院半年，经用青霉素、链霉素、激素、环磷酰胺及中药治疗后，尿中仍可见蛋白、粗细粒状管型、红细胞、白细胞等。现腰痛，咽喉痛，双下肢坠胀，腹胀，口干不欲饮，纳差，大便稀，日一次，小便黄，舌质略红，苔黄厚腻，脉滑数。血压 110/70mmHg，小便常规：蛋白（++++）/ 高倍，红细胞 0 ~ 1/ 高倍，上皮细胞 0 ~ 4/ 高倍。尿素氮 19.1mg%，肌酐 1.34mg%；总蛋白 4.45g%，白蛋白 2.4g%。

西医诊断：慢性肾炎。

中医辨证：脾肾气阴两虚，余热未尽。

治法：扶脾益肾，清热行水。

处方：

连翘 15g	赤小豆 9g	桑叶 9g	生地黄 15g
山药 15g	牡丹皮 9g	泽泻 9g	茯苓皮 15g
白术 12g	菟丝子 15g	枸杞子 9g	芡实 24g
杜仲 12g	墨旱莲 9g	木香 6g	

15 剂。

1980 年 9 月 3 日二诊：述仍腰痛，周身倦怠无力，上午上肢胀，午后下肢微肿，咳嗽有痰，口干苦、思饮，眠差，小便量少，舌红苔黄腻，脉滑数。小便常规：蛋白（++++）/高倍，白细胞 0～3/高倍，红细胞 0～2/高倍，上皮细胞 2～7高倍。24 小时尿蛋白定量 10.32g；胆固醇 368mg%。

生地黄 24g	山药 24g	牡丹皮 9g	泽泻 9g
茯苓皮 24g	冬瓜皮 24g	菟丝子 15g	枸杞子 15g
女贞子 15g	墨旱莲 15g	白术 12g	佛手 9g
忍冬藤 24g			

50 剂。

1980 年 10 月 29 日三诊：4 天前感冒后，微咳，午后觉面部浮肿，腰微胀痛，口无味，大便稀带血（有内痔），小便量减少，舌红，苔薄黄腻，脉细滑。小便常规：蛋白（++）/高倍，红细胞 0～1/高倍，白细胞 0～1/高倍，上皮细胞少许/高倍。

生地黄 24g	山药 24g	牡丹皮 9g	泽泻 9g
茯苓皮 24g	冬瓜皮 24g	菟丝子 15g	枸杞子 15g
女贞子 15g	墨旱莲 15g	白术 12g	佛手 9g
忍冬藤 24g	苏叶 9g	藿香 9g	地榆 15g

本方服 3 剂后，去苏叶，藿香继服 10 剂。

银翘感冒水 6 瓶，照说明书服。

1980 年 11 月 10 日四诊：腰痛，头晕，脱发，面部微肿，口苦不干，小便量少，舌红，苔黄腻，脉滑数。小便常规：蛋白（++）/高倍，红细胞 0～1/高倍，白细胞 0 ~ 1/ 高倍，上皮细胞少许 / 高倍。

生地黄 24g	山药 24g	牡丹皮 9g	泽泻 9g
茯苓皮 24g	枸杞子 15g	菟丝子 15g	金樱子 24g
芡实 24g	杜仲 9g	苍术 6g	白术 6g
木香 6g	忍冬藤 24g	连翘 12g	

45 剂。

1980 年 12 月 29 日五诊：腰痛，眼睑及下肢微肿，咳嗽，咯少许白痰，舌红，苔薄黄腻，脉弦数。小便常规：蛋白微量，白细胞 0 ~ 1/ 高倍，上皮细胞少许 / 高倍。用上方去木香，加佛手片 9g，薏苡仁 15g，35 剂。

1981 年 2 月 9 日六诊：腰微痛，身软无力，微咳，咯痰不利，下肢微肿，舌红，苔白，脉弦滑。小便常规：蛋白（＋）/ 高倍，白细胞 0 ~ 3/ 高倍。

菟丝子 15g	枸杞子 15g	芡实 24g	金樱子 24g
生地黄 24g	山药 24g	巴戟天 10g	牡丹皮 9g
薏苡仁 24g	苍术 9g	白术 9g	墨旱莲 24g
忍冬藤 24g	建曲 12g		

25 剂。

1981 年 3 月 9 日七诊：头晕，腰酸痛，昨日感冒鼻塞，咽痒，口无味，纳食尚可，舌红，苔薄黄腻，脉弦滑。小便常规：蛋白（＋＋）/ 高倍，白细胞少许 / 高倍，红细胞（＋＋）/ 高倍，上皮细胞少许 / 高倍。

连翘 12g	忍冬藤 24g	生地黄 15g	山药 24g
泽泻 9g	牡丹皮 9g	茯苓皮 24g	白术 12g
菟丝子 12g	枸杞子 12g	佛手 9g	薄荷 9g
菊花 9g			

上方服 3 剂，去薄荷，菊花。18 剂。

1981 年 3 月 30 日八诊：头时晕，腰微痛，下肢略胀且感麻木，纳差，舌正，苔白腻，脉细弦。小便常规：蛋白（－），余无异常，上方菟丝子、枸杞子、白术各增至 15g。20 剂。

1981 年 4 月 12 日九诊：头微晕，腰微痛，久坐感下肢麻木，喉干痒，纳食可，二便正常，舌正，苔白微腻，脉滑有力。小便常规：蛋白（－），上皮细胞

0 ～ 1/ 高倍。

连翘 15g	忍冬藤 24g	生地黄 24g	山药 24g
牡丹皮 9g	泽泻 9g	茯苓皮 24g	山茱萸 9g
菟丝子 15g	枸杞子 15g	白术 15g	佛手片 12g
菊花 9g			

6 剂。

患者每周查小便常规一次，已连续 4 次均为阴性，遂以上方去菊花、茯苓皮，加茯苓 12g，杜仲 12g，调理月余而愈。

按：本例辨证为脾肾气阴两虚，余热未尽，此病多见于慢性肾炎用了大量激素与温阳利水中药的患者。腰为肾之府，肾虚则气化不利，水湿停滞，故腰痛，眼睑、下肢浮肿；脾虚则不能运化水谷精微，出现腹胀，纳差，大便稀；气阴两虚则头晕，脱发，眠差，乏力，舌红，且不能固涩精微物质而长期出现蛋白尿；余热未尽则口苦，咽痛，小便黄，苔黄腻，脉滑数。

慢性肾炎治疗始终以治肾为主，故以三阴并补之剂的六味地黄丸加味治疗，它有调理肾脾肝、改善肾血流之功。方中生地黄、山药、菟丝子、枸杞子、芡实、女贞子、墨旱莲滋养肝肾，扶脾涩精；牡丹皮、泽泻清泄肝肾浮火；茯苓皮、冬瓜皮淡渗利水。兼风热者加忍冬藤、连翘、菊花、薄荷清热疏风解表；偏寒加苏叶、荆芥以发表散寒，腹胀加木香、藿香以理气化湿；在补肾健脾的同时，兼以疏肝（因肝主疏泄），加佛手片、木香以疏肝理气；蛋白尿较明显时加芡实、金樱子、菟丝子、枸杞子等药以固肾涩精。治疗为期半载，服药百余剂，而获得治愈。

（3）慢性肾炎案三

蒲某，女，20 岁。1980 年 9 月 24 日初诊。5 年前患急性肾炎，未能治愈。刻诊：头晕，面目微浮，下肢轻度水肿，腰酸痛，胃脘不适，右胁隐痛、嗳气、纳差，月经正常，大便结燥，舌边尖微红，苔薄腻，脉弦细。尿检：蛋白（＋＋），红细胞少，颗粒管型偶见，脓细胞（＋）。

辨证：肝郁脾虚，肾阴不足。

治法：疏肝健脾，滋肾清利。

处方：

当归 15g	白芍 15g	柴胡 9g	白术 15g
茯苓皮 24g	香附 12g	郁金 12g	枸杞子 15g
菟丝子 15g	墨旱莲 24g	佛手 15g	连翘 15g
忍冬藤 30g			

服上方 15 剂，诸症均减，大便自调。继上方去香附、连翘、墨旱莲，加山茱萸 12g，芡实 30g，山药 24g，冬瓜仁 24g，续服 3 个月余，尿检：蛋白阴性。后用六味地黄丸加薏苡仁、枸杞子、菟丝子、芡实、金樱子、当归、白芍、柴胡、郁金等随证出入，调理月余，数次尿检阴性，病愈。

按：该患者为青年女性，患病久治不愈，心情抑郁，出现胃脘不适，右胁隐痛，嗳气，纳差等肝郁脾虚之症，头晕，面目微浮，下肢轻度水肿，腰酸痛，舌边尖微红，苔薄腻，脉弦细，为肾阴虚之像，傅老先予逍遥散加减，方中用茯苓皮易茯苓利水消肿，加香附、郁金、佛手疏肝解郁，枸杞子、菟丝子、墨旱莲滋养肾阴，忍冬藤、连翘清利，全方共奏疏肝健脾、滋肾清利之功而诸症减，继用六味地黄丸加味滋肾健脾兼以疏肝而病愈。

（4）慢性肾炎急性发作案一

廖某，男，12 岁，住院号 63-3507。1963 年 3 月 5 日初诊。患儿反复浮肿已一年余，近来浮肿特甚，全身肿亮，脐突腹大如瓮，阴囊肿亮，小便黄少，解时作痛，口渴，呼吸费力，扁桃体肿大。小便检查：白、红细胞及管型俱多。舌质红赤，苔少而黄，脉得不明显，但有数象。

生地黄 9g	川木通 9g	淡竹叶 9g	甘草梢 3g
山药 9g	牡丹皮 9g	茯苓皮 15g	广木香 4.5g
商陆 15g	大腹皮 9g	陈皮 9g	冬瓜皮 15g
五加皮 9g	泽泻 9g	薄荷 9g	金银花 9g
苏叶 9g。			

复诊：2 剂后，情况似有好转，继予上方用生地黄为 15g，商陆为 24g，金银花为 15g。

三诊：服 2 剂小便渐长，疼痛减轻，肿小有减退，继予上方。

四诊：3 剂后腹部发亮减轻，下肢肿在消退，舌质转红，脉数，上方继进（本方重生地黄、山药、广木香各 3g，金银花、苏叶各减至 6g）。

五诊：上方 4 剂，面与上肢肿消尽，下肿肿消退一半多，腹大虽消一些，但仍未彻底减退，小便一日十余次，量逐有增多，口渴减，脉沉濡数，舌苔薄微黄，舌尖红。

生地黄 15g	川木通 9g	竹叶 9g	甘草梢 4.5g
车前子 9g	山药 12g	白术 9g	泽泻 9g
茯苓皮 15g	猪苓 9g	大腹皮 9g	陈皮 9g
五加皮 9g	商陆 24g	广木香 6g	牡丹皮 9g

六诊：4 剂后小便增多，下肢消已过半，腹部肿又较前消，但仍胀大，近日食欲增加，每餐可食三两，人精神好，气平，上方加白术为 12g。

八诊：继上方去竹叶，用商陆为 15g，白术为 12g。

九诊：4 剂后肿消欲净，小便发黄，舌尖微痛，精神食欲逐日转好，脉数不甚，方兼养正。

泡参 6g	白术 12g	甘草 3g	茯苓皮 12g
生地黄 15g	山药 12g	木通 9g	车前子 9g
泽泻 9g	猪苓 9g	陈皮 9g	大腹皮 9g
广木香 3g	麦冬 9g	五加皮 9g	冬瓜仁 15g

十诊：3 剂后肿消已尽，小便正常，予下方善后。

处方一：上方用泡参为 12g，去猪苓。

处方二：六味地黄丸，1 日 2 次，早晚各 6g，连进 2 个月。

（5）慢性肾炎急性发作案二

王某，男，45 岁，工人，门诊号 1032。1980 年 5 月 10 日初诊。主诉：患慢性肾炎 5 年，经常复发。现腰痛，面部及双下肢浮肿，胃脘胀，食后尤甚，纳差，尿痛，小便黄少，每日 800 ~ 1000mL，大便正常，舌苔黄腻，脉弦尺弱。小便常规：蛋白（+++）/ 高倍，白细胞（+++）/ 高倍，红细胞少许 / 高倍，管型少许 / 高倍。

西医诊断：慢性肾炎急性发作。

中医辨证：脾肾两虚，下焦湿热。

治法：扶脾益肾，清利湿热。

处方：

忍冬藤 24g	连翘 15g	赤小豆 12g	生地黄 21g
牡丹皮 9g	泽泻 12g	茯苓皮 24g	山药 24g
白术 12g	陈皮 12g	五加皮 12g	大腹皮 12g
木香 6g	佛手 9g		

8 剂。

7 月 23 日二诊：服上方后面部及双下肢浮肿明显消退，仍腰痛，口干欲饮，失眠多梦，未解小便时尿道有灼热感，小便量多，大便正常，舌苔黄腻，脉弦。小便常规：蛋白少许，红细胞（++）/高倍，管型 0 ~ 1 个 / 高倍。用上方去茯苓皮、大腹皮、五加皮、陈皮、木香，加茯苓 9g，枸杞子 15g，菟丝子 15g，墨旱莲 24g，芡实 24g，蒲公英 24g，冬瓜皮 24g。30 剂。

9 月 8 日三诊：自述腰痛，口干，饮不解渴，眠差，舌苔薄腻微黄，脉弦细。小便常规：蛋白（+）/高倍，红细胞（+++）/高倍，白细胞少许 / 高倍，上皮细胞少许 / 高倍。

忍冬藤 24g	连翘 15g	生地黄 24g	山药 24g
茯苓皮 15g	牡丹皮 12g	泽泻 9g	佛手 9g
白茅根 24g	枸杞子 15g	菟丝子 15g	冬瓜皮 15g
墨旱莲 24g	芡实 24g		

45 剂。

10 月 29 日四诊：3 天前感冒，现流清涕，微恶寒，胃脘胀，口干苦，眠差，纳食可，大便干燥，小便正常，舌尖红，苔薄黄腻，脉滑。小便常规：蛋白少许，红细胞（++）/高倍，上皮细胞少许 / 高倍。

生地黄 15g	山药 24g	牡丹皮 9g	泽泻 9g
茯苓 9g	枸杞子 12g	菟丝子 12g	墨旱莲 24g
木香 5g	藿香 9g	苏叶 9g	荆芥 9g

上方服 3 剂后，去苏叶、荆芥，继服 15 剂。

11 月 21 日五诊：脘腹略胀，腰微酸胀，舌质淡红，舌中薄白，根部薄黄，脉略弦滑。小便常规：蛋白（-），红细胞（++）/高倍，上皮细胞少许 / 高倍。

生地黄 15g	山药 24g	牡丹皮 9g	泽泻 9g
茯苓 9g	枸杞子 12g	菟丝子 12g	墨旱莲 24g

女贞子 15g 　　　白茅根 30g 　　　木香 5g 　　　藿香 9g

30 剂。

12 月 15 日六诊：眠差，口干不欲饮，余症若失，舌苔薄微黄，脉细滑。小便常规：蛋白（－），红细胞 0～1/ 高倍，上皮细胞少许 / 高倍。

生地黄 24g 　　　山药 24g 　　　牡丹皮 12g 　　　泽泻 9g

茯苓 9g 　　　　墨旱莲 30g 　　　女贞子 15g 　　　菟丝子 15g

枸杞子 15g 　　　首乌藤 24g 　　　薏苡仁 24g

20 剂。

1981 年 1 月 6 日七诊：眠食俱可，口干好转，二便正常，舌苔薄白微腻，脉缓有力。小便常规：蛋白（－），红细胞 0～1/ 高倍。

生地黄 24g 　　　山药 24g 　　　茯苓 9g 　　　山茱萸 9g

牡丹皮 9g 　　　泽泻 9g 　　　　菟丝子 15g 　　　枸杞子 15g

莲子 24g 　　　　芡实 24g 　　　忍冬藤 24g 　　　佛手 9g

30 剂，继用前方为丸巩固疗效。

按：本例慢性肾炎急性发作，反复水肿，属脾肾两虚，下焦湿热，气机不畅的本虚标实证，治疗首重消肿，以扶脾益肾治其本，清利湿热、行气利水治其标。方中山药、白术健脾；生地黄、山药、五加皮益肾；忍冬藤、连翘、赤小豆、泽泻、牡丹皮清利湿热；木香、佛手、陈皮、茯苓皮、大腹皮、五加皮行气利水消肿，体现了调气机以消水肿的治则。二诊水肿明显消退，故去茯苓皮、大腹皮、五加皮、陈皮等利水之品，加一味冬瓜皮利水消余肿兼清余热，加枸杞子、菟丝子、墨旱莲、芡实、茯苓等健脾益肾之品补虚巩固消肿。在治疗过程中，偶感外邪，加苏叶、荆芥以疏风解表，最后用六味地黄丸加味培补脾肾消蛋白，疗程 8 个月，共服药近 200 剂，坚持守方治疗而获满意效果。

（6）慢性肾炎、多囊肾（肾阳虚尿血）

邹某，男，50 岁，干部，三台县人，门诊号 78755，1983 年 9 月 14 日因血尿 8 年，反复发作腰阵发性绞痛加重一年余初诊。

患者述 1976 年初发现血尿，同年 11 月华西医科大学附属医院逆行肾盂造影报告：双侧多囊肾改变，以右肾为显。经治疗效不显，反复血尿，一月内发作多则 7～8 次，少则 3～4 次，肉眼可见。1982 年腰痛加剧伴阵发性绞痛，

病情加重，当地尿检：蛋白（++），红细胞（++++），白细胞少许。同年 9 月
华西医科大学附属医院肾脏放射性同位素检查报告：双肾功能重度受损。肾功
能：尿素氮 31mg％，肌酐 3mg％。1983 年 7 月当地医院尿检：蛋白（+++），
红细胞（+++），白细胞（+）。8 月来蓉治疗，9 月 3 日四川省人民医院双侧逆
行肾盂造影报告：双侧多囊肾，以右侧改变为重。放射性同位素肾图报告：双
肾功能重度损害。膀胱镜检报告：膀胱颈充血水肿明显、三角区充血水肿。肾
功能：二氧化碳结合力 53.8 容积％，非蛋白氮 76mg％，尿素氮 57mg％，肌酐
4.5mg％。就诊时全身、颜面浮肿，畏寒，尿频短少无涩痛，尿色赤，口腔糜
烂，口吐黏涎带血，头昏，口苦，纳差，舌质淡，苔薄白，脉沉细弱。此乃久
病失治，正衰，其本在虚。

西医诊断：多囊肾，慢性肾小球肾炎。

中医辨证：肾阳虚损，阳损及阴。

治法：温阳扶正，养阴补肾，佐以和胃降逆。

处方：

太子参 24g	生地黄 12g	熟地黄 12g	山茱萸 15g
菟丝子 15g	山药 24g	枸杞子 15g	淫羊藿 24g
茯苓皮 24g	泽泻 9g	冬瓜皮 24g	竹茹 9g
佛手片 12g	京半夏 9g	生晒参 12g（另煎兑服）	

6 剂。

1983 年 9 月 23 日二诊：尿赤转淡，腰部阵发绞痛、口腔黏涎带血顿减，余
证同前。原方再进 6 剂，以红参易生晒参偏重扶阳去邪。

1983 年 10 月 5 日三诊：尿色转正，量少，口腔糜烂愈，腰绞痛止，腰仍
胀痛，四肢浮肿，膝下冷，欲吐，梦多，舌质淡，苔薄白，脉沉细弱。宗前法
加减。

熟地黄 24g	山药 24g	山茱萸 12g	茯苓皮 24g
杜仲 15g	竹茹 12g	泽泻 9g	川牛膝 24g
续断 15g	牡丹皮 9g	炒酸枣仁 15g	京半夏 12g
红参 9g（另煎兑服）			

6 剂。

1983 年 10 月 14 日四诊：尿量增，尿色清，浮肿渐消，仅下肢较甚，右侧腰部微痛，欲吐，脘腹有时反胀，咽干，梦多，舌质淡红，苔薄白，脉沉细弱。拟原方加菟丝子 15g，枸杞子 15g，再进 6 剂。

1983 年 10 月 21 日五诊：肿消过半，腰微胀痛，现呕恶甚，吐冷涎，脘腹胀，心悸，舌淡红，苔薄白，脉沉濡弱。尿检：蛋白（＋），脓球（＋），红细胞（＋）。更拟扶正、降浊为主，佐以补肾。

京半夏 12g	陈皮 12g	茯苓 15g	甘草 6g
菟丝子 15g	竹茹 12g	枳壳 6g	藿香 6g
枸杞子 15g	淫羊藿 24g	苏叶 6g	红参 9g（另煎兑服）

6 剂。

1983 年 11 月 18 日六诊：上方增服 18 剂后，尿检正常，浮肿消退稳定，呕恶减，纳食稍增，精神亦佳，肾阳得振，肾脏损伤亦有恢复。仍宗前法增强补肾之品固本培元以善后。

太子参 24g	京半夏 9g	陈皮 9g	茯苓 9g
煅赭石 12g	竹茹 12g	枸杞子 12g	甘草 6g
女贞子 12g	旱莲草 12g	淫羊藿 24g	巴戟天 12g
菟丝子 12g	红参 9g（另煎兑服）		

6 剂。

嘱本方可多服，有外感加苏叶、藿香各 9g。

按：尿血一证，痛者为淋，不痛者为尿血。《金匮要略·五脏风寒积聚病脉并治》曰："热在下焦者，则尿血，亦令淋秘不通。"系指热结膀胱之实证。尿赤为热，尿白为寒。《伤寒论》第 287 条"小便白者，以下焦虚，有寒"一语，进一步辨析清了下焦寒、热、虚、实。尿血尚有虚证，脾虚下陷之尿血，肝肾阴虚不能藏血之尿血。属肾阳虚导致尿血的临床病例尚为少见。本例多囊肾、慢性肾小球肾炎，经治疗 8 年，血尿连绵无法控制，肾功能严重受损，尿色赤，腰痛阵发性加剧，全身浮肿，畏寒，膝下冷，舌质淡，苔薄白，脉沉细弱。其病机为正衰，肾阳虚损，阳损及阴。其本肾阳虚。宗"善补阳者，必于阴中求阳，则阳得阴助而生化无穷"之旨，拟温阳扶正、养阴补肾、辅和胃降浊之剂治之，两月余即获显效。病者 1984 年元月下旬复诊，血尿已控制，近月未复发。2月15日再诊，尿检蛋白（＋），红、白细胞正常，脓球（＋）。临床治病，不能不详为辨析，治病必求其本。不治血而血自止，若见血尿而一味止血，恐徒劳者多。

（7）尿毒症案一

李某，男，32岁。因反复全身浮肿一年半于1964年5月住院治疗，入院前曾在西医院诊断为慢性肾炎肾病型，并经强地松、氮芥及利尿剂等治疗，效果不满意。入院时全身中度浮肿，并有腰痛，肢冷，便溏，检查有少量腹水，舌淡，脉沉缓细弱，血压130/90mmHg，尿蛋白（＋＋＋），颗粒管型及红细胞（＋），血浆白蛋白1.5g％，球蛋白1.0g％，胆固醇520mg％，酚红试验2小时共排出19.5％，非蛋白氮75mg％，肌酐1.67mg％。西医诊断：慢性肾炎肾病型伴氮质血症。中医辨证：水肿（脾肾阳虚证）。即给予中药治疗，先用五苓散合五皮饮加减利水消肿治标，后继以补中益气汤、香砂六君子汤及金匮肾气丸益气健脾温肾治本，治疗6个月，期间浮肿时起时伏，血液红细胞计数$2.5 \sim 2.6 \times 10^{12}$/L，血红蛋白$36 \sim 74$g/L，蛋白尿（＋＋）～（＋＋＋），血浆非蛋白氮徘徊于54mg％～66mg％之间。

1964年12月后由于三度感冒，出现鼻衄，头昏眼花，心悸，手抖，食欲大减，恶心呕吐，夜尿频数。检查：轻度浮肿，舌质淡白，脉虚数而涩，血压118/70mmHg。红细胞1.21×10^{12}/L，血红蛋白24％，CO_2结合力22.4容积％，非蛋白氮升至99mg％，尿蛋白（＋＋），尿红细胞（＋），每日尿量1000～1500mL左右，酚红试验2小时＜10％。西医诊断：慢性肾炎尿毒症。中医辨证：脾肾两虚，肝风内动。拟温补脾肾，育阴潜阳，镇肝息风。方用真武汤加味（附片、白芍、茯神、生姜、焦白术、牡蛎、龙骨、杜仲、枸杞子、酸枣仁、炙甘草、明天麻、石决明、红参、红糖）治疗，2剂后抽搐停止；继用上方加减及胎盘片，连续治疗3个月后鼻衄全止，诸症改善；非蛋白氮由82.4mg％降至62.4mg％，再逐步降至55.2mg％，又治疗3个月而浮肿全消，夜尿停止；以后在上方基础上加重固肾药物如鹿胶、菟丝子、淫羊藿、巴戟天、益智仁等又治疗3个月，红细胞升至3.33×10^{12}/L，血红蛋白升至70g/L，非蛋白氮降至41.4mg％，CO_2结合力升至44.8容积％，酚红试验2小时排出20％，血浆白蛋白3.1g％，球蛋白1.5g％，胆固醇166mg％，尿蛋白（－）。随访10年时仍能维持轻工作。

（8）尿毒症案二

邱某，男，27岁，住院号6924。因反复足脸及全身浮肿9个月，于1965年3月6日入院。述1964年6月患"感冒"，3日后出现眼睑浮肿，继而下肢亦肿，逐渐加剧，食欲减退，尿量减少。1965年2月起常有恶心，鼻衄，头昏，心悸及倦睡，动则气喘。在外经中西药治疗后病情波动，乃住入我院。以往3年来常有咳嗽。入院时检查：红细胞 1.98×10^{12}/L，尿蛋白（+++），伴颗粒管型，酚红试验2小时共排出4%，非蛋白氮90mg%，肌酐3.5mg%，CO_2 结合力33.6vol%，入院西医诊断：慢性肾炎尿毒症、肾性贫血、支气管炎。中医辨证为：气血两虚，湿困脾土，水湿泛滥，痰饮内聚。

入院时有外感风寒，先治外感；3月15日外感去尽，仍以真武汤加减温阳利水，平肝固肾（黄附片、生姜、焦白术、白芍、茯苓、牡蛎、泽泻、杜仲、枸杞子、红糖）。病程中曾因患者有呕吐清水而一度用过温胆汤加减及五苓散；因双手震颤而短期使用过镇肝养肝息风之天麻钩藤饮加减。直至6月初，血浆非蛋白氮徘徊于102mg% ~ 129mg%之间，肌酐上升至5.1mg%，CO_2 结合力下降至22.4容积%。6月底又转而服用真武汤加味（附片、生姜、白芍、白术、茯苓、建曲、焦山楂、当归、川芎、红参、红糖），治疗后非蛋白氮下降，7月初降至91.2mg%，7月中为78mg%，8月初为67.5mg%，8月19日又降至60mg%，肌酐3.6mg%，最后非蛋白氮降至40mg%。

按：以上两例皆为病程超过1年以上之慢性肾炎，都有多次血浆非蛋白氮明显升高以及尿毒症的症状，所以同时有尿毒症。慢性肾炎引起的尿毒症，只有由急性发作诱发的在急性期过去后，或由肾前因素或肾后因素诱发的，当诱发因素消除后，才有可能自动缓解。此两例既无急性发作，又无肾前或肾后诱发因素，因此，尿毒症的缓解应归功于药物治疗。患者除使用中药外，只短期使用过抗生素以及对症治疗和支持治疗（如输液）的西药，这些西药都不能使尿毒症缓解，因此，促使此两例尿毒症缓解的主要是中医中药。慢性肾炎一旦出现氮质血症，则很快发展至死亡。此两例尿毒症存活时间都较长，也说明了中医中药的疗效。

尿毒症的病因病机、临床表现和治疗措施以及预后的内容，中医学历代医家描述于"关格""癃闭""小便不通"等篇章中，如《证治汇补》中述及"关格者……既关且格，必小便不通，旦夕之间，陡增呕恶，此因浊邪壅塞三焦，正气不得升降，所以关应下而小便闭，格应上而生呕吐，阴阳闭绝，一日即死，最为危候。"有的作者将尿毒症分为"肺气壅滞，膀胱蕴热""脾运失职，肾阳衰微"和"肾阴衰竭，肝阳上亢"三型，我们在治疗慢性肾炎过程中观察到慢性肾炎尤其是肾病型大多属脾肾阳虚，因此对尿毒症的发生，认作为脾肾阳虚已极，或由阳损阴，致阴阳气血俱虚，脾不能利水，肾不能主水，膀胱气化无能，导致水湿邪浊积聚于内，横逆上犯而产生诸多严重症状；有的属阴枯液竭，木失滋养，风火内动，而出现抽搐等精神神经症状。所以在治疗上我们认为根本问题在于脾肾阳虚，正气衰微，而使用扶正补虚、健脾暖肾、化气行水、泄浊解毒的治疗法则，常用人参合真武汤或金匮肾气丸等加减，即使再夹杂外感或者出现恶心呕吐，而考虑急则先治标时，也不能忘记这个根本，或者标去后即治本，或者标本同治。

（9）尿毒症案三

陈某，男，52岁，干部。1978年4月8日初诊。患者因头昏痛，呕吐，腹泻，尿少，全身浮肿，血压高（154～148）/100mmHg，非蛋白氮高（45.8mg%），曾在西医院诊断为肾病综合征、尿毒症，并经激素、环磷酰胺、降压及利尿剂等治疗7个多月效果不满意而要求中医药治疗。症见患者全身高度浮肿，伴胸水、腹水，不能平卧。面色㿠白，厌食呕恶，尿少（每天670mL），便溏，舌质淡，舌苔少，脉弱，两尺细弱，体重66.5公斤，血压170/100 mmHg，血浆蛋白3.3g%，白蛋白2.16g%，球蛋白1.14g%，胆固醇201mg%，血红细胞2.75×10^{12}/L，血红蛋白84g/L，小便常规：蛋白（+++），颗粒管型0～1/HP，红细胞1～2/HP。肾图：右肾功能重度障碍，左肾功能中度障碍。

西医诊断：慢性肾炎（肾病型），尿毒症。

中医辨证：脾肾阳虚，水气不化。

治法：益气行水，健脾固肾。

处方：

| 黄芪31g | 防己15g | 白术12g | 茯苓皮15g |

泽泻 12g	猪苓 12g	陈皮 12g	五加皮 12g
葶苈子 12g	杜仲 12g	大枣 12g	淫羊藿 15g
桂枝 6g	苏子 9g	佛手片 6g	

20 剂。

1978 年 4 月 27 日二诊：尿量增加，每天 1000 ～ 1700mL，全身浮肿明显减轻，胸水减退，腹水减轻，已能平卧，舌质淡，舌苔薄，脉弦细无力。继上方化裁：

红参 6g	黄芪 31g	防己 12g	桂枝 5g
白术 18g	京半夏 12g	陈皮 12g	猪苓 31g
泽泻 15g	茯苓皮 31g	葶苈子 15g	淫羊藿 31g
巴戟天 15g	五加皮 15g	杜仲 15g	大枣 31g
广木香 5g			

33 剂。

1978 年 6 月 1 日三诊：诸证减轻，尿量每天 1290mL，腹水消退，舌苔薄黄少津，脉弦细无力。

红参 9g	黄芪 31g	潞党参 24g	防己 12g
白术 15g	桂皮 6g	茯苓皮 15g	葶苈 9g
大枣 15g	杜仲 12g	广木香 6g	枸杞子 15g
淫羊藿 24g	巴戟天 12g		

34 剂。

1978 年 7 月 6 日四诊：头昏、眠差，腰酸膝软，尿量增多每天 1200 ～ 1850mL，全身浮肿继续减轻，舌苔薄黄少津，脉细弦。

红参 6g	太子参 31g	黄芪 31g	白术 12g
杜仲 18g	糯米草 31g	枸杞子 24g	菟丝子 15g
淫羊藿 24g	山药 24g	玉竹 15g	

35 剂。

1978 年 8 月 11 日五诊：全身浮肿继续减轻，仍头昏，血压 170 ～ 150/100mmHg，夜尿 3 ～ 4 次 / 天，舌苔微腻，脉弦细。继上方加怀牛膝 9g，桑椹 24g，丹参 15g。60 剂。

1978年10月12日六诊：面及双下肢轻度浮肿。舌苔微黄腻，脉弦数无力。

太子参31g	山药24g	白术12g	杜仲18g
怀牛膝15g	枸杞子24g	黄芩15g	桑椹24g
菟丝子15g	黄芪30g	茯苓12g	

60剂。

1978年12月12日七诊：浮肿全部消退，体重49公斤，夜尿2次/天，微感胸闷，纳差。舌薄黄腻，脉弦细有滑象。

潞党参31g	黄芪31g	白术15g	白芍15g
京半夏12g	陈皮12g	茯苓15g	枸杞子15g
菟丝子15g	女贞子15g	竹茹12g	大枣12g
墨旱莲15g	葶苈12g		

115剂。

1979年4月7日八诊：头昏，腰痛减轻，肢软，血压正常，舌苔薄白，脉细略弦。胆固醇182mg%，血浆蛋白7.0g%，白蛋白4.5g%，球蛋白2.5g%，红细胞3.66×10^{12}/L，血红蛋白100g/L，小便常规，蛋白微量，红细胞2～4个/HP。肾图：显著好转，以右肾为著。

太子参31g	潞党参31g	菟丝子15g	枸杞子15g
桑寄生24g	墨旱莲15g	淫羊藿15g	桑椹24g
女贞子15g	杜仲15g	白芍24g	

本方巩固疗效。

按： 中医学文献虽无"尿毒症"的记载，但类似本症的描述却很丰富。《证治汇补·关格门》中说："关格者……既关且格，必小便不通，旦夕之间，陡增呕恶。此因浊邪壅塞三焦，正气不得升降，所以关应下而小便闭，格应上而生呕吐，阴阳闭绝，一日即死，最为危候。"所述小便不通，呕恶等症，确为尿毒症常见主症。

本例患者由于脾肾阳虚，气虚不化；膀胱气化失权，导致水湿邪浊积聚于内而产生头昏，尿少，全身高度浮肿；由于浊气上逆致呕逆，厌食。此乃本虚标实，属危重证。

根据傅老经验，尿毒症的根本问题在于正气虚衰，脾肾阳虚，水气上泛，湿浊壅滞，故治疗应采用扶正培本，温阳固肾，益气行水，泄浊解毒之治疗法则而使患者病情逐步转危为安。

（10）尿毒症案四

陈某，男，36岁。1980年4月10日初诊。患"慢性肾炎"12年，长期面目及双下肢浮肿。现症：头晕，呕恶厌食，胸闷懊恼，口干苦，面色㿠白，毛发失荣，夜睡流涎，夜尿2～3次，大便稀臭，舌质淡，舌尖略红，苔浊腻，脉沉细弦。尿检：蛋白（+++），红细胞1～3个/HP，颗粒管型（+）。肾功能：非蛋白氮96mg%，肌酐3.1mg%，尿素氮13.2mg%，尿酸5.1mg%，血压136/102mmHg。

西医诊断：肾病综合征，尿毒症。

中医辨证：脾肾阳虚，湿浊上逆，胃失和降。

治法：益气滋肾，清热泄浊，降逆和胃。

处方：

红参9g	山药30g	生地黄24g	土茯苓30g
京半夏9g	黄连6g	陈皮9g	竹茹12g
苏叶9g	谷芽24g		

服上方6剂，头晕减，呕恶止，余症仍在。改服下方：

红参9g	熟地黄24g	山药24g	白术15g
猪苓15g	茯苓皮24g	五加皮15g	桂皮6g
枸杞子24g	菟丝子24g	京半夏9g	竹茹9g
佛手15g	佩兰12g	糯米草30g	

服上方45剂，面目及双下肢肿大减，纳食渐增，唯见腰酸膝冷、嗜睡等症为显。尿检：蛋白（++），红细胞1～3个/HP，继上方去佩兰、猪苓、京半夏、竹茹，加黄芪、芡实、金樱子、白茅根各30g，怀牛膝24g，赤芍12g，木香6g，砂仁9g。服两月余，诸症更减。连续数次尿检：蛋白微量。肾功能：非蛋白氮40mg%，肌酐2.1mg%，尿素氮10.2mg%，尿酸3.1mg%，血压128/98mmHg。继以济生肾气丸常服，巩固疗效。随访至今，身体健康。

（11）急性肾炎

杨某，男，35岁。1981年3月13日初诊。一周前冒雨涉水，次日即感咽痛、咳嗽；继见眼睑浮肿，渐及双下肢亦肿，恶心欲呕，便稀溺短黄，舌苔白腻，脉浮滑。尿检：蛋白（+++），红细胞（+），白细胞 2 ~ 4/HP，透明管型（++）。

诊断：水肿。

辨证：风邪袭肺，湿热内蕴。

治法：宣肺行水，清热利湿。

处方：

麻黄 10g	连翘 15g	赤小豆 24g	杏仁 10g
忍冬藤 24g	蒲公英 24g	白茅根 30g	苏叶 9g
黄连 6g	佛手 15g	生姜 15g	

嘱进低盐饮食。服上方 4 剂，浮肿消而未尽，余症亦减。仍以上方去苏叶、生姜，加炒白术 15g，茯苓皮 24g，冬瓜皮 24g，继服 6 剂，浮肿尽退。但觉头晕，腰酸无力，舌边尖红，苔薄腻，脉沉细。尿检：蛋白（+），红细胞少，透明管型（+）。虑其脾运失健，肾阴已伤，治以六味地黄丸加忍冬藤、蒲公英、连翘、薏苡仁、芡实、冬瓜仁、白茅根等出入，调理月余，连续 5 次尿检阴性。数月后随访上病已愈。

按： 急性肾炎以水肿为主症者，属中医风水范畴。患者为肾虚而外感风邪夹湿，风邪袭表，卫阳被遏，肺失宣肃，不能通调水道，下输膀胱，故除见恶寒、发热、头疼、咳嗽、咽痛外，还可见小便短少及周身浮肿。加之湿邪入里化热，湿热内蕴，阻滞中焦，气机不畅，使中焦脾胃不能运化水湿，失其升清降浊之能，使肺不能通调水道而加重小便不利。恶心欲呕，便稀溺短黄，舌苔白腻均为湿热内蕴所致。病属外实里虚，先治其外后治其里，以宣肺行水，清热利湿为先，"开鬼门、洁净府"，是其治也，故麻黄连翘赤小豆汤加味治之甚合病机，方中以麻黄、杏仁、生姜辛温宣发，解表散邪，开腠理，肃肺气，通水道；赤小豆利水消肿；连翘、忍冬藤、蒲公英、白茅根清利湿热，佐以苏叶、黄连行气和胃止呕，佛手行气利水。复诊上方去苏叶、黄连、生姜，加炒白术、茯苓皮、冬瓜皮增强健脾利水消肿之功，待水肿尽退，方治其本，扶正祛邪，以六味地黄丸加味益肾养阴健脾兼清湿热而奏全功。

（12）急性肾炎尿毒症

李某，男，43 岁，农民。1992 年 2 月患肾炎当地医治效不显，日渐加重，亲属接来蓉求医。经某医院诊断谓"急性肾炎尿毒症"需住院治疗，因需款难筹，经介绍前来救治。来时不能行走，动则靠人背，腰痛，欲尿不能，腹胀欲吐，四肢肿，按之凹陷，头、面、四肢发红。尿检：蛋白（++++），红细胞（+++）。曾有腰脊结核史，脊柱变形。舌红苔黄，脉滑数。视其所服诸方俱为补肾、温阳行水之剂，虽系肾虚，但湿热热毒内蕴，宜急则治标，以清热解毒，利湿消肿，拟龙胆泻肝汤合四妙散加减，4剂后症状明显改善，守方加减月余，症状悉减。缓则治本，更拟六味地黄丸合消瘰丸加减化裁，守服半年渐愈，为巩固疗效，改汤药为丸剂。经常服用，调理年余而愈，至今健在，恢复劳力。

（13）慢性肾盂肾炎

郭某，女，29岁，1965年7月9日初诊。诉半年前患肾盂肾炎，经西医治疗后尿急、尿频、尿痛减轻，但近两月连续复发两次，近日出现腰痛，头晕，四肢无力，目雾，手脚心晚上发烧，左侧小腹牵引作痛，睡眠差，梦多，口干，小便黄，无明显尿急、尿频、尿痛，舌质红，苔薄腻微黄，脉弦细而数。

诊断：劳淋。

辨证：肝肾阴虚夹湿热。

治法：滋养肝肾兼化湿热。

处方：

莲子 30g	生地黄 15g	川木通 9g	山栀子 9g
菊花 9g	枸杞子 9g	首乌藤 30g	墨旱莲 15g
女贞子 9g	白芍 15g	柴胡 9g	甘草 6g

6剂。

1965年7月17日复诊：腰痛、头晕减轻明显，其余症状如上述，继予原方加黄芩9g，2剂。

1965年7月17日三诊：腰痛、头晕俱好转，余病同上，继前法出入。

莲子 24g	麦冬 15g	怀牛膝 12g	茯苓 9g
枸杞子 9g	首乌藤 30g	琥珀 1.5g	柴胡 9g
白芍 15g	黄芩 9g	山药 15g	川木通 9g
车前子 9g	甘草 6g		

2剂。

1965 年 7 月 31 日四诊：服药后，睡眠好转，食欲增加，腰痛头晕明显减轻，上方莲子加至 30g。

1965 年 7 月 31 日五诊：近两天腰又感痛，其他情况俱较前转佳，脉弦细，苔微黄腻质红，仍主滋养肝肾，清化湿热。

生地黄 15g	牡丹皮 9g	泽泻 9g	枸杞子 15g
山药 15g	茯苓 9g	莲子 30g	墨旱莲 15g
白芍 9g	柴胡 9g	黄芩 9g	女贞子 9g
川木通 9g	首乌藤 30g	琥珀 1.5g	

患者服 6 剂后，诸症除，嘱其注意休息，饮食清淡，保持心情愉快，避免复发。

按： 慢性肾盂肾炎属于中医"劳淋"范畴，古代医家早有论述，如《诸病源候论·淋病诸候》记述："劳淋者……其状，尿留茎内，数起不出，引小腹痛，小便不利，劳倦即发也。"又曰："诸淋者，由肾虚而膀胱热故也……若饮食不节，喜怒不时，虚实不调，则脏腑不和，致肾虚而膀胱热也"。傅老认为本案患者的病位在肾与膀胱，与肝脾相关，多由湿热蕴结膀胱，日久损及肝肾之阴，加之因病情反复发作，患者心情抑郁，肝气不舒，郁而化热伤阴，病情由实转虚，虚实夹杂，本虚标实。临证出现腰痛，头晕，四肢乏力，目雾，手脚心晚上发烧，眠差，梦多，口干，小便黄等肝肾阴虚之象，左侧小腹牵引作痛，舌质红，苔薄腻微黄，脉弦细而数，为湿热内蕴之征。傅老治疗始终以滋养肝肾治其本，清利湿热治其标，方中除滋养肝肾、清利湿热之品外，佐以柴胡疏肝解郁，白芍柔肝止痛，故疗效显著。

二、治疗疑难杂病经验及典型医案

傅老精通医理、辨证精准，治疗疑难杂病，效如桴鼓。笔者收集了部分傅老治疗疑难杂病的经验及典型医案，以飨同道，以期能窥一斑而知全豹。

1. 从湿热辨治胆道疾患经验

傅老在治疗胆道疾患方面卓有见识，根据脏腑的生理病理及疾病的轻重缓急，辨证与辨病相结合，灵活辨证，审证求因，拟定了独特的一套方药，以清利肝胆湿热为主，兼以行气活血化瘀，治者多效。

（1）探病究源，首重湿热

胆道疾患是一种常见、多发病，包括急性单纯性胆囊炎、急性化脓性胆囊炎、慢性胆囊炎、胆囊结石、胆总管结石、胆道术后综合征、胆道蛔虫等。胆道疾患的临床表现与中医学的"胆胀"相似，首见《灵枢·胀论》："胆胀者，胁下痛胀，口中苦，善太息。"在病因上历代医家多从气滞、湿热、血瘀立论。胆为"中精之腑"，内藏清净之液，胆汁注于肠，助化物消谷；胆主决断，参与人体精神情志的调节活动，胆肝相表里，与脾同居中焦，故其功能以下行通降为顺。

傅老据多年临床观察认为：胆道疾患的病因多源于四川盆地气候多湿，其民嗜食麻辣厚味，内外湿热氤氲，湿热体质居多，加之饮食不节、饮酒，过食肥甘油腻、煎炙之物，助湿生热，湿热蕴结肝胆，影响肝胆的疏泄而致胁下胀痛；或外感湿热之邪，郁阻中焦，蕴结成毒，横犯胆道；或湿热之邪久羁，煎熬胆汁，聚而为石，阻塞胆腑气机，导致"不通则痛"而为胆胀重症，或迁延成慢性病证；或湿热熏蒸胆腑致胆汁外溢而成黄疸，或生热化腐而成痈脓之症；或因蛔厥之邪浊留滞，使中焦气机失畅，湿热交蒸，逆犯肝胆；或因暴怒愤懑，肝失疏泄，胆气受阻，胆汁通降不畅，久郁蕴热，而致胆胀。病因病机强调湿热蕴结肝胆，影响肝胆的疏泄，而气滞、血瘀乃因湿热蕴结肝胆，疏泄失职，郁而气滞，气滞日久则致血瘀，湿热、气滞、血瘀关系密切，临床难以截然分开。

（2）谨守治则，经验用药

傅老积数十年经验，强调治疗胆道疾患首重湿热，兼顾气滞、血瘀，提出治疗当清利湿热，疏肝利胆，佐以行气活血化瘀。临证谨守治则，凡以肝胆湿热为基本病机之胆胀，以右胁痛，反复发作，疼痛引背，胃脘时作胀，嗳气，呕恶，或黄疸，舌红，苔黄腻，脉弦，所伴症状体征符合胆道疾患病史，结合西医的物理检查辨病，以自拟经验方金茵汤为基础加减用药。金茵汤组成：金钱草30g，茵陈15g，黄芩12g，黄连3g，郁金9g，延胡索6g，木香9g，枳实9g，川楝子12g，甘草6g。方中以功擅除湿热、利肝胆、化结石见长的金钱草与功专清利湿热的茵陈为君药。现代药理研究证实：金钱草具有抗炎、松弛平滑肌、收缩胆囊的作用，能促进胆汁分泌，抑制胆红素结石的形成，并通过调节脂质代谢达到防治结石的作用；茵陈能够加速胆汁排泄和分泌，具有利胆、保肝、解热镇痛、消炎抗菌的作用。黄芩、黄连燥湿清热，以增强清肝利胆的功效，郁金、延胡索行气解郁、活血化瘀止痛，共为臣药。郁金具有利胆作用，其利胆排石功效可能与其收缩胆囊平滑肌，抑制奥狄括约肌的收缩活动有关。黄连能增进胆汁的形成与分泌，使胆汁变稀，而加快胆汁的排泄，佐以木香、枳实、川楝子行气止痛，疏肝泄热，甘草酸甘化阴，缓急止痛，为使药，共奏清利肝胆湿热、行气活血化瘀之功。傅老指出：方中黄连苦寒善清中焦湿热，有利于胆腑，但量大不利于肠胃，少少用之，既可清胆热，又能厚肠胃。

（3）病证相合，分型施治

傅老认为：胆道疾患，错综复杂，临证当中医辨证与西医辨病相结合，分清轻重缓急，重视现代医学的检查手段，在明确其病变性质、特点的基础上以金茵汤为基础方加减灵活分型施治：

①肝胆湿热郁滞型（急性单纯性胆囊炎多属此型）

症见右胁持续性疼痛，阵发性加剧，牵引右肩胛疼痛，恶心呕吐，发热，右上腹触痛，肌紧张，脉弦大或滑数，舌红苔黄腻。查体：右胁下可扪及肿大胆囊。治宜：清热除湿、疏肝利胆。方药：金茵汤重用金钱草 50g，以清利湿热。

②湿热火毒蓄结胆腑型（急性化脓性胆囊炎多属此型）

右胁痛甚，寒战高热，恶心呕吐，可见黄疸，大便干结，小便黄，脉弦滑数，舌苔黄厚腻或黄腻而干。查体：可见右上腹触痛甚，肌紧张明显，可扪及肿大胆囊。治宜：清热利湿，凉血泻火解毒。方药：金茵汤加满天星 30g，蒲公英 30g，虎杖 15g，大黄 9g，重用金钱草 50g，以清热解毒，凉血通降。

③肝郁气滞，肝胆湿热型（慢性胆囊炎多出现此型）

素有右胁疼痛史，腹胀，嗳气，厌食油腻，右侧肩胛隐痛，急性发作时则痛加剧，脉弦大或脉滑，舌苔黄白或厚腻。治宜：疏肝利胆，行气解郁，清热除湿。方药：金茵汤加柴胡 9g，白芍 24g，以疏肝解郁。

④湿热蕴积，阻滞胆腑型（胆囊结石多出现此型）

右上腹闷胀，发作时上腹绞痛，恶心呕吐，舌苔白腻或黄腻，脉弦或弦滑。治宜：清热除湿，疏肝利胆，化石排石。方药：金茵汤去延胡索、川楝子加鸡内金 15g 以消积化石，熟大黄 9g 以通里泻下，利胆排石。结石梗阻形成积液者加全瓜蒌 24g，薤白 9g，法半夏 9g；积脓再加满天星 15g，桔梗 15g，用黄连 6g 以辛开苦降，清热利湿排脓；痛甚用延胡索 9g。

⑤湿热火毒蕴结，胆道阻塞型（胆总管结石多属此型）

发病时剑突下阵发性绞痛，寒战高热，黄疸，大便呈陶土色，小便黄赤如浓茶，舌红苔黄腻，脉弦大或滑数。查体：剑突下压痛明显，腹肌不紧张。治宜：清热利湿，泻火解毒，化石排石。方药：金茵汤加满天星 15g，鸡内金 15g，连翘 15g，生大黄、熟大黄各 9g，以清热解毒，利胆化湿排石，如腹泄甚可去生大黄。

⑥肝胆气郁，气血不和型（胆道术后综合征多属此型）

经常脘胁作痛，进食脂餐后上腹不适，纳差，嗳气，腹胀，大便时干时稀，舌淡苔白，脉弦细或弦滑。治宜：疏肝利胆，调和气血。方药：金茵汤去延胡索、川楝子、木香，加当归 15g，白芍 15g，以调和气血，加泡参 15g，柴胡 9g，京半夏 9g，佛手片 10g，香橼片 15g，以扶正疏肝和胃。如检查有残余结石存在，或结石复生者则不用佛手片、香橼片，加鸡内金 9g 以化坚消石。

⑦肝胆湿热虫痛型（胆道蛔虫症多按此型施治）

剑突下阵发性钻顶样剧烈疼痛，发作突然，缓解亦突然伴辗转哭闹，全身汗出，面色苍白，四肢厥冷，恶心呕吐，吐出物可含胆汁及蛔虫，疼痛时向右侧肩背放射，脉弦或滑数，舌苔白腻或黄腻。治宜：利胆疏肝，除湿热，安蛔虫。方药：金茵汤重用金钱草 30g，黄连 6g，加乌梅 10g，花椒 50 粒（去目），槟榔 12g，薏苡仁 24g。

虽方药有变，仍体现傅老治病求本，既要求原则性，又有灵活性的治病特点。总之临证按中医辨证，结合现代医学辨病，慎守病机，各司其属，疗效满意。

2. 辨治血证经验

傅老对内科杂病有丰富经验，在治疗血证方面，尤有心得，用药精妙，疗效颇佳。血证是指血液不循经络而溢出于体外的疾病。它的范围相当广泛，血从上溢的为衄血、咯血、吐血等，血从下泄的为便血、尿血等。兹就其辨治衄血、咯血、吐血、尿血的经验总结如下，如果能理解出血机理，掌握治疗法则，其余亦可逐类旁通。

（1）病因病机

中医学认为心主血，肝藏血，脾统血。血与气之功能有密切关系，相互依存，相互为用，唐宗海《血证论·阴阳水·火气血论》曰："一阴一阳，互相维系，而况运血者即是气，守气者即是血。"气行血亦行，气滞血亦滞，气脱血亦脱，气血相依相附，血随气行，流于经络，循环不息，故有气为血帅之说。血遇寒则凝滞，温和则流通，遇热则洋溢，火迫则妄行。正如《济生方·吐衄》所说："夫血之妄行也，未有不因热之所发……"张仲景特别强调"火"与"气"在血证发病中的作用，《景岳全书·杂证谟·血证》中指出："而血动之由，惟火惟气耳。"傅老认为血证的原因很多，大多由火而起，也有因气不足使血无所依而导致出血的，外邪、外伤、饮食、情志、久病虚损等均可发生血证。正如《三因极一病证方论·失血叙论》云："夫血犹水也，水由地中行，百川皆理，则无壅决之虞……故血不得循经流注，荣养百脉，或泣或散，或下而亡反，或逆而上溢，乃有吐、衄、便、利、汗、痰诸证生焉。"

①感受风、热、燥等外邪，尤以感热邪多见，热盛入血，损伤脉络，迫血妄行。

②饮食不节，嗜好炙烤烟酒，滋生湿热，熏灼胃络，血即涌出。

③暴怒伤肝，或肝脏病血瘀，致肝血失藏，血逆而出；肝郁化火，木火刑金，肺络受损；肝火亢盛，横逆犯胃，胃络受伤以致出血。

④情志郁结，心脾暗损，或素质脆弱，中气内虚，脾失统血，气不摄血，血溢脉外。

⑤房劳虚损，脾肾阴虚，或情志化火，虚火蒸迫，血失安宁，火迫血行而致出血。

⑥湿热蕴结下焦，或有结石阻滞，阴络损伤，亦可导致出血。

⑦闪挫跌打，经脉瘀阻，血液逆经外出。

出血的原因虽然复杂，但傅老认为血证的原因不离虚火、实火、气虚、血瘀、损伤五种，临证分为虚证、实证两大类，治疗首要强调辨清证候的虚实，实证多由火热亢盛，迫血妄行所致，但须辨清虚火与实火的不同，实火为火热亢盛，虚火为阴虚所致，且后者多属虚中夹实。虚证一般由气不摄血、血不归经导致。其次应根据出血的部位及原因辨识不同的病证，如为同一种血证，还应根据不同病变脏腑确定其病位，方能正确辨治。

（2）辨证论治

①鼻衄

血由鼻腔溢出的称鼻衄，多因肺胃蕴热或肝肾阴虚所致。

实热证：多属暴发，血色深红或鲜红，舌红苔黄，脉浮滑数。伴有发热，鼻咽干燥，咳嗽痰黄等风热表证，方予桑菊饮疏风清热，加牡丹皮、白茅根、侧柏叶、玄参加强凉血止血之力；伴见烦渴，口臭，烦躁便秘等肺胃热炽症，治宜清热凉血止血，方用加减清衄汤（生地黄、赤芍、当归、黄芩、黑山栀、侧柏叶、黄连、藕节、甘草）或玉女煎（生地黄、石膏、麦冬、知母、牛膝）加白茅根、藕汁、旱莲草清热止血。

常用验方：白茅根 30g，侧柏叶 30g，水煎服；焦栀子 30g，生藕节 120g，水煎磨汁分 2 次服；生苦蒿捣绒合冷开水绞汁兑白糖服。

血热患者，血出如泉涌，称为鼻洪。傅老嘱患者先予应急处理：湿毛巾冷敷额上或后颈；用线扎中指节，左出扎右，右出扎左，均出两手均扎，或用手直接压迫两眉之间印堂穴一二分钟而止；艾粒直灸少商穴，或用灯心火亦可，或用蒜头一两捣敷足心。经上法处理后，可再服用犀角地黄汤合十灰散清热解毒，凉血止血。

虚证：鼻衄反复发作，血色淡红，口不干渴。伴头晕目眩、腰酸耳鸣、舌红少苔等肝肾阴虚症状。治宜滋补肝肾，凉血止血。方予六味地黄丸加党参益气，旱莲草、侧柏叶滋阴凉血止血，牛膝活血祛瘀，补肝肾，且能引血下行；伴心悸神疲、气短乏力、舌淡苔白、脉虚等气血亏虚症状，治宜益气补血止血，方药予生黄芪 12g，当归炭 9g，赤芍、白芍各 9g，生地黄、熟地黄各 9g，阿胶 9g（溶化兑）。

②齿衄

血由齿龈而出的称齿衄。

实证（胃火炽盛）：牙龈肿痛，血出如涌，口臭便秘，舌红绛，苔黄厚，脉滑有力。治宜清泄胃火，凉血止血。方予清胃散（石膏、知母、牡丹皮、黄芩、生地黄、升麻）加玄参、大黄；或加减甘露饮（鲜枇杷叶、生地黄、甘草、石斛、麦冬、黄芩、天冬、枳壳）。

虚证（肾虚火炎）：血点滴泄出，颜色淡红，齿摇不坠，微痛或不痛，口不臭而干，舌光红少苔，脉细数。治宜滋阴降火。方予六味地黄丸加石斛15g，龟甲24g，墨旱莲30g，怀牛膝30g，以滋阴补肾，降火止血。

虚实证均可予十灰散细粉外涂以加强止血。

③咳血

血液从肺脏或气管随着咳嗽而咯出的，称为咯血，咯血色多鲜红，常带气泡或痰液。

实证（肺热壅盛）：咯血量多，胸肋疼痛，口苦烦渴，或见发热、咳嗽、面赤、便秘，舌红苔黄，脉洪滑数。治宜清热泻火，凉血止血，或加祛瘀。方予犀角地黄汤合泻心汤或加侧柏叶、焦栀子、白茅根，或十灰散合泻心汤加鲜藕汁，胸痛加三七末、炒蒲黄化瘀止血，活血定痛，随症还可选用仙鹤草、白茅根、白及、田三七、旱莲草、侧柏叶、血余炭、花蕊石等通用止血药物。

常用验方：鲜旱莲草60g，鲜白茅根60g，鲜桑叶30g。水煎服。

虚证（阴虚火炎）：咯血量较少，轻者仅痰中带血，干咳，口燥咽燥，或伴有潮热、盗汗、心烦等阴虚症状，舌红脉细数。治宜滋阴降火，清络宁血。方药予百合固金汤加减（生地黄、熟地黄、天冬、麦冬、沙参、贝母、白芍、玄参、当归炭、桔梗、甘草、仙鹤草、丝瓜络、白及）。

常用验方：降香15g水煎取汁，兑童便后服三七粉3g，血余炭3g。

如失血较多，有虚脱倾向者，可煎服吉林参9～15g，再接服汤药。

④吐血

血液由胃和食道经口吐出者称为吐血，又叫呕血，是多种疾病均可出现的一个症状。

实证（胃热壅盛）：血红紫成块，来势较急，盈碗而出，胸脘胀闷痛，有灼热感，口臭唇红，便秘尿赤，或伴有发热，苔黄，脉滑数。治宜凉血止血，清泄胃火。方药予泻心汤（黄芩、黄连、大黄）合十灰丸（大小蓟、侧柏、板蓝根、白茅根、大黄、牡丹皮、棕榈皮、十灰丸、山栀、薄荷）。如因肝火犯胃，引起肋胁痛，头痛，目赤，宜加入清肝降气药如牡丹皮、焦栀、赤芍、龙胆草、郁金、降香、川楝子之类。

实证（肝气上逆）：血色鲜稠浓紫，善怒，脘肋闷痛，头痛目赤，口苦，舌边红，脉弦。治宜解郁清肝，和血止血。方药予加减丹栀逍遥散（当归炭、白芍、柴胡、焦山栀、牡丹皮、茯苓、藕节炭、棕榈炭、甘草）。

常用验方：生地黄 30g，大黄末 2.4g，先煎生地黄再入大黄末调服，1 日 2 次。

虚证（心脾损伤）：血色暗淡，短气，心悸，形色憔悴，虚烦不眠，厌食，大便或呈暗黑，唇舌淡红，脉细弱。治宜养血健脾，补气摄血。方药予归脾汤加味，虚寒加姜炭，虚热加牡丹皮、栀子。

常用验方：阿胶 15g 至 30g（或用白及 30g 水煎）冲服三七粉、血余炭或花蕊石等。

如有虚脱倾向，即煎吉林参 9 ~ 15g 顿服，然后接服汤药。

⑤尿血

尿血或称溺血、溲血，小便时尿中混有血液或血块，尿道多无明显疼痛，虽间有轻微的胀痛或热痛，但不像血淋的滴沥涩痛，痛苦难忍，因此一般以有痛为血淋，无痛为尿血。古代医家认为"热在下焦者则尿血"。概括地提出了尿血的病因多热，发病部位是肾与膀胱。临床上尿血虽多由热伤，但亦有虚实之别，可分实证和虚证两种，实证多系新病，由于火盛灼伤血脉所致，血色鲜红，小便时微有涩热感觉；虚证多属劳损久虚，或气不摄血，或阴虚内热所致，血色淡红，小便时尿道无热涩感觉。一般可分为实热、气虚、阴虚。

实证（下焦热盛）：小便黄赤灼热，血色鲜红，心烦口渴，面红口苦，夜睡不宁，苔黄脉数有力。治宜清热止血。方用导赤散合小蓟饮子加牛膝 12g，黄柏 12g，旱莲草 12g。

虚证（气虚）：小便频数，血色淡红，精神疲倦，短气，面色萎黄，头昏耳鸣，腰脊酸痛，舌质淡，脉虚弱。治宜补气摄血。方用补中益气汤加墨旱莲、阿胶，腰痛加桑寄生、杜仲。

虚证（阴虚）：小便频数量少，腰酸痛，唇燥口干，面颊潮红，盗汗，虚烦，或见潮热，舌红脉细数。治宜养阴止血。方用知柏八味丸合大补阴丸加墨旱莲、阿胶、血余炭。

气血两虚以八珍汤加上止血药。如因外伤尿血以七厘散（血竭、乳香、没药、红花、儿茶、朱砂、麝香、冰片）以活血化瘀。

3. 咳嗽辨治经验

傅老擅长治疗各种内科杂症，尤对咳嗽的治疗独具匠心，效如桴鼓。现将其辨治咳嗽经验介绍如下：

咳嗽乃肺失宣降之征，主要见于多种肺系疾患。《内经》曰："五脏六腑皆令人咳。"由于多种疾病都有可能影响肺而发生咳嗽，且"邪之所凑，其气必虚"，正虚则贼邪难防，正虚则抗邪无力，故咳嗽易反复发生，久久不愈。清·高士宗《医学真传》曰："诸病易治，咳嗽难医。"清·喻嘉言《医门法律》谓："咳嗽一症，求之《内经》，博而寡要，求之《金匮要略》，惟附五方于痰饮之后，亦无专论，不得已问津于后代诸贤，所谓硅璧琳琅，非不粲然案头，究竟各鸣己得而鲜会归。"名医徐灵胎亦谓："诸病之中，惟咳嗽之病因各殊而最难愈，治或稍误，即遗害无穷。"傅老考求 50 余年，深谙诊辨咳嗽之道，强调辨痰液、定咳性、宣肺气、固脾肾。

（1）病因病机认识

咳嗽，早在《内经》中就有专篇论述，论中云"肺之令人咳"，咳嗽"皆聚于胃，关于肺"。咳嗽与肺的关系最为密切。喻嘉言说："咳者，肺之本病也。"汪昂也说："肺主气，又属金，主声，故咳必由于肺也。"肺主气，司呼吸，外合皮毛，为脏腑之华盖，其气宜宣宜降。六淫之邪，或从口鼻，或从皮毛而入，肺首当其冲。肺为娇脏，不耐寒热，邪侵入肺，肺失宣降，咳嗽乃作。正如《素问·咳论》说："皮毛者肺之合也，皮毛先受邪气，邪气以从其合也。"

五脏相生相克，在生理上脏腑相互为用，在病理上脏腑间相互影响，他脏有疾影响到肺，也可发生咳嗽。脾为中土，喜燥恶湿，主运化水谷，水谷失运，内聚而成湿成痰，肺为贮痰之器，湿痰渍肺则咳；肝属木，恶抑郁，喜条达，情志内伤，肝郁化热，木火刑金，肺金伤而咳；肾主纳气，肾阳蒸化水液，若肾阳虚水湿上犯，可致咳喘。故《素问·咳论》指出："五脏六腑皆令人咳，非独肺也。"《医学三字经·咳嗽第四》说："咳嗽不止于肺，而不离乎肺也。"咳嗽虽多，但必须影响到肺，肺之宣降失司方能发生。

（2）辨证要点

傅老认为咳嗽的辨证有赖于四诊资料的完备，其中以舌、苔、咳、痰尤为重要。辨舌质颜色、形体、荣润，苔之厚薄腻、颜色；辨咳嗽的久暂、声音、伴随症；查痰的量、色、质及咳吐的难易程度。

①查舌观神

《丹溪心法》说："有诸内者，必形诸外。"辨舌及苔是咳嗽辨证的关键。细观舌、苔，可知咳嗽的性质、正气的盛衰，是用药的依据。舌体淡胖有齿痕、苔腻满布舌面为湿盛；湿重于热，白腻为主；热盛于湿，黄腻为主。苔黄腻、舌面边缘可见舌质为热痰犯肺。舌体瘦小红嫩苔少为阴伤肺燥。舌淡为气虚。舌尖红苔薄黄为外感风热。苔薄白为外感风寒。舌质干苔腻乏津为阴虚夹湿，兼舌淡则为气阴俱亏夹湿。舌中心苔剥落为脾阴不足。其次，当望神色形态，可知患者的体质状况。"神者，水谷之精气也。"双目少神，倦怠乏力为气虚；面色萎黄或色白不泽为血虚；两颧发红，形体消瘦为阴虚之体；形体肥胖者属痰湿之体；面色黄而晦暗属湿热之体。

②辨咳嗽之声

闻其咳声阵阵、声嘶，咳而气紧为风寒外闭；咳声清脆无痰咯出为阴虚肺燥；咳即痰出，痰白黏涎，吐之成丝状为湿热咳嗽；热痰咳嗽者咳声重浊。

③辨外感内伤

新咳为外感，久咳为内伤。外感咳嗽必受风寒或风热，病程短，一般先喉痒，随作呛咳，咳浊渐增多，或同时伴鼻塞流清涕，或恶风、头胀及轻微发热恶寒；也有先是恶风头胀、鼻塞流涕，一两天后始喉痒作咳。风寒、风热咳嗽初起症状相似，主要是辨痰。内伤咳嗽则病来有渐，先有微咳，而日渐以甚。在辨内伤咳嗽时当辨喉痒否，痒者风邪未尽，不痒为风邪尽去。咳嗽甚于早晚属湿热咳。咳而夜甚为阴虚。咳嗽作呛，咽干不适则咳，口干口苦，多属木火刑金。

④细辨痰液

痰是咳嗽过程中的病理产物，是病情加重或减轻的一个重要标志，是"从标识本"据以辨证的依据之一。诊治咳嗽不可忘辨痰。痰有湿、热、燥、寒之分。《医宗金鉴》曰："稠浊是热沫清寒，燥少粘连咯不易。"痰色白质稠量多为湿痰，痰黄稠量多易咯出为热痰；痰多黄稠不易咯出为燥痰；痰白清稀呈风泡状为寒痰；痰白黏涎、吐之成丝状为湿热，咳嗽初起，痰白清稀为风寒，痰黄质稠为风热。

（3）用药经验

临床所见咳嗽往往虚实夹杂、寒热交错，须据四诊资料全面综合分析，判断出邪气的多少，正气之盛衰。

①重视治痰

脾湿动而为痰，咳嗽谓有痰而有声。"因伤于肺气，动于脾湿，咳而为嗽也。"治病必求其本，肺气宜宣宜降，治疗咳嗽当治痰之所由生，宣畅肺气。

治痰采用二陈汤，或用原方，或取其法而不用其方，师古而不泥古，灵活多变。用二陈汤燥湿运脾化痰，治湿痰；热痰则将陈皮变为化橘红，化痰止咳而不燥，并选加清热之鱼腥草、石膏、黄芩等；痰热化燥，量多而不易咯出，则用润燥化痰法，用冬瓜仁、化橘红、川贝母、瓜蒌壳，并加养阴之品；寒痰则用二陈汤加白芥子及温肺散寒之品；湿热咳嗽，时间较长，痰微稠但不如湿痰稠黏，伴面色晦暗，厌油，口淡无味或口腻，小便黄，苔腻满布舌面，脉濡。湿盛于热，以白腻苔为主，舌体胖有齿痕，以宣肺化湿为主，清热止咳为辅，用二陈汤加杏仁、薏苡仁、冬瓜仁；热盛于湿，黄腻苔为主，治用清热，佐以化湿止咳，仍用二陈汤加冬瓜仁、苦杏仁、鱼腥草、黄芩等。

②以宣畅肺气为治

除以上治痰外，咳嗽的治疗还应当宣畅肺气，即治本之法。外感咳嗽以宣肺为主，肺气得宣，则肺复清肃之令，咳嗽自止。风寒咳嗽用苏叶、前胡、桔梗宣肺；风寒外闭较甚而咳喘者，加麻黄；体虚不耐汗者，用麻绒；外感风热，热盛而喘用麻杏石甘汤加味，体虚胃弱加山药以顾胃气。内伤咳嗽外邪未尽而喉痒用桑叶、苏叶、黄芩疏风清热。然疏表宣肺不可太过，过则大汗而气阴耗伤。

内伤咳嗽者，调节脏腑功能，才能达到宣畅肺气之目的。木火刑金者，清肝平肝，养阴滋阴，用夜交藤、珍珠母、藏青果、枳壳、玄参、麦冬、桔梗、甘草，肝旺得平，肺津得生，则不咳；阴虚肺燥，肺气上逆而咳者，宜养阴润肺，可用沙参麦冬汤加减；脾阴虚津不上承于肺，以舌中苔剥落为特征，用滋养脾阴法，宜山药、石斛、谷芽、藿香等；脾肺气虚宜用六君子汤，外邪尽去，痰量减少，可在补脾养肺基础上加补肾之品，以冀肺脾肾俱得调养，补肾药可加枸杞子、胡桃肉等。

③久咳祛邪不可伤正，以调补脾肾固其本

长期反复咳嗽患者，气阴俱耗，咳嗽极甚之期，祛邪不可伤正。咳嗽缓解之后，以调补脾肾为法固其本，即"缓则治其本"之意。其中健脾尤为重要。脾气健运则水谷之精气上输于肺奉心化赤，痰量减少；然病后多有脾之气阴两伤而心累，乏力，纳差，口干，舌淡中必苔少或苔乏津，脉细弱，故补脾之法宜清淡，不宜温而太过，过于滋腻，过于温补则阴更伤，过于补脾则脾胃呆滞。又脾虚则湿从内生，湿郁而易化热，湿热之邪宜清化淡渗，不宜过燥。常选六君子汤加山药、薏苡仁、豆卷、藿香、谷芽等。

总之，咳嗽多虚实夹杂，寒热交错，表里同病，当详辨虚实之多少，寒热之轻重，外感与内伤，祛邪扶正，不忘肺为娇脏，喜润恶燥之生理特性，做到扶正而无留邪之弊，祛邪而不伤正，则咳嗽即止。

4. 运用小柴胡汤治疗杂病经验

小柴胡汤首见于《伤寒论》，它用于治疗少阳本经自病，症见往来寒热，发无定时，胸胁苦满，嘿嘿不欲饮食，心烦，喜呕等邪入少阳，枢机不利之证，其他如三阳证、少阳阳明合病、热入血室，仲景也采用本方治疗。小柴胡汤是邪入少阳的代表方。少阳之脉有手足之分，与厥阴经互为表里。其经脉历三焦而布胸胁，外邻太阳经脉，内近阳明之脉，居太阳、阳明之间。病入少阳，既不在太阳之表，更未入阳明之里，属半表半里，方有执说："邪入躯壳之里，藏府之外，两界之隙地，所谓半表半里也，乃少阳所主之部位也。"少阳所主地域宽广，不在里亦不在表，不能发汗以冀邪从表解，不能通里攻下使邪从下去，更不能用涌吐法使邪从上出，汗吐下三法属当禁之法，故只能用和解少阳法。《医宗金鉴》说："在半表者，是客邪为病也；在半里者，是主气受病也。邪正在两界之间，各无进退而相持，故主和解法，既以柴胡解少阳在经之表寒，黄芩解少阳在府之里热，犹恐在里之太阴，正气一虚，在经之少阴，邪气乘之，故以姜枣人参和中而预壮里气，使里不受邪而和，还表以作解也。"诸药合用，则"上焦得通，津液得下，胃气因和；身濈然汗出而解"。因而小柴胡汤被认为是少阳证方，然而小柴胡汤不仅能用于伤寒六经辨证，并且能用于脏腑辨证。从药物升降看本方配伍，方中半夏主降胃气，柴胡疏达肝气，一升一降，则胃和气降，气机顺畅。从脏腑辨证分析，柴胡质轻味薄，能疏肝解郁，半夏、生姜能降逆和胃，黄芩清泄胆腑之热，人参、甘草、大枣补脾益气，共呈疏肝泄胆和胃之方。从八纲虚实辨证分析，本方扶正祛邪并用，人参、生姜、大枣补不足之正气，柴胡、黄芩、半夏祛客于少阳之邪气，两组药物构成攻补兼施之剂。

傅老认为小柴胡汤组方精巧，随证加减灵活，能广泛应用于多种疾病的治疗如黄疸、胁痛、呕吐等症，其临床表现复杂多样，故在临床应用时，"但见一证便是，不必悉俱"。在外感病六经辨证中应把握邪入少阳，邪正相争；在内伤杂病辨证中应确定病在肝、胆、胃，或肝胃不和，或胆热上犯。以此应用本方则效如桴鼓。以下介绍傅老应用小柴胡汤随症灵活加减的治疗经验。

（1）体虚外感

素体虚弱，复感外邪，寒热时作，周身病痛，鼻塞流涕，头昏头痛，舌苔薄白，脉浮缓。体虚之人，卫外不固，外邪侵袭，直达腠理。腠理者，少阳之分也，邪正相争故寒热发作，此时用解表祛邪之法则邪不欲去而正气反伤。用小柴胡汤取其扶正祛邪之理，并选加荆芥、菊花、蔓荆子、葛根、苍耳、辛夷、薄荷、羌活等，使邪从少阳之枢以达太阳之表，则邪可从表而解，兼有咳嗽，喉痒，痰稠不易咯出，选加芦根、杏仁、薄荷、前胡、桔梗、桑叶、苏叶、冬瓜仁、化橘红、川贝母等宣肺化痰之品。

（2）鼻渊

鼻渊表现为鼻塞，流浊涕，眉棱骨痛，头昏闷，口苦，舌红苔薄黄，脉弦数，此常为肝胆郁热之证。《素问·气厥》说："胆热移于脑，则辛頞鼻渊，鼻渊者，浊涕下不止也。"《济生方》说："热流胆腑，邪移于脑，遂致鼻渊。"取小柴胡汤和解少阳胆腑，选加苍耳、辛夷、薄荷、白芷、金银花、菊花、蒲公英、冬瓜仁、佩兰、桔梗、川贝母、当归、白芍、荷叶、车前草等。

（3）眩晕、呕吐

患者头晕目眩，视物旋转，伴恶心欲吐，甚则呕吐，脉弦等症，此为正气不足，肝胆气逆，胃失和降所致，小柴胡汤为和解少阳之主方，用小柴胡汤中柴胡、黄芩疏肝清热，配半夏、大枣、生姜和胃降逆，人参、甘草扶正，取其疏肝和胃之用，选加荆芥、蔓荆子、菊花、防风、天麻、钩藤、郁金、山栀子等，疏风降逆，清热平肝。

（4）胃痛

患者胃脘疼痛，或呕吐，伴胸胁痞满，纳差，厌油，嗳气，腹胀，舌红苔白腻，脉弦，证属肝失条达，横逆犯胃，用小柴胡汤疏肝理气，和胃降逆，选加藿香、苏梗、白蔻、黄连、木香、谷芽、楂炭、荷叶、陈皮、茯苓、佛手、香橼片、豆卷、薏苡仁、厚朴等疏肝和胃、清热化湿之品。

（5）胁痛

症见右胁下疼痛，牵扯引背痛，拒按，时时寒热，口淡无味，嗳气，甚者呕吐胃内容物，及苦水，纳差，多由进食油腻而致疼痛，大便秘结等，此多系胆囊炎引起的临床表现，选用小柴胡汤去人参，酌加金钱草、茵陈、郁金、木香、枳实、黄连、酒大黄等疏肝利胆，痛甚加延胡索、金铃炭以理气止痛。

（6）痹证

周身关节疼痛或四肢关节屈伸不利、疼痛不适是痹证临床常见症状。痹证是人体气血本亏，风寒湿之邪乘虚入侵，经络气血痹阻所致。祛风除湿，散寒通络，温经止痛为其常法，然祛风除湿之品性多温燥刚烈，仅宜于身体强盛，患病新暂者，在临床上往往可见老年体弱或身体阴血亏虚之人罹患痹证，纯用羌活、独活、防风、桂枝、川芎、麻黄、乌头、细辛、附片等温燥之味，恐加重阴阳偏盛偏衰。此时选取小柴胡汤用人参以固本，柴胡、黄芩、半夏清热祛风除湿，选加羌活、独活、桑枝、秦艽、海桐皮、姜黄、忍冬藤、薏苡仁等祛风除湿通络之品，组成寒热偏颇不显的方剂，既能疏利少阳枢机，以使邪去无阻，风寒湿邪从表而解，又能扶助正气，而无温燥伤阴之患，在应用本方治疗痹痛时，患者应伴有纳差、口苦、厌油、头昏或大便稀溏等胃肠道症状。

（7）淋证

小便频数，淋沥刺痛，溲之不尽是为淋证，但是临证常见小便不利之时伴寒热往来，口苦咽干、默默不欲饮食，此时寒热之证为外邪侵袭，湿热熏蒸，邪正相争。可选用小柴胡汤加味，用小柴胡汤扶正祛邪，酌加忍冬藤、蒲公英、薏苡仁、车前草、萹蓄、瞿麦、石韦、焦栀子、黄柏等清热利尿通淋。

5.复发性口疮治验

傅老精于医理，治验颇丰，对复发性口疮的辨证治疗有其独特之处，善从滋养脾阴兼顾肾阴或兼清热利湿入手，疗效甚佳。

（1）虚火为患，脾阴本亏

口疮之证多为实火上炎，熏灼口腔所致。复发性口疮为口疮临证中治疗较难者，其往往反复发作，顽固不愈，影响患者进食及言谈，但一般全身症状不十分明显。傅老认为，本病辨证的关键在于病史和局部特征，只有全面了解病史和分析局部表现，方可分清虚实、辨明脏腑。在病史方面，复发性口疮患者有多次发作口腔溃烂，服用各种清热泻火药物的病史，一般病程较长，常因劳累、忧思、进食辛燥食物而发作。局部表现为虚火之象，多见红肿疼痛，但非漫肿无边，比较局限于溃烂周围，不如实证明显；病痛多在进食或言语时加重，没有实热火证中那种焮热灼痛感，一般能忍受；溃疡大小不等，溃点数量较少而分散，且多发于口腔前半部，此皆由虚火上炎，灼伤口腔所致。虚实之别，施治迥异。

虚火由生，病本在脾。五脏之中，脾运精微，化生营阴，脏腑百骸赖以生养。脾窍在口，其荣在唇，口腔之病应先责之于脾。脾阴亏损，则虚火上炎，故口腔溃疡反复发生。傅老指出，形成脾阴亏损的常见原因有：①人之躯体，禀受父母，体质有阴阳盛衰差异。复发性口疮患者多见于脾阴素亏之人。②长期食少纳差者，阴液来源减少。③劳倦思虑过度，暗耗阴血，而生脾阴不足。④喜食辛辣食物，燥热伤阴。脾阴不足，除见口疮反复发作外，还可兼见纳差，皮肤干燥，倦怠无力，口干，便秘或大便稀溏，舌红无苔或舌中心苔少，脉细数。

总之，复发性口疮病本在脾，脾阴亏损，虚火上炎，熏灼口腔是其基本病机。

（2）细辨兼症，治主甘润

临证每多遇虚实夹杂，寒热相兼，脏腑同病者，故诊病必须抓住病之本质，同时细辨兼症，则效方显。傅老指出，复发性口疮最易兼见湿热熏蒸为患者，此时多为急性发作，病呈加重之势。盖脾为中土，主运化水谷，喜燥恶湿，湿邪最易困阻中焦。脾之阴亏，运化失职，水谷不化，内湿蕴生，久郁化热，湿热熏蒸，加重虚火之势，故发口腔溃烂。且湿为阴邪，缠绵难去，与热为患，如油入面，这亦为口疮顽固不瘥之因，日久溃疡愈发愈重，愈发愈频，可见口疮溃点数目较多，或融合成片，疮周红肿明显，边缘隆起，溃面较大，表面多有黄白色渗出物，疼痛明显，谈话及进餐则疼痛尤甚，口干不渴，大便秘结或稀溏，舌苔厚腻，或黄或白，脉濡数。

肾为先天，脾为后天，脾肾两脏息息相关。脾气健旺，水谷精微充足，不断滋养于肾，则肾中精气盈满。脾阴亏损，精血匮乏，日久必伤及肾，肾之阴液无以滋养，则肾阴亦亏。脾肾阴液俱损，则虚火日甚，口疮发作频繁，疮面焮赤，兼见头晕、耳鸣、舌燥咽痛、腰软无力、舌红少苔有裂纹、脉细数无力。

脾阴亏虚，当施以甘淡濡润。滋养脾阴，所选药物须质地濡润，生津化液，补而不燥，滋而不腻，守中化阴，不碍升运，至为合适。傅老常用的一组药物为山药、石斛、藿香、谷芽等。山药为滋养性平补脾胃药，其性甘淡，润而多滋，善养脾阴，为滋养脾阴之要药；石斛甘淡微寒，除热养阴，与山药配伍，可增强其养脾之功；谷芽健胃消食，助脾之运化；藿香芳香醒脾而不温燥，与以上三味药物合用，补而不滋，辛而不燥，合脾喜燥恶湿之性。诸药相配，俾脾阴得养，而无呆滞脾胃之弊。兼湿热内蕴者，常选加焦黄柏、黄连、黄芩、山栀子、白术、荷叶、冬瓜仁、薏苡仁、车前子、车前草等，以增加清热化湿或淡渗利湿之功。脾阴亏虚，湿热内蕴，易致气机阻滞，出现脘腹胀满、纳呆等症，而养阴之品也易致气机呆滞，故傅老在组方中常配伍芳化行气之品，如香橼片、佛手片、陈皮等。傅老指出，在养阴之中，佐一至两味行气药很重要，养阴药物守中不走，行气药物则走而不守，动静结合，阴液能生但仍然保持气机通畅，而无气机阻滞之虑。兼肾阴亏损者，常选加枸杞子、旱莲草、女贞子、莲子等；虚火尤甚者再加地骨皮直泻虚火，并加重滋阴养脾之味，如麦冬、玉竹、玄参等。强调补阴须配以生津，常用葛根。避免使用参类药物，以防虚火益升。

（3）病例举证，遣药精当

段某，女，60岁。患复发性口疮10余年，发作间歇长短不一，短者1个月，曾服用维生素等西药及清热泻火中药，口疮时作时止。此次因劳累发病1周，症见下唇内侧及舌尖分别有一米粒大小溃点，周围红赤肿胀，进食则疼痛，表面覆盖灰白色假膜，兼脘胁隐痛、纳差、嗳气、大便稀溏日3～4次，小便深黄呈茶色样，舌红苔薄少，脉细数。

辨证：脾阴亏虚，兼湿热内蕴。

治法：滋养脾阴，淡渗利湿法。

处方：

山药 24g	薏苡仁 24g	冬瓜仁 24g	谷芽 24g
藿香 9g	木香 9g	山楂炭 9g	石斛 15g
香橼 15g	车前草 15g	黄连 6g	

每日 1 剂，水煎服。服 4 剂后，溃烂局限，红肿减轻，疼痛不甚，嗳气消失，大便次数减少，小便淡黄。又诊嘱再进 2 剂，溃疡愈合，肿痛消失，大便日一次，舌脉正常。用上方加麦冬 12g，枸杞子 15g，续进 10 剂，以巩固疗效。随访半年，口疮未复发。

按： 本案口疮反复发作 10 余年，此次因劳累而作，属脾阴亏虚，虚火上炎。但又见红肿较甚，溃疡表面覆以灰白色假膜，嗳气，脘胁隐痛，大便稀溏，小便色黄，属湿热内蕴之象。故在一组滋养脾阴药物之中，配以冬瓜仁、薏苡仁、车前草淡渗利湿，配一味黄连清热燥湿，并配木香、香橼、楂炭行气化食。诸药合用，阴液得生，虚火受折；淡渗利湿，湿热之邪从小便而去，则溃烂愈合，诸症全除。又患者年已六十花甲，肾气渐衰，故用原方加枸杞子、麦冬以固本善后。

6. 巴特综合征治验

巴特综合征（Bartter 综合征）系常染色体显性遗传性疾病，主要由遗传性慢性失钠肾小管病变引起。其病理特点为肾小球旁细胞异常增生，肾素分泌增加，从而导致低血钾、碱中毒、血浆肾素活性及血管紧张素升高，继发性醛固酮增多，但血压正常或偏低。主要表现为烦渴多饮多尿，呕吐，纳差，便秘，疲乏无力，甚至瘫痪，体重下降，血压正常或偏低，但无水肿。本病在临床较为少见，多发于青少年或幼年。现代医学对本病尚无特殊治疗方法，只限于对症处理。从其烦渴、多饮、多尿之主症来辨，当属中医"消渴"范畴。《诸病源候论·消渴病诸候》谓："夫消渴者，渴不止，小便多是也。"《灵枢·五变》中说："五脏皆柔弱者，善病消瘅。"中医所谓的"消渴病"包括现代医学的多种疾病，如糖尿病、尿崩症、原发性醛固酮增多症等。本综合征的消渴病机与最常见的消渴症——糖尿病既有相似之处，又有区别。本综合征仍然具备阴虚特征，但因其发病为先天不足，故而阴虚之时亦有气虚表现，即发病之初便为气阴两伤，以阴伤为主。首当责之于脾、肾、肝。糖尿病之消渴发病之时多以阴亏为甚，日久方才出现阴伤及气现象，病在肺、胃、肾，本综合征烦渴多尿而纳差不食，糖尿病则烦渴多尿而多食易饥。其治，本综合征在于调补中焦，顾及下焦肝肾，益气、养阴同时并举，但切不可因益气而用甘温之品重伤其阴，养阴也不可用滋腻之味呆滞中土，阻碍运化，用药当精心斟酌。

王某，女，21岁。1984年11月21日初诊。患者于2年前工作劳累后发病，先后出现乏力，口渴多饮，日饮水约6000mL，呕吐，纳差，心悸，多尿，日尿量2500mL，大便无力，甚则四肢乏软，不能行走，在北京某医院检查确诊为"巴特综合征"，服用氯化钾、安体舒通、消炎痛及中药，症状无明显改善，血清钾较低，专程来请傅老诊治。初诊时口渴多饮，日饮水约6000mL，喜冷饮和咸味之品，小便量多，日尿量约3000mL，纳差，腹胀，乏力，心悸，行走后尤甚，头晕，时时发热，心虚胆怯，失眠，大便无力，5~6天一次，便后更加乏力。望其形体消瘦，面色苍白，舌红苔薄白乏津。闻其语声低小。切其脉细数无力。血清钾2.46mmol/L。

辨证：肝脾肾俱虚偏阴虚。

治法：养阴健脾，调补肝肾。

处方：

太子参24g	山药24g	夜交藤24g	珍珠母24g
谷芽24g	当归15g	白芍15g	枸杞子15g
石斛15g	茯苓12g	京半夏陈皮10g	香附9g
藏青果6g	甘草6g		

日1剂，水煎服3剂。

二诊：食欲增加，精神好转，大便稍有力，头晕于午后减轻，余症仍存。守原方加重当归、白芍用量至各24g，再进4剂。

三诊：夜寐转佳，食欲再增，头晕缓解。心悸减轻，小便量有所减少，舌红苔薄白欠润，脉细数较前有力。仍用上方，加重太子参至30g，4剂。

四诊：大便能解，饮水正常，小便量再减少且色黄，四肢微微肿胀，晨起眼睑轻微浮肿，午后可减轻，舌红苔薄白，脉细数稍有力。复查血清钾4.8mmol/L，血钠148mmol/L，血氯109mmol/L。上方易茯苓为茯苓皮20g，加藿香9g，6剂。

五诊:浮肿有所消退,2年来大便无力现象消除,舌正红苔薄润,脉细有力。用上方加重茯苓皮为24g,加重枸杞子为20g,减藏青果为5g,加玉竹20g,6剂。

六诊:浮肿退,口渴止,食欲佳,精神好,面色红润,大小便正常,舌正红苔薄白润,脉细有力。带原方续服,以巩固疗效。

按:本例患者素体瘦弱,禀赋不足,复因劳累致病。劳倦内伤,脾胃受损,纳运失调,升降失司,日久则精血化生不足,累及下焦,肝肾失养,终成肝脾肾俱虚偏阴虚之证。故拟养阴健脾,调补肝肾之法。用归芍六君煎为基础方加减变化。方中太子参、山药、茯苓、京半夏、陈皮、石斛、玉竹、谷芽、甘草补气以健脾气,养阴以滋脾阴,使气阴得补,脾胃健运;当归、白芍、枸杞子、香附、夜交藤、珍珠母养血疏肝,补肾益精。虽病及脾、肾、肝,但重在调养中焦,盖中焦脾胃乃后天之本,俾后天谷气充健,则精血化生有源,肝肾自得养矣。傅老在选方用药上考虑甚为精当,用其法而不用其方,仅参照归芍六君煎组方法度,根据本例病证,没有选用党参、白术,而用太子参、山药,并加用谷芽、石斛、玉竹等,使整个处方甘寒濡养,甚投病机,故效如桴鼓。在用药剂量上也是循序渐进,如当归、白芍、枸杞子、太子参等的用量均是由轻到重,而非一味骤补,用心良苦,则效验非凡。

7. 舌部血管瘤治验

傅老擅长内科杂病,对他科疑难病症亦具有独到之处,现将傅老治疗舌部血管瘤经验简介如下。

血管瘤,国内外文献均谓是先天性良性肿瘤。多于出生或出生后不久发生,成人发病极少。轻者损毁外貌,重者甚至影响某些器官的正常功能。血管瘤系血管扩张而成,一般呈海绵状、葡萄状或红色、蓝色的小痣。中医学无舌部血管瘤这一病名,但与古典医籍中的"舌瘰""舌菌""舌疔""舌痔""舌核""紫胀舌"等描述有相似之处。《丹溪心法》云:"舌痔……初起如豆;次则如菌,头大蒂小,其色红紫……若失治则掀肿突起如泛莲或如大木耳,或如鸡冠,将妨碍言语饮食。"余师愚云:"舌上发疔,或红或紫,大如马乳,小如樱桃,三五不等。"《外科证治全书》云:"舌核,舌上生核,强硬作痛。"又云:"紫胀舌,舌肿,色如猪肝,胀塞满口,坚硬疼痛,不能转动,粥药不入。"现代医学治疗

多以 ^{32} 磷或 ^{90} 锶外贴，或冷冻疗法，或用硬化剂5%鱼肝油酸钠溶液注入瘤组织内，或用电解、电凝、X线，甚至手术切除等法。傅老用中医中药辨证施治一例取得满意疗效。

钟某，男，40岁，已婚。患者于1978年5月10日，发现舌面长小红点，逐渐长大，感舌体活动受限、发硬，进食、吞咽、语言均感障碍不适。到××医学院检查舌面两侧黏膜下有三个如蚕豆大小紫蓝色的包块隆起，指压颜色恢复快，穿刺为鲜红色血液，诊为"舌部血管瘤"。患者不愿手术治疗，故来我院就诊治疗。见心烦、夜间难眠、面赤、鼻塞、口渴、口苦、咽痛、喉痒、溲黄、便干、舌尖红绛，苔黄燥，脉弦细有力，舌体肿胀热痛，舌面突起处色紫暗。

西医诊断：舌部血管瘤。

中医辨证：心经热毒炽盛，气滞血瘀。

治法：泻火解毒，凉血化瘀。

方剂：三花导赤散加减。

处方：

金银花31g	夏枯草31g	菊花31g	黄连6g
红花15g	生地黄15g	木通15g	赤芍12g
玄参15g	牡蛎24g	夜交藤24g	麦冬12g
桔梗9g	牡丹皮9g	枳壳9g	生甘草9g

每日1剂，水煎服。服上方10剂后，舌质包块渐软有所缩小，鼻塞、咽痛、喉痒愈、夜间难眠减，面赤、心烦稍好，仍感舌体疼痛，口渴思饮，纳食尚可，小便黄，大便调，舌尖红，脉弦细。上方去金银花、菊花、枳壳、夜交藤、生甘草，加黄芩10g，焦栀子6g，竹叶心30g，改赤芍为15g，牡蛎为30g。服药10剂后，自觉症状进一步减轻。效不更方，加减再服药2月余，患者直觉症状全消，舌体润滑，活动自如，查舌体指压征（-），已扪不到包块。嘱患者再服6剂以巩固疗效。

按：傅老认为："本病以阴虚阳亢人易患，平素好食辛辣炙煿温补之品，或情志不舒，六气内郁，郁而化火，火盛炎上，致使心经热毒炽盛，气滞血瘀变生舌体肿胀生瘤，坚硬疼痛。"《辨舌指南》云："凡舌起瘰而凸者……气盛则凸……水不济火，热毒炽盛。古人多用泻火解毒、凉血、活血化瘀为治则。"傅老拟以三花导赤散加减正切此意，方中导赤散加黄连、黄芩、焦栀、菊花、金银花、竹叶心、生甘草以泻心火解热毒；枳壳、红花、牡丹皮、赤芍以凉血化瘀；牡蛎、夏枯草软坚散结；桔梗、木通一升一降，桔梗载诸药上行直捣病所，木通泻心经火热毒邪从小便而解，由于热毒火邪耗阴液，故加玄参、麦冬等以填补所耗之阴津，以防炉烟复。辨证准确，方药投证，病告痊愈。

8. 皮肌炎治验

皮肌炎主要是侵犯皮肤和肌肉，属于结缔组织疾病范围。本病病因尚不清楚。近年来，由于免疫学的进展，一般认为皮肌炎是一种自体免疫性疾病。临床表现以肌肉无力、疼痛、触痛、萎缩，皮肤出现水肿性淡红色斑片及皮疹，疹子上附鳞屑，皮肤干燥、瘙痒、色素沉着以及全身不规则发热，体重减轻等为主要症状。据文献报告，皮肌炎常并发恶性肿瘤和感染。皮肌炎的诊断除上述表现外，作 24 小时尿肌酸测定和皮肤肌肉活组织检查对确诊有重要的价值。皮肌炎的治疗尚无有效疗法。现代医学治疗本病主要采用对症支持以及使用肾上腺皮质激素，嘌呤代谢拮抗药可获一定缓解作用，治愈率较低。目前，据国内文献报告，大多采用中西医结合治疗并获得了一定疗效。而单纯应用中医药治疗本病报告较少。傅老曾按中医辨证施治，以养阴清热，活血化瘀之治法，治愈一例确诊为典型皮肌炎患者，已随访了一年多未见复发。

袁某，男，34 岁，贵州安顺市某厂工人。入院日期 1975 年 8 月 27 日，住院号 18664。主诉：全身无力，四肢肌肉疼痛、萎缩，皮肤瘙痒、起疹子，面部发黑，反复低烧 2 年余，加重 2 个月。患者于 1973 年 11 月开始自觉身软无力，睡眠差，有时低烧，皮肤发痒，肌肉疼痛，走路不灵活。当时在某院就诊，疑为风湿性关节炎，给予抗风湿治疗，服西药数月未见好转。1974 年 5 月，又发现四肢及面部皮肤发黑，四肢肌肉萎缩，肌肉疼痛，触痛更明显，双下肢无力，行走困难，蹲下起不来，双手无力，不能拿东西，四肢及肩部出现很多淡红色疹子，皮肤瘙痒难忍，后到贵阳医学院就诊，并做了全面检查。经作 24 小时尿肌酸测定和皮肤活组织检查后确诊为皮肌炎。并给予强的松、油剂青霉素、环磷酰胺和丙酸睾丸酮等治疗数月，自觉稍有缓解。1975 年 3 月上述症状再次加重，皮肤瘙痒更剧，肌肉疼痛难忍，全身无力，活动困难。即由当地医院介绍前来我院服中药治疗，收入住院。

患者既住身体健康，系转业军人。无烟酒嗜好，喜吃辛辣之品。平时大便干结、小便黄。

查体：体温 37.2℃，脉搏 80 次/分。脉细略数有涩象，呼吸 20 次/分，血压 118/60mmHg。形体消瘦，慢性病容，神清合作，行走困难，全身皮肤有棕黑色色素沉着，尤以面部较明显，四肢及胸背均有淡红色皮疹如米大小，表面附细小鳞屑，边界明显，压之退色，四肢肌肉萎缩，尤以近端较突出，有触痛，皮肤干燥弹性差，眼耳鼻检查无异常，咽部中度充血，扁桃体不肿大，舌质红，苔光剥呈花舌，少津，甲状腺不肿大，气管居中，胸廓对称。双肺检查未见异常。心界不大，心尖区可闻Ⅱ级收缩期杂音及第三心音，心律齐。腹软，肝脾未扪及。脊柱无畸形，双膝反射迟钝，其他未引出病理反射。全身浅表淋巴结不肿大。化验及其他检查：三大常规正常，胸透双肺纹理增多。

西医诊断：皮肌炎。

中医辨证：阴虚内热，气滞血瘀。

治法：养阴清热，活血祛瘀，兼顾脾肾。

处方：

生地黄 15g	玄参 12g	麦冬 9g	牡丹皮 9g
黄柏 9g	赤芍 9g	白芍 9g	女贞子 9g
墨旱莲 9g	茯苓 9g	丹参 24g	红花 3g
姜黄 9g	鸡血藤 24g	甘草 6g	

上方共服一月余，自觉肌肉疼痛减轻，体力有一定恢复。皮肤仍瘙痒，睡眠仍差。但皮肤无新疹出现。调整处方如下：

生地黄 15g	玄参 15g	麦冬 15g	牡丹皮 15g
赤芍 15g	白芍 15g	丹参 24g	鸡血藤 24g
姜黄 9g	黄柏 9g	红花 3g	地肤子 31g
忍冬藤 24g	薏苡仁 24g		

另加用外洗中药：

| 蛇床子 31g | 苦参 62g | 芒硝 12g | 白矾 31g |
| 地肤子 31g | 千里光 31g | | |

用以上方法治疗共 2 月余，查体见皮肤逐渐变润泽，色素沉着及皮疹明显减退。仅双肩还有散在皮疹。患者自觉皮肤瘙痒明显好转。肌肉仅在做较剧烈活动时感轻微疼痛。体重增加。为进一步巩固疗效，又再在原方中加制首乌 31g，黄精 31g，玉竹 31g，继续治疗。

患者共住院治疗 7 月余，查体：外观无特殊。自觉无特殊不适。体重由入院时 48 公斤增加至 52 公斤。体温正常。于 1976 年 4 月 10 日基本痊愈出院。并带原方出院继续巩固治疗。现已随访 3 年余，病情无复发，早已恢复全劳力。

按：中医学对皮肌炎的认识并无明显的文献根据。但从本病证分析，可属痹证之列，较符合中医文献中的"肌痹"。病因病机可归纳为正虚（血虚、气虚）复感风、寒、湿之邪而致。如《内经》说："正气内存，邪不可干。"由于正虚，外邪乘虚而入，风、寒、湿之邪侵及机体，正气更损，并影响气血运行，导致气滞血瘀，血脉不通，瘀滞于肌肤，故肌肉疼痛，皮肤色素沉着，风湿之邪郁久不解，化热伤阴产生阴虚内热诸证。血虚则肌肤失养致肌肉萎缩；血虚生燥生风故致皮肤瘙痒、干燥等症。综上所述"审证求因"，本例主要为本虚（血虚）表实之证，再因久病不愈必损及脾肾。根据治病必求其本的原则，故以养阴清热，活血化瘀兼顾脾肾之治法，切中病机。

9. 久痢治验

（1）慢性细菌性痢疾案

唐某，男，38 岁，炉霍县干部。

初诊：于 1976 年饮食不慎续发痢疾，经治好转，随后每因饮食不节而诱发腹泻，时作时止。久治不愈，于 1978 年 10 月 28 日在我院门诊治疗。现腹泻，日 2～3 次，大便色黄带涕样黏液，腹隐痛，肠鸣，脘腹胀满，失眠多梦，口苦，腰胀痛，饮食尚好，小便正常，舌苔黄腻，舌质红、脉弦缓。大便镜检：白细胞（＋），查见有脓球及吞噬细胞。

西医诊断：慢性细菌性痢疾。

中医诊断：休息痢。

辨证：湿热阻滞中焦，升降失调

治法：清热解毒除湿，升清降浊。

处方：

| 黄连 3g | 黄芩 12g | 葛根 12g | 广木香 6g |
| 白头翁 24g | 苍术 9g | 厚朴 12g | 谷芽 24g |

4 剂。

二诊：大便稀溏日 1～2 次，肠鸣，腰微痛，失眠，口苦，舌苔白腻，舌质红，脉弦缓。仍宗前法，上方加茵陈 9g，泽泻 9g。4 剂。

三诊：大便日 1～2 次，稍成形，余证同前，仍宗前法。

苍术 9g	厚朴 12g	白术 12g	黄芩 12g
黄连 3g	白头翁 24g	广木香 3g	茵陈 9g
泽泻 9g	枳实 9g	谷芽 24g	建曲 9g

4 剂。

四诊：大便稀溏日 1～2 次，上腹胀满，仍失眠多梦，舌苔略厚腻微黄，舌质红，脉弦缓。大便镜检：白细胞少许，未见原虫，查见未消化食物残渣。

苍术 9g	黄芩 9g	黄连 3g	厚朴 9g
白头翁 24g	广木香 6g	葛根 12g	谷芽 24g
建曲 12g			

4 剂。

五诊：脘腹胀满减轻，大便日 1 次，成形，舌苔微黄腻，舌质红，脉缓。大便镜检：白细胞少许。大便细菌培养连续 3 次，未分离出致病菌。

上方加山药 15g，夜交藤 30g。

6 剂。

六诊：诸证均愈，仅失眠多梦，大便细菌培养 2 次，未分离出致病菌，舌苔根部微黄腻，舌质红。

苍术 4.5g	黄芩 9g	黄连 3g	厚朴 9g
白头翁 24g	广木香 6g	葛根 12g	山药 15g
夜交藤 31g	谷芽 24g	建曲 12g	

七诊：余无异常，仅失眠多梦，舌苔根部微黄腻，舌质红润，脉弦缓，病员返回单位索方长期服用，以巩固疗效。

处方一：

山药 15g	白术 9g	厚朴 9g	白头翁 31g
黄连 3g	广木香 4.5g	薏苡仁 24g	竹茹 9g
谷芽 24g	灯草 1.5g		

10 剂，煎服。

处方二：

太子参 120g	山药 120g	白术 60g	朱茯神 60g
甘草 18g	陈皮 30g	厚朴 31g	葛根 31g
黄连 15g	白头翁 120g	夜交藤 120g	谷芽 60g
木香 15g	榔片 15g	朱麦冬 60g	

上药分别研为细末，炼蜜为丸，每丸 6g，日服 3 次，每次 1 丸，汤剂服 10 剂后服丸药。

（2）慢性阿米巴痢疾案

夏某，女，37 岁，护士。

初诊：腹泻，偶有血便、腹痛，反复发作 10 余年。作乙状结肠镜检发现：肠腔有多个小溃疡。大便镜检：发现溶组织阿米巴包囊。诊为"慢性阿米巴痢疾"。曾住院治疗两次，服依米丁 2 个疗程，卡巴砷 3 个疗程无效。故来我院门诊治疗，现症腹痛、腹泻日数次，偶有血便、腹胀，形体消瘦，舌苔薄白，舌质淡红，脉弦滑。

西医诊断：慢性阿米巴痢疾。

中医诊断：休息痢。

辩证：脾虚失运，湿热蕴结肠道。

治法：健脾益气化湿，佐以清热解毒导滞。

处方：

太子参 24g	山药 24g	白术 9g	茯苓 12g
谷芽 24g	白头翁 31g	厚朴 9g	苍术 9g
薏苡仁 15g			

二诊：服药 20 余剂，腹胀、腹痛、腹泻症状减轻，大便镜检连续 2 次均为阴性，舌苔薄白，脉弦滑。仍宗前法。上方加黄连 3g。

于 1978 年 11 月随访患者疗效巩固，至今未有复发。

按：痢疾，《素问》称"肠澼"，《金匮》称"下利"，宋以前方书称"滞下"，后世通称"痢疾"，又以病情较久称"久痢"，或时愈时发则称"休息痢"。慢性菌痢、慢性阿米巴痢疾系在医学"久痢"或"休息痢"，病因多为急性痢疾治不及时，或病邪未尽，使用收涩补剂过早，或病后饮食不节，复感于邪。病机为湿热毒邪蕴伏肠间，迁延日久，损伤脾胃，进而伤肾，正虚邪恋而成。本病治疗在中西医皆为棘手。治不恰当常导致缠绵难愈或泻痢无度。傅老认为本病常为正虚邪恋，虚实夹杂之证，或祛邪以安正，但祛邪而勿伤正。用药不可见其久泻而过用温燥固涩之品，见其湿热而过用苦寒淡渗之剂。认证既准，必须守方，方可获效，待愈后仍须继续服药，巩固疗效，以免功亏一篑。例如慢性菌痢案为正虚邪恋，但目前阶段以湿热蕴结肠间，升降失调为其主要矛盾，脾胃虚弱为次，故首先治以清热解毒化湿，佐以健脾之法，以葛根芩连汤合白头翁汤化裁，守服 18 剂。症状消失，大便镜检阴性。大便培养持续 5 次为阴性，为恐除恶未尽，余波再起，加之失眠多梦，最后治以健脾益气，佐以清热化湿，养心安神而善后。

慢性阿米巴痢疾案病程日久，形体消瘦，以脾胃虚弱为主，兼除湿热蕴结，故治以健脾益气，佐以清热化湿导滞之法，方以四君子汤加白头翁、黄连、槟榔片等。守服 30 余剂而告愈。可见本病虽同有慢性腹泻之证。但有虚实主次不同，通过中医辨证施治，使久年痼疾根除。

10. 瘀斑治验

高某，男，64 岁，工人。

初诊：患者双手足掌内侧皮肤紫黑如茄子皮色，上肢肘关节以下发麻，下肢肿胀十余年。经检查诊断不明。患者自购牛黄解毒片及滋阴潜阳药常服无效，致使其精神痛苦。患者于 1978 年 3 月 21 日来我院门诊治疗。现证双手足掌内侧皮肤紫黑如茄子皮色，边界清楚，无红、肿、痛、痒、脱屑，上肢肘关节以下发麻，下肢肿胀感，头昏，心悸，心烦易怒，口苦，形体消瘦，大便干燥，唯睡眠，饮食尚好，舌质边尖红，苔黄腻，脉弦有力。

辨证：肝郁脾虚，湿热痹阻经络。

治法：疏肝健脾，清热化湿，祛瘀通络。

处方：

牡丹皮 9g	栀子 9g	柴胡 5g	白芍 12g
山药 15g	莲子 24g	厚朴 9g	土茯苓 15g
丹参 15g	忍冬藤 31g	黄连 3g	甘草 3g

6 剂。

二诊：头昏减，但胃脘不适，胃纳减少，困倦，余证同前。仍宗前法，减黄连为 1.5g，加豆卷 24g，冬瓜仁 24g。12 剂。

三诊：头昏、易怒、口苦、困倦、心悸诸症均减，胃纳正常，舌苔黄腻渐化，脉象弦滑数。

焦栀 9g	牡丹皮 9g	白芍 15g	淮山药 24g
土茯苓 15g	莲子 24g	糯米草 24g	豆卷 24g
黄连 3g	丹参 15g	忍冬藤 31g	甘草 6g

4 剂。

四诊：手足掌内侧瘀斑渐消，颜色变浅，上肢麻木未减，舌质略红，苔微黄腻，脉弦滑略数。

焦栀 9g	牡丹皮 9g	丹参 15g	白芍 15g
土茯苓 15g	山药 24g	珍珠母 24g	菊花 9g
枸杞子 9g	莲子 24g	墨旱莲 15g	女贞子 15g
生地黄 12g	豆卷 24g	糯米草 31g	甘草 3g

五诊：因病员忙于工作未来复诊，将上方服 50 剂，头昏、心烦、易怒、口苦、心悸、下肢肿胀等症消失，手掌瘀斑完全消失如常色，足掌瘀斑消退为红色，舌质淡红，苔薄白而润，脉弦缓。仅手指尖微有麻木感。此乃湿热已退，瘀去络通，但阴血虚损未有全复，故滋补肝肾以善后。

处方：

焦栀子 9g	牡丹皮 9g	丹参 15g	白芍 15g
土茯苓 15g	山药 24g	珍珠母 24g	菊花 9g
枸杞子 15g	莲子 24g	墨旱莲 31g	女贞子 15g
生地黄 24g	鸡血藤 15g	豆卷 24g	糯米草 31g
甘草 6g			

10 剂。

按：本病为肝郁化热，耗伤阴血，脾虚湿郁化热，湿热痹阻经络，血脉瘀滞所致。肝郁化热，故头昏，心烦，易怒，口苦；阴血虚损不能濡养心肝，故心悸，肢麻；脾虚则气血化源不足，肌肉失养，故形体消瘦，脾虚失运，湿郁化热，湿热痹阻经络，血脉瘀滞，故下肢肿胀，手足掌瘀斑。治疗先以疏肝清热，健脾化湿，佐以祛瘀通络之法，方以丹栀逍遥散去当归、白术、薄荷温散之品，加山药、莲子、厚朴、土茯苓、豆卷、冬瓜仁、黄连、忍冬藤、丹参之健脾化湿祛瘀通络之剂，待湿去热清，续以滋补肝肾，佐以祛瘀通络之法，守服数十剂而痊愈。

11. 癫痫治验

蔡某，女，51 岁，工人，门诊号 0097159。

初诊：1977 年 7 月 28 日（由爱人及其女抬送来就诊及代诉）。

患者因家务问题长期未能解决，积忧久郁，渐致夜不能眠，时而喃喃独语，时而耳闻咒骂声，目视怪异象。1975 年 6 月 6 日突然发病，两目直视，舌强难言，肢端僵直，二便失禁，次日神识如常。此后 1976 年 1 月、11 月均各类似发病两次。1977 年 2 月 26 日经川医神经科检查诊断为：意识运动性癫痫。做脑电图（脑电图号 12011）示重度异常，病后曾经本市多处医院诊治，服中西药及针灸治疗近百余日病情未能控制，近两个月来病发次数转频，发后昏睡数日，醒后神识恍惚，现生活不能自理，手足颤抖，坐立艰难，喉有痰声，舌蹇颇甚，大便结燥，精神抑郁，表情淡漠，语无伦次，面色青黄，舌尖质红，有瘀点，舌苔薄黄腻，脉弦滑数。

诊断：痫证。

辨证：肝郁痰滞化热上扰心神。

治法：疏肝解郁，清热豁痰。

方剂：丹栀逍遥散合温胆汤加减。

处方：

胆南星 6g	法半夏 9g	陈皮 9g	茯苓 12g
甘草 4.5g	竹茹 24g	焦栀子 12g	牡丹皮 12g
当归 12g	白芍 6g	柴胡 6g	白术 9g

| 薄荷 9g | 香附 9g | 佩兰 9g |

服 4 剂后加天竺黄 6g，改柴胡为 4.5g。

二诊：1977 年 8 月 16 日，上方服 12 剂后，神志仍欠清楚，舌强，喉中痰鸣，目赤，舌质红，舌苔黄腻，舌有瘀点，脉弦滑数。证属痰热偏重，继上法调整处方兼用郁金枯矾散入青果糕以开郁化痰养阴清热。

天竺黄 6g	胆南星 6g	京半夏 12g	陈皮 12g
竹茹 12g	茯苓 15g	枳实 9g	黄连 3g
白芍 9g	柴胡 9g	太子参 21g	香附 9g

另处方：鲜青果两斤打碎浓煎取汁加蜂蜜四两为膏，郁金 24g，枯矾 24g，均研细末加入青果膏内混匀，每服 20mL，每日 2 次。

三诊：1977 年 8 月 30 日，上方汤剂只服 6 剂，主要用青果膏，神志较前清楚，能回答问题，痰减少，手颤抖减轻，但舌仍强，步履不稳，记忆力差，大便结燥，舌质红减，舌苔黄腻较前减轻。脉弦滑（右弦明显）重按乏力，继服 8 月 16 日处方加当归 9g，山药 15g，以养肝脾。

四诊：1977 年 9 月 13 日，上方服 6 剂后，发"癫痫"两次，但症状减轻，现痰多，舌强，手颤，神倦，盗汗，潮热，大便结燥，舌尖质红，舌苔黄微腻，右脉弦细滑数，治宜开郁涤痰，镇逆养阴。

首乌藤 24g	珍珠母 24g	蒺藜 12g	女贞子 24g
墨旱莲 15g	山药 16g	半夏曲 9g	陈皮 6g
茯苓 9g	甘草 4.5g	北沙参 21g	天竺黄 6g
当归 15g	白芍 15g	柴胡 4.5g	

本方服 6 剂后，加香附 12g，竹茹 12g，改柴胡为银柴胡 9g，当归 24g，白芍 24g。

五诊：1977 年 10 月 13 日，上方服 6 剂后又发"癫痫"，但发后昏睡时间只有半天即醒，醒后一切如常，无盗汗，舌质红，舌苔薄黄，脉弦滑数乏力。继以疏肝化痰，镇逆安神。

焦栀子 9g	牡丹皮 9g	当归 15g	丹参 15g
赤芍 12g	白芍 12g	银柴胡 9g	茯苓 12g
香附 9g	佩兰 9g	京半夏 9g	陈皮 9g

| 天竺黄 9g | 朱砂拌麦冬 12g | 首乌藤 12g | 蒺藜 25g |
| 甘草 6g | 珍珠母 21g | | |

六诊：1977 年 11 月 1 日，服上方后已半月未发"癫痫"，神志清楚，精神好转，痰少，手微抖，饮食二便正常，已能从事轻微家务劳动。舌质红，乏津，舌苔两侧微黄腻。脉弦细略滑，继上方加山药 24g，太子参 24g。

七诊：1977 年 11 月 22 日，患者 1 个月来只发"癫痫"一次，但发作时症状减轻，纳少，痰少，神倦，舌尖质红，舌苔黄腻，中有裂纹，脉弦滑。予调理肝脾。

太子参 24g	山药 15g	茯苓 12g	甘草 4.5g
陈皮 9g	藿香 4.5g	苏梗 4.5g	柴胡 6g
京半夏 9g	黄芩 9g	谷芽 24g	车前草 15g

八诊：1978 年 4 月 8 日，4 个多月来发"癫痫"两次，为时仅半天即恢复正常，今四肢不自主颤动，眼花、眠差、痰多、舌强、大便结燥，舌苔薄，中有裂纹，乏津，脉弦细，予以调养肝脾。

太子参 24g	山药 24g	茯苓 12g	陈皮 9g
京半夏 9g	甘草 4.5g	白芍 24g	首乌藤 24g
鸡血藤 15g	谷芽 24g	香附 9g	玉竹 24g
糯米草 31g	莲子 34g	竹茹 12g	

九诊：1978 年 6 月 8 日，服上方后，患者于 5 月 21 日出现舌蹇，语言不清，约半天后好转，胸闷，自觉午后潮热，舌苔微黄腻，脉弦滑数。予以调理肝脾，开郁、涤痰、养阴、安神。

太子参 31g	山药 31g	茯苓 15g	甘草 4.5g
京半夏 12g	陈皮 12g	胆南星 6g	莲子 31g
糯米草 32g	竹茹 12g	青果 9g	郁金 9g
首乌藤 31g	谷芽 24g		

十诊：1978 年 9 月 23 日，舌强，手抖减轻，胃纳二便正常，舌尖质红，舌苔薄，脉弦有力。继上方去竹茹，加北沙参 24g。

十一诊：1979 年 2 月 26 日，已有 5 个月未发"癫痫"，痰多，有时舌强，大便结燥，胃纳欠佳，舌薄，脉弦。

继以养血疏肝，健脾涤痰，兼以益肾。

太子参 31g	丹参 12g	白芍 12g	柴胡 6g
京半夏 9g	陈皮 9g	茯苓 12g	甘草 6g
茺蔚子 15g	竹茹 12g	白术 12g	枸杞子 12g
香附 9g			

继服青果膏：鲜青果 3 斤，浓煎取汁加蜜半斤为膏。郁金 31g，枯矾 31g，均研细末加入膏内混均，每次 20mL，每日两次。

十二诊：1979 的 4 月 9 日，自诉喉中有痰才服用上方汤剂。一个多月来无不适，对一般家务劳动及生活完全能处理如常，精神及体力恢复，曾步行到苏坡桥十余里路来回无不适。舌质正常，舌苔微黄腻，脉略弦滑数较前有力。复查脑电图：无变化。继予养血疏肝健脾化痰兼以益肾。

上方加青果 9g，郁金 9g，改丹参为 15g，茺蔚子 24g。

按：《证治准绳·癫狂痫总论》曰："痫病发则昏不知人，眩仆倒地，不省高下，甚而瘛疭抽掣目上视，或口眼㖞斜，或作六畜之声。"《证治要诀》："癫狂由七情所郁，遂生痰涎迷塞心窍，不省人事，目瞪不瞬，妄言叫骂，甚者逾垣上屋，裸体打人。"《医家四要》云："痫症者，忽然昏倒无知，口噤牙闭，神昏吐涎，抽搐时之长短不等，而醒后起居饮食一似平人。古人虽听五声，分五脏……其实不越痰、火、惊三字范围。"

本医案患者由于思虑太过，所求不得，肝气被郁，损及心脾，气滞津聚，结而成痰，痰气上逆，神志迷蒙不能自主，故出现种种精神异常的证候。然患者自1972 年以来癫痫反复发作，正气渐衰，痰结不化，愈发愈频，致证情逐渐加重。傅老在临证时始终抓住了本虚标实主要矛盾，即痰、热、郁是其标，肝、脾、肾俱虚为其本，紧紧掌握住急则治标，缓则治本的法则，即病发时予以开郁、涤痰、清热、镇逆、安神。平时予以调理肝脾化痰开郁，最后以养血，健脾益肾治本而奏全功。

方中所服用鲜青果、枯矾、郁金之膏剂于《常见病验方研究参考资料》（中医研究院革命委员会编）癫痫章（210 页）亦有记载。通过对本医案治疗收到良好的疗效，值得推荐。

12. 胃、十二指肠溃疡治验

江某，男，丹棱县商业局干部。

患者于1958年起即常感上腹部疼痛，并曾呕血、便血，屡经治疗，病情一直无好转。1972年起疼痛加剧，同年3月20日在四川医学院行胃肠钡餐检查，报告为"胃小弯体上后溃疡，十二指肠球部溃疡"。此后，病情日趋增重，于同年11月3日来我院就诊。当时四诊所见：患者胃脘疼痛，痛引两胁，疼痛每于饭后2小时左右或饥饿时发作，进食后痛缓解，伴呃气冒酸，嘈杂不适，口干，眠差，大便干结，常数日一解。形体消瘦，舌苔薄白乏津，舌心苔少见红底，两脉弦数，无力，右脉尤显。化验检查：大便隐血强阳性。

诊断：胃、十二指肠溃疡。

辨证：肝胃不和，脾阴不足。

治法：疏肝和胃益脾。

处方：

白芍 15g	柴胡 6g	泡参 24g	山药 24g
茯苓 12g	京半夏 9g	陈皮 9g	木香 6g
谷芽 24g	金铃炭 12g	延胡索 12g	黄芩 12g
藿香梗 6g	甘草 4.5g		

嘱连续服用。

患者服上方50剂后，自觉症状完全消失，精神转佳，体重增加，大小便正常。于1973年3月28日来院复诊，视其舌苔薄润均匀，脉略弦乏力。查大便隐血为阴性，经我院放射科胃肠钡餐摄影复查，发现胃底小弯缘未见病灶，十二指脉球部显"△"形式，边界规则。仍本上方增减：

白芍 15g	柴胡 6g	红参 3g	泡参 12g
山药 24g	京半夏 9g	陈皮 9g	广木香 6g
谷芽 24g	延胡索 6g	黄芩 9g	香橼片 6g
甘草 4.5g			

嘱配4剂，共研细末，炼蜜为丸，每丸重三钱，每日早晚各服一丸，以资巩固疗效。

按：胃、十二指肠溃疡，系现代医学病名，究其临床表现，当属中医"胃脘痛"范畴。临床证型以肝气郁滞、肝气不和及脾胃虚寒为常见，阴虚者不多。但就个人临床所见，病程较长者，偏阴虚的亦并不鲜见。不过，资料完整者，仅此一例。本例患者病程长达十四年之久，长期来所服中药中以砂、蔻、姜等辛温香燥之品为主，故久而伤阴，出现口干，舌心苔少见底，苔心干结，脉右弦数乏力等阴津不足脉证，明代周慎斋所著《医家秘奥》一书中曾提到："右脉弦数无力，补中益气汤或补脾不足，四君子汤加山药以主之……数脉见于右则脾阴不足也。"又说："四君子补脾药也。得黄芪则补肺，得当归则补血，得山药则补脾阴。"再参患者在院外曾服过"益胃汤"之类滋养胃阴方药，疼痛反而加重，食欲更见下降，因而认为并非胃阴虚亏，实为脾阴不足，故选用四君子汤加山药，但又畏白术之温燥更实大便，反而加重大便干结症状，所以弃而不用。傅老在临床实践中强调，在治疗胃、十二指肠溃疡时，脾、胃、肝这三者都要全面照顾。特别是在某些情况下，肝的作用更显得重要。因肝喜条达，若肝气郁滞，则会横逆侮土，使病情加重，因而必须加以足够重视。在处方用药时，决不可只顾使用辛温香燥，行气耗气之品，而应采用疏肝、平肝、益脾、养胃的办法，才会收到应有的疗效。该例患者，除有脾阴不足之表现外，尚有痛引两胁，呃逆冒酸，嘈杂不适，脉弦等肝气郁滞，肝胃不和之脉证，因此处方时，选用了小柴胡汤、金铃子散及藿香梗、木香、谷芽等疏肝和胃而收到了满意的效果。

13. 蛛网膜下腔出血治验

傅老从 20 世纪 50 年代起就开展对中医急、重症的研究，对疑难重症治疗有独到之处。蛛网膜下腔出血，多系自发性颅底动脉环出血，患者突感剧烈头痛，并伴有呕吐，严重者迅即转入昏迷，若血肿压迫颅神经或脑半球，则可产生视力障碍，半身不遂，失语等症。脑脊液呈血性，压力增高，克匿格征阳性，视乳头水肿等主要特点。中医学则根据此病的临床表现，将其归属于"风阳头痛"范畴。而引起本病的原因很多，傅老曾经治疗一例辨证属于中医"肝火上逆"引起的患者，效果较好，介绍如下：

钟某，男，29 岁，供销社保管员。住院病历号 8938。

1967 年 2 月 12 日，突然剧烈头痛、呕吐，随即进入半昏迷状态而送来我院。病员于此次发病前完全健康，当天下午还参加"宣传队"活动如常人。午后突然起病，呼剧烈头痛，双手抱头，伴有喷射样呕吐五至六次，呕出物为黄色液体，随即转入半昏迷状态。

过去史：一直健壮，无流行病接触史。

病人处于半昏状态，两瞳孔等大，对光反射存在，颈略强直，克匿格征"阳性"。心肺（－），肝、脾肋下未扪及。腰椎穿刺：脑脊液呈淡血水样，均匀，压力增高。查血常规：白细胞 17.5×10^9/L，中性粒细胞 0.95，血压 128/80mmHg，脉搏 90 次 / 分，体温 38.5℃。

诊断依据：①起病急剧、头痛、呕吐，随即昏迷；②脑脊液呈淡血水样，压力增高；③克匿格征阳性；④体温升高。

根据以上各点诊断为蛛网膜下腔出血。采用镇静、镇痛、抗感染等治疗。两日后病情无好转。

2 月 14 日邀傅老会诊：病人呼剧烈头痛，烦躁不安，口干，口苦，不欲饮水，小便短赤，舌质红赤，脉弦数。

诊断：风阳头痛。

辨证：风热内炽，肝火上逆。

处方：

天麻 15g	菊花 15g	石决明 24g	生白芍 15g
焦栀子 15g	甘草 4.5g	僵蚕 9g	蔓荆子 9g
黄芩 12g	薄荷 9g	桑叶 9g	

按：此病属中医风热、肝火炽盛于内，盖肝经风热之邪内蕴，热极则化火生风，夹胆火上干清窍，则口苦口干；"高巅之上，唯风可到"，故症见头痛如裂；火热之邪，伤耗阴血，故口渴不思饮，而烦躁不安；舌质赤红而脉见弦数，乃肝经血热化火之候，有燎原之势，先以泻肝透热之法，息上巅之风，降逆上之火，方中妙用薄荷、蔓荆子，是由于内热太盛，本"火郁发之"之义以疏散之。

2 月 16 日二诊：症状舌脉同前，上方去疏风之薄荷，加重生白芍至 30g，加钩藤 12g，刺蒺藜 12g，川芎 3g。

按：此方加白芍至 30g 有至理，陈士铎《石室秘录》云："阳明之火，起于心包，成于肝木，而烈焰转炽，治之则加重白芍以生木，木平而无火以助焰，故加白芍至一两。"此方加白芍以平降肝木之火，用少量川芎以活血，即"治风先治血，血行风自灭"的意义，川芎为温血之品，故用量宜少，过大则恐耗血动血。

2月23日三诊：服上方2日，烧退，诸症悉减，神志渐清，可进食三两/日，再进上方加减。

2月24日四诊：患者有时谵语烦乱，自述头仍痛，心中发烧，口干苦，大便干黄臭秽，脉弦数。

龙胆草 12g	木通 9g	泽泻 12g	车前子 12g
生地黄 15g	黄芩 12g	焦栀子 15g	茯苓 15g
丹参 15g	生牡蛎 30g	石决明 30g	明天麻 15g
菊花 15g	甘草 4.5g	大黄 9g	

按： 此方为龙胆泻肝汤去柴胡加大黄，旨在去升阳之柴胡，以免引肝火上逆。景岳云："固热生风者，以热极伤阴而火达于外，此内伤阴分之火，火为本而风为标也。"当先治火，火灭而风自清，宜清降不宜升散。故用柴胡宜慎之。加大黄者，本丹溪云"人壮气实，火盛癫狂者，可用正治"，用大黄泻阳明腑实，乃釜底抽薪之法。故1剂后，于25日解大便5次，每次均为黑色燥屎，便解后神清气爽，食欲增加，头痛减轻，继服上方历时2周。

3月10日五诊：患者诸症渐愈，脉微弦，舌质淡红，苔薄白而润，以丹栀逍遥散加味治之，4天后痊愈出院。

牡丹皮 15g	栀子 9g	白芍 9g	薄荷 6g
丹参 15g	龙胆草 9g	生地黄 15g	木通 9g
大黄 9g	甘草 6g	钩藤 15g	天麻 12g
菊花 12g			

按： 此证属肝经蕴热，肝气太过，化火生风所致，故丹溪曰："气有余便是火。"症状皆见头痛昏眩，面热如醉，口苦目赤，狂躁烦乱等太过之症。且肝火来势急骤，厥阴风木之症，寒热之变，瞬息可见，故急宜以正治之法，苦寒直折，忌用辛温升燥之品。另一方面，肝火极易化燥伤阴，此时又需照顾阴液，而又不宜滋腻之品以恋邪，故龙胆泻肝汤之用生地黄即此意也。

此病先以泻肝透热之品以息上巅之风火，继以泻火，平降肝木以直折上逆之邪，故龙胆泻肝汤去柴胡，续以加味丹栀逍遥散柔肝疏解，养正而愈。

14. 梅尼埃病治验

傅老治疗梅尼埃病有独到之处，临证方剂化裁，每有新意，用药别具匠心，灵活而不违法度。采摘其临床验案三则，介绍傅老治疗梅尼埃病的辨证思想和临床经验。

案一：常某，男，53岁，干部，1973年11月16日就诊。患者突发头晕目眩，屋转天旋，恶心呕吐，耳鸣，查见眼球震颤，住院一周，经治效不显。会诊时仍卧床不能起，枕上头稍转侧即觉床侧屋旋，恶心呕吐，胸闷，食少，二便尚调，舌质淡红，苔白腻，脉弦滑尺弱。

辨证：肝、脾、肾俱虚，风痰上扰清空。

治法：先拟化痰息风，调理肝脾法。

处方：

首乌藤31g	香附12g	蒺藜15g	川芎9g
珍珠母31g	天麻9g	陈皮9g	茯苓12g
京半夏9g	甘草6g	竹茹12g	钩藤15g

二诊：服药4剂，眩晕减轻，枕上已能转侧，呕止，恶心轻微，胸闷减，思食，口苦，耳鸣如故，舌脉同前，原方去钩藤加黄芩9g，服4剂。

三诊：已能起床，微感眩晕，精神食欲较前佳，耳鸣，膝软，脉微弦滑，两尺仍细弱，舌苔薄白。傅老认为，风痰之标证减轻而肾虚未得调补，治宜调肝补肾，兼顾风痰。

首乌藤31g	珍珠母31g	蒺藜15g	川芎9g
墨旱莲15g	女贞子15g	香附9g	菟丝子15g
京半夏9g	枸杞子15g	天麻9g	茯苓9g

4剂。

四诊：行动自如，眩晕消失，偶有耳鸣，脉弦细尺弱，舌苔薄白，拟滋肾为主兼调养肝脾以善其后。

首乌藤31g	珍珠母31g	蒺藜15g	女贞子15g
旱莲叶15g	枸杞子15g	菟丝子15g	山药24g
谷芽24g			

7 剂。

经门诊随访两年，一直未见复发。

案二：周某，女，37 岁，1974 年 5 月 10 日初诊。

患梅尼埃病，曾多次发作，前日心情不畅，突然眩晕发作，扶来门诊求治时，头稍转侧即感天旋地转，呕吐频繁，胸胁闷胀，时欲恶心，耳鸣甚，口苦，小便黄，大便干，舌质红，苔微黄腻，脉弦滑略数。

辨证：肝郁化热，脾运受阻，风痰上扰。

治法：清肝息风，运脾化痰。

处方：

首乌藤 24g	珍珠母 24g	蒺藜 15g	香附 9g
白芍 15g	牡丹皮 9g	黄连 4g	山药 24g
陈皮 9g	京半夏 9g	茯苓 12g	钩藤 12g
菊花 9g	甘草 6g		

3 剂。

二诊：3 剂后胸胁之气舒，眩晕耳鸣减轻，头能转侧，微恶心呕吐，时有心烦，小便微黄，舌苔薄腻而黄，脉弦滑，仍主前法，原方去黄连加栀子 9g，服 4 剂。

三诊：眩晕轻微，呕恶心烦止，能起坐下床，但尚不能自如行动，纳增，偶有耳鸣，大便调，小便微黄，舌苔薄黄，脉弦略滑。病势缓解，风痰热之邪已减，治当以调理肝脾为主。

首乌藤 24g	珍珠母 24g	蒺藜 15g	香附 15g
丹参 15g	白芍 15g	柴胡 3g	山药 15g
茯苓 12g	京半夏 9g	陈皮 9g	竹茹 12g
荷叶 12g	甘草 6g		

4 剂。

四诊：服上方后，精神转佳，情绪稳定，行动自如，只微感头昏，肢软，耳鸣，舌苔薄白，脉略弦滑乏力。拟调养肝脾之外，略兼滋肾以善后。

首乌藤 31g	珍珠母 31g	蒺藜 15g	川芎 6g
香附 9g	白芍 9g	山药 15g	谷芽 15g

女贞子 15g   旱莲草 15g

4 剂。

经上法治疗后，未来复诊。时隔半年，患者因腹泻前来就诊，言其眩晕已愈，停药后至今未发。

案三：肖某，男，54 岁，干部。1974 年 9 月 7 日就诊。患者素有腰酸膝软，痰多耳鸣，记忆力差，因工作紧张，思虑过多，夜深难眠而突发头眩晕，视物旋转，恶心呕吐，耳鸣，会诊时自诉静卧稍好，但转侧即屋旋床倾，恶心欲吐，食少无味，口腻，二便自调，舌质淡，苔微黄腻，脉弦滑。

辨证：肝肾俱虚，脾湿生痰，风痰上扰。

治法：以调理肝脾、息风化痰为先。

处方：

首乌藤 31g	珍珠母 31g	蒺藜 15g	川芎 9g
香附 9g	天麻 6g	白术 9g	京半夏 9g
茯苓 12g	陈皮 9g	枸杞子 15g	菊花 9g

6 剂。

二诊：眩晕减轻，呕吐停止，时有恶心，能起床徐步，但转弯稍快仍觉眩晕，时有耳鸣，食欲渐增，脉同前，舌苔转薄。上方去菊花加菟丝子 15g，兼顾其肾，服 4 剂。

三诊：眩晕恶心已止，但神疲乏力，腰酸膝软，咽干耳鸣，大便干结，舌红苔薄黄，脉细弦。治以滋养肝肾，兼顾中州。

首乌藤 24g	珍珠母 24g	蒺藜 15g	女贞子 15g
旱莲草 15g	枸杞子 15g	菟丝子 15g	太子参 24g
山药 24g	桑椹 15g	天麻 9g	陈皮 9g

7 剂。

四诊：服药后，神疲乏力好转，食欲渐增，腰膝有力，偶感耳鸣，头昏，舌脉同前。上方去陈皮，加山茱萸 12g，红参 9g，建曲 12g，称 4 剂研细蜜丸，1 日 3 次，每次 9g 以资调养。患者服药丸后，自言诸症悉除，嘱其停药。门诊随访一年，未见复发。

按：梅尼埃病属中医"眩晕"范畴，其病因病机历代医籍从不同角度论述颇多。傅老根据多年的临床经验认为该病病机可总概为"肝、脾、肾虚损为本，风痰上扰为标"，多属本虚标实，虚实夹杂，纯虚，纯实者甚少。《素问·至真要大论》有"诸风掉眩，皆属于肝"的论述，《丹溪心法·头眩》则有"无痰不作眩"的主张，其病因多见长期忧郁恼怒，气郁化火，肝阴暗耗，风阳升动，上扰清空，发为眩晕；或肾阴素亏，肝失所养，以致肝阳上亢发为眩晕；脾虚健运失司，水谷不化精微，聚湿生痰，痰湿中阻，则清阳不升，浊阴不降，引起眩晕。本病病因虽如上述，但往往彼此影响，相互转化，单一因素致病者甚少。该病临证多涉及肝、脾、肾三脏，发病时三脏虚损的程度不同，而各有侧重，以肝肾阴虚生风、脾虚生痰、肝风夹痰浊上扰清空发为眩晕多见。在治疗中傅老认为肝脏功能失常是眩晕发病的重要因素，正如《临证指南医案·眩晕门》华岫云按：经云"诸风掉眩，皆属于肝，头为诸阳之首，耳目口鼻皆系清空之窍，所患眩晕者，非外来之邪，乃肝胆之风阳上冒耳"，长期忧思气结或恼怒伤肝，肝伤则疏泄失职，气血瘀滞，脉络不通，气血不能供奉于上；或肝郁化火，灼伤阴血，致阴虚于下，阳亢于上，肝阳风动，上扰于巅，眩晕乃作；加之肝旺则克制脾土，致脾虚失运，痰浊内生，脉络壅塞，清阳不升，精微失布，脑腑失常，眩晕加重；再者"乙癸同源"，肝肾之阴相通，肾阴不足可引起肝阴不足，阴不制阳而导致肝阳上亢发为眩晕，可见调肝尤显重要，应贯穿治疗的始终，是治疗眩晕的关键。

　　故该病以肝、脾、肾三脏功能失常为其病理基础，肝失疏泄肝气郁结是病理核心；肝风、痰浊是病理产物，治疗当息风、化痰、祛邪治其标，调肝、健脾、滋肾治其本，以杜发病之源，此辨证思想贯穿于梅尼埃病诊治的始终。治案三则，傅老运用了自拟经验方（首乌藤、珍珠母、蒺藜、川芎、香附）化裁通治始终。此方配伍严谨，组方以调肝见长，有疏郁理血之效，以持升降，阴阳平衡。方中药物均归肝经，珍珠母平肝潜阳，刺蒺藜平肝疏肝，香附疏肝理气，首乌藤养血安神，川芎活血行气。随病机灵活加减，运脾化痰合二陈汤、半夏白术天麻汤；滋养肝肾合二至丸、左归饮；调理肝脾合丹栀逍遥散化裁；息风酌加钩藤、菊花。治案三则均体现傅老对本病的辨证思想，由此可见，辨证精当，慎守病机，疗效卓著。笔者侍案侧所见，傅老运用此经验方极为灵活，除本案外，尚能用于更年期综合征、高血压病、神经官能症、脑震荡、脑血管意外及肝胆疾患等症见头目眩晕、失眠、健忘、多梦者，临床灵活加减化裁，收效甚捷。

15. 牙痛治验

傅老经验丰富，常言"审证求因，方能言治"，于临证辨证精准，论理颇切临床。仅就收集验案，兹初步整理三则如下：

（1）清降两解

文某，女，42岁，住江津通泰门。

牙痛数日，服止痛药后痛更加剧，痛时牵引左侧耳心及头部，食、睡眠俱差，呻吟不已，诊得脉浮而数，舌质红，苔薄白，是风热之邪上犯，治宜清降两解风热。

赤芍 15g	当归尾 15g	地骨皮 15g	黄柏 6g
厚朴 9g	荆芥穗 6g	川牛膝 30g	枳壳 6g
薄荷 6g	防风 6g	细辛 3g	甘草 3g

复诊：1剂痛止人安，但左侧牙龈及脸部肿硬，前方加黄连 3g，竹茹 9g，用黄柏 9g 而愈。

按：肾主骨，齿为骨之余；阳明络于龈，龈为胃之络，故牙痛每与肾、胃相关。本例非肾虚、胃火之疾，乃风热上犯之牙痛，治以清降两解，药后邪去，痛止人安，原方加味清其余热告愈。

（2）表里兼治

江某，男，37岁，璧山丁家乡人。

牙痛1个月不愈，牙龈无红肿，噙热水则痛较减，时有寒意，诊得脉两寸俱浮，舌质淡红，而舌苔白滑，系少阴之寒深伏，所以痛久不愈，主以麻附细辛汤加味：

制附片 15g	麻绒 3g	辽细辛 5g	怀牛膝 30g
谷精草 9g			

复诊：服药痛大减，继予前方而愈。

按：《素问·举痛论》云："寒气入经而稽迟，泣而不行……客于脉中气不通，故卒然而痛。"又云："因重于寒，则痛久矣。"本例系寒客少阴兼表之牙痛。以牙龈不红肿，噙热水痛较减，苔白滑，脉尺、寸俱浮为特点。宗"炅则气泄"之旨，用麻附细辛汤加味以温经散寒，表里兼治，故牙痛止。

（3）引火归原

陈某，女，56岁，住江津鞍子街。

牙时痛时止，入夜则痛尤甚，服药未效，诊得脉象虚浮，舌白苔微滑，漱水冷热入口俱痛，此虚火上升，不归其源，予以阳八味重加怀牛膝，微用蜂房以祛风，细辛以镇痛。

制附片 9g	肉桂 6g	山茱萸 12g	山药 12g
牡丹皮 9g	泽泻 6g	茯苓 9g	熟地黄 24g
熟怀牛膝 30g	细辛 1.5g	蜂房 5g	

复诊：火归其源，牙痛顿减，昨夜憨卧达旦，脉较有力，上方去细辛、蜂房守服3剂。

三诊：牙痛已愈，脉微细，精神不振，拟方为丸以善其后

制附片 24g	肉桂 12g	山茱萸 30g	山药 30g
怀牛膝 30g	车前子 15g	骨碎补 30g	泽泻 15g
牡丹皮 15g	熟地黄 30g		

研细炼蜜为丸，早晚空腹盐汤吞服三钱。

按：本例系肾虚虚火上炎，火不安位所致。喻嘉言曰："导龙入海，据其窨宅而招之。"故用金匮肾气丸重用怀牛膝治之，以达温阳补肾和阴，引火归原之效。复诊后牙痛愈，改拟方为丸调固之。

三、内科医案

1. 湿温案一

刘某，男，17岁，江津西门人。患湿温因失治病趋严重，高烧体温40.5℃，上午病轻，下午病重，入夜则谵语，大便6日不解，自汗，口渴不消水，水入则停滞不化，胸部作痞，腹有玫瑰色疹，耳聋，头昏重，小便深黄，脉形濡数，舌苔黄黑而黏腻，舌质红赤，舌边和舌心苔不现，阅前所服诸方均以小柴胡、人参败毒、青蒿鳖甲、增液辈。余曰：此湿温坏证也，盖湿为阴邪，温为湿化，辨其初起虽时寒时热，但不似疟疾之发作有时，汗出烧退，且

脉无弦象；如谓表邪，未有汗出烧不退之理；如谓阴虚，除下午发烧之外，一无阴虚症状；良由温热湿邪阻滞中焦，阻塞清阳道路，清阳之气不升，浊阴之气不降，升降失调，又兼误用药，更助温邪而愈趋恶化也，法当辛开苦降，淡渗利湿。

京半夏 9g	陈皮 9g	茯苓 12g	甘草 3g
淡豆豉 9g	枳实 9g	竹茹 9g	栀子 9g
冬瓜仁 30g	黄连 3g	黄芩 9g	薏苡仁 30g

复诊：热度减轻，体温 39.6℃，谵语不作，大便亦解，继前方加鲜芦茎一尺，荷叶半张。

三诊：体温降低为 38.2℃，舌苔由黄黑转为黄厚腻，舌心苔较甚，口不渴，而胸尚作痞，神倦，听不聪，食欲不振，拟原方加减宣化湿热。

黄连 3g	栀子 9g	淡豆豉 6g	半夏曲 9g
陈皮 9g	茯苓 12g	甘草 3g	枳实 9g
竹茹 9g	佩兰 9g	厚朴 9g	薏苡仁 30g
苦杏仁 9g	白豆蔻 2g	通草 3g	

四诊：烧热退净，诸恙皆除，纳谷觉香，但只宜于半流质食物，禁食生硬不消化之品。

佩兰 9g	厚朴 9g	薏苡仁 15g	白豆蔻 1.5g
苦杏仁 9g	冬瓜仁 15g	茯苓 9g	泽泻 9g
半夏曲 9g	竹茹 6g		

本方守服 3 剂。

2. 湿温案二

刘某，年 15，乃兄湿温方愈，而弟病作，初起恶寒发热，继则午后身热，汗出，烧热不退，体温上午 38℃，下午 39.6℃，头昏如裹状，人呆滞，胸痞，腰痛，小便黄，大便溏，自汗，口不渴，困倦思睡，面色似黄非黄，似白非白，一种水气之色，舌苔白，脉濡。余曰：此湿温也，湿邪正盛而热势尚轻，法以醒脾化湿为主。

薏苡仁 30g	苦杏仁 9g	白豆蔻 3g	苍术 9g
厚朴 9g	泽泻 9g	半夏曲 9g	通草 3g

茯苓 9g　　　　　车前草 9g

复诊：药 1 剂已知，湿邪渐化，汗止烧热稍减，治宜芳香醒脾，淡渗利湿。

佩兰 9g　　　　　厚朴 9g　　　　　薏苡仁 30g　　　　苦杏仁 9g

白豆蔻 3g　　　　苍术 9g　　　　　泽泻 9g　　　　　半夏曲 9g

茯苓 9g　　　　　通草 3g

守服 3 剂再诊。

三诊：湿邪化，而胸痞、腰痛之症状除，热平而体温下午亦 37℃也，口微有渴意，脉有弦象，是湿化欲愈，药当入以清利之品。

佩兰 9g　　　　　冬瓜仁 30g　　　　薏苡仁 30g　　　　苦杏仁 9g

半夏曲 9g　　　　荷叶梗 9g　　　　白术 9g　　　　　茯苓 9g

猪苓 6g　　　　　泽泻 9g　　　　　厚朴 9g　　　　　通草 3g

四诊：大、小便正常，精神转好，食欲渐振，脉象和缓，予方健脾除湿以善其后。

山药 15g　　　　白术 9g　　　　　佩兰 9g　　　　　厚朴 9g

茯苓 9g　　　　　生谷芽 15g　　　豆卷 9g　　　　　莲子 15g

白豆蔻 1.5g　　　薏苡仁 24g　　　甘草 3g

本方 2 日 1 剂，3 剂后停药，1 个月内禁食不消化食物。

附：一家 10 余口，两子相继患湿温，当引起注意，防止相传，谨拟一方于下：

苍术 30g　　　　白芷 15g　　　　贯仲 30g　　　　石菖蒲 15g

布包置于水缸中，20 日后再换药一次。

3. 湿温案三

廖某，广普乡人，行医有名当地。四五年患湿温，初以寒治，继以疟治，病日加剧，来江津治疗。某医院诊断为伤寒，伊戚刘某邀余出诊，症见病起恶寒发热，时作时止，胸痞苔白，汗出，腰疼，头如裹状，有时重痛，经服表药及截疟剂后，但热不寒，上午热势低，下午热势重，体温在 39℃以上，胸痞不欲食，口干不思饮，身重头昏，不知其所苦，精神倦怠，小便黄，大便数日不解，脉濡，舌苔白腻。余曰："此湿温也，法当芳香醒脾，淡渗利湿而湿热之邪自化。"时某西医适至，主张发汗，谓汗出烧即退，病家责其治疗效速，请先服西药，余不能强，以伊戚刘某好诗，辞去时留诗以划余责："病曾失治易为灾，汗后慎防舌脱苔，其阴耗竭难施药，只待临危解不开。"

翌日匆促来邀余，谓病已变化，舌果脱苔也，临诊病人合目自语不休，舌苔脱，舌质现微绛，舌苔花白而糜。昨夜汗湿重，食面烧热更炽，口渴不消水，心中慌乱，脉濡有数象。余曰：汗出伤阴，一误再误，且病者身肥体秉痰湿，更兼湿温伤阴，甘寒利于养阴而不利于痰湿与湿热，若用苦寒降下则伤阴，除湿亦伤阴，目前用药固是大难，勉拟一方以淡养心脾胃之阴兼清化。

建莲子 240g（打碎留心）	冬瓜仁 160g	薏苡仁 30g
苦杏仁 12g　　赤茯苓 15g	白茯苓 15g	通草 3g
鲜荷叶 2 张		

上方煎 2 次，每次以鲜荷叶覆于药上煎熬，不分次数频频温服。

复诊：昨夜人较停静，睡中谵语已稀，舌上津液少回，舌苔已不复脱落，依原法：

丝瓜络 15g	建莲子 120g	冬瓜仁 60g	白茯苓 18g
苦杏仁 12g	薏苡仁 30g	鲜芦茎 30g	鲜荷叶 2 张

煎服法如上。

三诊：合目自语不休现象停止，舌上津回，但热度仍在 38℃～39℃之间，渴减，仍不消水，小便黄而浑浊，胸闷不思食，脉仍有濡象，是热邪虽减而脾湿未化，治拟前法入以小量芳香醒脾之品，重则恣劫其阴，而但取其气也。

鲜芦茎 1 尺	建莲子 120g	冬瓜仁 120g	薏苡仁 60g
苦杏仁 12g	建曲（磨冲）1.5g	厚朴 1.5g（磨冲）	苍术 1.5g（磨冲）
通草 3g	灯心草 3g	茯苓 15g	鲜荷叶 2 张

熬煎如上法。

四诊：烧热减低在 38℃以下，食欲渐启，渴止，胸中觉爽，舌上脱苔处亦微布白色薄苔，每餐进藕粉一碗，原方继 2 剂。

五诊：诸恙悉减，烧热已尽，能啜薄粥及藕粉，唯头部如裹，耳听不聪，四肢觉重，小便微黄。治宜淡养清化之外予以醒脾除湿。

莲子 30g	山药 15g	白豆蔻 1.5g	豆卷 12g
佩兰 9g	薏苡仁 30g	杏仁 9g	冬瓜仁 30g

| 苍术 4.5g | 厚朴 4.5g | 半夏曲 4.5g | 茯苓 6g |
| 通草 3g | 鲜荷梗 1 尺 | 鲜竹叶心 20 支 | |

守服 3 剂。

六诊：病虽就愈而发脱甚多，现全身脱皮，精神尚不振，予方于淡养阴分之外兼以健脾化湿。

北沙参 9g	山药 15g	茯苓 15g	莲子 24g
甘草 3g	薏苡仁 24g	冬瓜仁 24g	佩兰 9g
白术 9g	通草 3g	白豆蔻 1.5g	生谷芽 15g
荷梗 9g			

生黄豆芽 1 斤熬水去渣煎药，本方 3 日 1 剂，5 剂后停服，1 个月中禁食生硬食物及萱花、醪糟等生湿热之物，否则恐致食复。

4. 春温发斑

刘某，男，22 岁，江津人。初起微恶寒，继则但发热而不寒，口渴自汗，服辛温剂而汗止，发斑也。诊之六脉浮洪数，舌上苔黄粗津少，舌边现绛赤，昏不识人，狂躁谵语，是湿热之邪已入血也，令速服至宝丹 1 粒，煎下方频服。

犀角[①]尖 3g（磨冲）	生地黄 15g	连翘 15g	玄参 12g
鲜荷叶半张	金银花 15g	青黛 4.5g	赤芍 9g
鲜芦根 30g	木通 9g	甘草 3g	鲜竹叶心 20 茎

①犀角：现用水牛角代。下同。

复诊：服药入夜已较平静，谵语渐稀，今晨能识其妻，但烧热仍甚，上方加鲜青蒿汁一杯入白糖一匙予服。

三诊：脉息渐平，但仍有数象，舌上津回，发热已退，仍进清血热、解温毒之剂。

犀角 3g（磨冲）	青黛 4.5g	生地黄 15g	赤芍 9g
连翘 15g	金银花 9g	鲜荷叶半张	木通 9g
甘草 3g	黄连 3g	牛蒡子 9g	

四诊：3 剂后斑疹渐退，脉弦数，是热虽未尽病已有欲愈之象也。

| 赤茯苓 9g | 生地黄 12g | 木通 9g | 淡竹叶 6g |
| 甘草梢 3g | 犀角 3g（磨冲） | 连翘 9g | 牛蒡子 9g |

| 金银花 9g | 赤芍 9g | 浙贝母 9g | 玄参 9g |
| 山栀子 9g | | | |

上方守服 3 剂再诊。

五诊：斑消脉平，气息甚弱，于前法进以淡养之品。

莲子 15g	茯苓 9g	山栀子 9g	牛蒡子 9g
金银花 9g	浙贝母 9g	山药 9g	沙参 9g
天冬 9g	麦冬 9g	甘草 4.5g	佩兰 9g

5. 咳嗽案一

刘某，男，48 岁，住江津神仙口。长夏患咳历久不愈，痰多黏滞，咳吐吃力，时觉气上壅，胸闷，食欲不振，对油腻之品更不觉兴趣，诊之脉浮滑，视其舌则白而黏滞。此风邪在肺，湿热在脾之候也，法当脾肺共治，方以二陈化痰，薏苡仁、杏仁除湿热，前胡、桔梗开肺气，祛风邪，瓜蒌壳、仁逐痰而咳自无不愈也。

京半夏 9g	陈皮 9g	茯苓 9g	甘草 3g
薏苡仁 15g	杏仁 9g	前胡 9g	桔梗 9g
瓜蒌壳 4.5g	瓜蒌仁 4.5g	去毛枇杷叶 3 张	

复诊：2 剂后咳嗽减轻，痰量少，痰易咯出，气平，胸闷亦减，舌苔白厚而不黏滞，食欲渐旺，继予上方加五皮风 9g，厚朴 3g。

三诊：咳嗽将愈，但风邪去而痰湿未清，脉犹有滑象，舌苔白厚，方理其脾。

| 京半夏 9g | 陈皮 9g | 茯苓 15g | 甘草 3g |
| 薏苡仁 15g | 杏仁 9g | 枇杷叶 3 张 | |

6. 咳嗽案二

陶某之妻，年 62 岁。入冬患咳嗽服药不效，卧床不起。邀余出诊，诊得脉浮缓而恶风，舌白不渴，咳嗽则汗出如洗，痰多，不思谷食，视其所服方，俱二陈、华盖、杏苏。余初按阳虚伤风予以桂枝汤不应，再以桂枝汤合真武汤不效，继以苓桂术甘汤仍不效，咳嗽汗出不唯未减，而床帐外反加覆粗布被单两床，谓犹有风入，评脉辨证，自问合拍，何病反不见轻？势成束手，乃求教于老中医何象坤先生，何因？以长于用热药著名者也。谈脉症治方后，先生曰：此病由太阳转入少阴，汗多致卫阳损伤，应从扶阳温肾着手，乃予：

乌附片 18g	干姜 18g	葱头 7 个

复诊：汗、咳俱减，帐外被单亦撤去，药已效，原方不加减，续服 2 剂而愈。

7. 肺痈

李某，男，41 岁，璧山县龙乡人。于 1960 年 7 月 14 日来专区中医科就诊，病系热极伤阴，毒邪内蕴，肺部发生痈肿，症现胸部隐痛，咳嗽吐红痰如脓样，出气腐臭，四肢软，足现肿，舌心苔脱，舌质发红，身左侧不能着席睡眠，已历数月，经透视，意见：慢性肺脓疡。予方以育阴清金宁络，解毒化痰。

天冬 9g	麦冬 9g	川贝母 9g	桔梗 15g
白及 9g	甘草 6g	丝瓜络 9g	荷叶 9g

7 月 16 日复诊：自觉精神爽快，痛有减轻，处方拟原剂加佩兰 9g，郁金 9g，守服 2 剂。

7 月 20 日三诊：痰色近日转正，臭气减轻，左身能侧卧，舌心红处渐次生苔。拟原方守服 4 剂。

7 月 26 日四诊：精神食欲渐振，咳嗽吐痰亦稀，胸部隐痛消失，仍进原方加冬瓜仁 30g。

7 月 27 日五诊：症状消除之下，急于返家，透视病处已近愈合，书方令守服 10 剂。

广百合 30g	冬瓜仁 30g	天冬 6g	麦冬 6g
川贝母 9g	桔梗 15g	甘草 6g	白及 9g
丝瓜络 9g	荷叶 9g	郁金 4.5g	佩兰 4.5g

8. 吐泻案一

刘某之媳初秋患吐泻，一日夜肌肉削脱，目睛下陷，面无人色，茶水汤药不下，心中慌乱不宁，小便少极，诊之脉象隐约，似有似无，便下俱清水，刺少商血不出，其势危急，余曰：此暑湿之邪混杂，清浊不分，膀胱之气不化，多吐多泻而形神俱危，先予成药加味五苓散剂急服，以视后效。

泽泻 30g	猪苓 24g	白术 24g	茯苓 24g
桂枝 4.5g	罂粟壳 15g	藿香 9g	干姜 4.5g
黄连 1.5g			

上方研细为散瓶储，每服 9g。

复诊：服加味五苓散剂 2 次后，今晨吐止泻减，小便较多，心中慌乱亦减，脉细而显模糊，胸口觉痞，主以胃苓汤增损。

广藿香 9g	厚朴 9g	苍术 9g	枳壳 9g
泽泻 18g	猪苓 9g	白术 12g	茯苓 15g
桂枝 1.5g			

三诊：吐泻俱愈，脉弱无力，口渴不思饮，精神不振。

泡参 9g	白术 12g	茯苓 12g	甘草 3g
陈皮 6g	半夏曲 9g	葱白 1.5g	藿香 9g
谷芽 9g	泽泻 9g	白豆蔻 1.5g	豆卷 15g
佩兰 9g			

9. 吐泻案二

张某，女，38 岁，江津人。呕吐腹泻，小便短少，口渴饮不多，心烦胸痞，肢软，脉形缓濡，苔白，此湿滞中焦，膀胱之气不化，发为吐泻，予以胃苓法。

广藿香 9g	厚朴 9g	苍术 9g	枳壳 9g
泽泻 15g	猪苓 9g	白术 9g	茯苓 9g
桂枝 1.5g			

复诊：1 剂吐止泻减，大便 1 日 3 次尚稀，小便虽多尚未正常，继前方重白术为 12g 而愈。

按：《沈氏尊生书》指出："泄泻，脾病也。脾受湿而不能渗泄，致伤阑门元气，不能分别水谷，并入大肠而成泻。"苔白、脉濡缓为湿之象。湿滞于中，升降失司故腹泻呕吐；膀胱气化不行，水液不得溺则尿短少；其不化津则口渴；湿滞于内故饮不多，此为湿困中焦，影响膀胱气化失司，拟胃苓汤，以枳壳易陈皮以适除脘腹痞胀，加藿香和胃止呕。湿得温化，脾阳振，气化司而泄泻即止。

10. 吐泻案三

张某，男，62 岁，双龙乡人。年老吐泻，舌白脉迟，大便完谷不化，每下半夜便次较密，腹痛绵绵，每日作呕 2～3 次，小便清长，精神衰败，时觉发寒，近日下午双足现肿，此脾肾阳虚，法当温固。

制附片 9g	炮姜 9g	泡参 6g	白术 12g

| 甘草 3g | 益智仁 9g | 金樱子 9g | 补骨脂 9g |
| 谷芽 9g | 砂仁 3g | 茯苓皮 15g | 白豆蔻 3g |

复诊：泻减，夜中静不起便，呕逆足肿俱轻，继予上方加肉桂 5g。

三诊：诸恙俱除，精神亦渐振，立方温固脾肾为丸，继服以资巩固。

肉桂 6g	制附片 15g	潞党参 60g	焦白术 60g
干姜 30g	甘草 9g	补骨脂 15g	益智仁 15g
建曲 60g			

研末蜜糖为丸，1 日 3 次，每次 6g。

按：本例系中医久泻，腹泻久治不愈，脾肾已虚，中阳不振，虚寒内生，清气下陷致泻不止。脾肾虚，运化失司，肾失充养则肾阳虚衰，肾失司便之能。正如张景岳之言："肾为胃之关，开窍于二阴，所以二阴之开合，皆肾脏所主之，今肾中阳气不足，则命门火衰而阴寒极盛之时，则令洞泄不止也。"本病乃因久病正虚，脾肾阳虚，中焦内寒，运化无权所致，方用附子理中汤加补脾肾、固涩、醒脾之品。以附子理中汤温中散寒，补气健脾；补骨脂补命门之火；益智仁、金樱子暖下元，温脾固涩，配谷芽、砂仁、茯苓皮、白豆蔻以芳香化浊醒脾渗湿。二诊加肉桂以助命门之火，以火生土，共奏温肾暖脾之效。继以丸剂温固脾肾调理巩固。

11. 吐泻案四

孙某，男，32 岁，1962 年 11 月 8 日就诊。呕吐食物呈酸味，腹泻清便一日六七次，打嗝饱胀，心烦，手足发麻，肢软，乍寒乍热，夜卧不安，六脉浮滑，舌苔厚腻，此寒湿两伤，消化阻滞，主以两解寒湿，开化中宫，师鞠通藿香正气法。

藿香 9g	大腹皮 9g	白芷 9g	半夏曲 9g
紫苏 9g	建曲 12g	谷芽 9g	麦芽 9g
炒山楂 9g	桔梗 9g	苍术 9g	厚朴 9g
陈皮 9g	黄芩 9g	甘草 3g	

复诊：寒热息止，吐泻俱减，但食欲尚不振，小便仍黄，舌心苔厚，方主理脾胃，化寒湿。

| 佩兰 9g | 厚朴 9g | 谷芽 9g | 麦芽 9g |

| 藿香 9g | 竹茹 9g | 陈皮 9g | 半夏曲 9g |
| 苍术 9g | 建曲 9g | 甘草 3g | |

服上方 3 剂后胃脘舒，食欲恢复，大便正常。

按：本例素体湿盛，又外伤寒邪而致泄泻，首用双解法藿香正气散加减，以解表和中，表解里和而泻自止。湿未尽，泻止后，脾阳不升，食欲不振，故复诊以醒脾调中而收效。

12. 热泄

张某，男，62 岁。腹泻已 10 余日，医予胃苓神术辈而泻下转甚，困顿已极，邀余会诊，细辨其证，虽属水泻，但泻下如热汤，且秽浊之气较大，小便短数而黄极，口渴思冷饮，腹痛极而脉滑数，苔虽黄厚而呈浊腻，所以别于痢者在无黏液及里急后重，以热泻治之。

| 白芍 18g | 甘草 6g | 通草 6g | 车前子 9g |
| 黄连 6g | 滑石 18g | | |

复诊：1 剂泻顿减，腹痛止而小便渐长，脉息平而浊苔亦退，继予前方加山药 24g，守服 2 剂而愈。

按：泄泻多端，但不离湿，治以调中分利每每有效。本例患病时令属暑，症见下利灼热，秽臭，尿短，色深黄，口渴思冷饮，但饮不多，舌苔黄腻，脉濡数，皆湿热之象。故前医以胃苓、楂曲辈温化分利导中无效。病系湿热阻滞中焦，下注大肠。方用白芍敛肝，脾旺胜邪，配甘草调中止痛，黄连燥湿清热止泻；通草、车前子、滑石清热淡渗。泻止阴伤，脾胃受损，复诊原方重加山药 24g 补脾而益肾阴告愈。由于辨证论治适中病机，才用清化淡渗而奏效也。

13. 痢疾坏证

周某，男，33 岁，江津人。患痢七八日，医予香连大黄归芍枳朴等药而病愈甚，诊之脉寸口有浮象，症现高热，身痛，天尚炎热，覆被犹战栗，有寒意，舌白不渴，便下黏液，微带桃花脓，里急后重，大便日数十行，不思纳谷，余曰：此表邪未解而先攻其里之痢疾坏证，类师喻嘉言逆流挽舟之法，予人参败毒去参加槟榔片、苍术、陈仓米。

| 苍术 9g | 羌活 9g | 独活 9g | 前胡 9g |
| 柴胡 9g | 川芎 9g | 茯苓 9g | 桔梗 9g |

| 枳壳 9g | 槟榔 9g | 炒山楂 9g | 陈仓米 30g |

甘草 3g

复诊：高烧减退，身痛作寒亦解，便次虽少，但黏液中仍杂红白，不思纳谷，继前法加味。

苍术 9g	羌活 9g	独活 9g	前胡 9g
柴胡 9g	川芎 9g	茯苓 9g	桔梗 9g
炒枳壳 9g	槐花 9g	地榆 9g	槟榔 9g
炒山楂 9g	陈仓米 30g	甘草 3g	

三诊：烧热已退，大便 1 日 3 次，红白黏液亦尽，每餐能进薄粥，精神渐振，而腿足无力，予方调其肠胃。

苍术 9g	陈仓米 30g	鲜荷叶半张	茯苓 9g
桔梗 9g	莱菔子 9g	槐花 9g	广木香 3g
薤白 15g	甘草 3g		

四诊：大便 1 日 1～2 次，渐趋正常，食欲精神亦渐振，上方加泡参 9g，守服 2 剂停药。

14. 痢疾重证

左某，男，37 岁，璧山人。热毒内伏入秋发为痢疾，便下脓血黏液，一日夜 30 余次，里急后重特甚，发热，小便深黄，口渴欲饮冷，脉洪滑有力，舌心苔黄，舌边红赤，7 日来经服药多剂，病有加无减，人神识渐就不清，有时谵语，烦乱，骨瘦如柴，目光如醉，面现垢色，举家惶泣，热毒内袭已深，非重剂清热解毒不足以解心主之危，收救治之功。

葛根 15g	黄芩 15g	黄连 6g	酒大黄 9g
白芍 12g	木香 9g	甘草 6g	连翘 9g
天竺黄 6g	莱菔子 9g		

清心牛黄丸 1 粒 2 次分服。

复诊：神识渐清，谵语停止，下痢昨下午勤，入夜次即锐减，但发热未尽，里急后重仍甚，便中脓血黏液尚多，仍主原法进行治疗。

| 葛根 15g | 黄芩 15g | 黄连 6g | 白芍 12g |
| 甘草 6g | 天竺黄 6g | 连翘 9g | 木香 6g |

莱菔子 9g	滑石 18g	银花露 1 杯（冲服）

三诊：大便日夜尚近 10 次，坠胀减轻，小便渐长，黄已不甚，大便脓血黏液已少，脉滑数，继用清解人以养胃之品。

陈仓米 30g	葛根 15g	黄芩 15g	黄连 4.5g
木香 4.5g	薏苡仁 15g	槟榔 9g	莱菔子 9g
甘草 6g	槐花 9g	银花露 1 杯（冲服）	

上方守服 3 剂再议用药。

四诊：脉象正常，症状消失，嘱病后 1 个月中忌辛辣及生冷不易消化食物，以免引起复发。

陈仓米 30g	山药 12g	黄连 3g	白芍 9g
广木香 3g	谷芽 9g	甘草 3g	银花露 1 匙

15. 暑痢坏证

戚某，男，40 岁，安徽人。因受暑而致痢，医者不明伤暑脉虚之旨，致暑热之邪为其误补，壅塞气机，痢日下数十行，红白脓液杂下，坠胀特甚，不纳谷已三日，气息奄奄，神智昏昏，心烦口渴，其苔浊黄厚而津液欲竭，小便黄数，病属危重，非大剂清暑热，泄肠胃，实难言效。

鲜荷叶半张	鲜葛根 15g	白芍 15g	甘草 6g
黄芩 12g	黄连 9g	车前子 9g	天花粉 9g
槟榔 9g	广木香 6g	薏苡仁 24g	冬瓜仁 24g
陈仓米 30g	桔梗 9g	滑石 18g	佩兰 9g

上药以水 5 碗煎取 2 碗，鲜荷叶、佩兰、广木香三药后下，不分次数频服。

复诊：苔退，津液渐生，下痢与坠胀稍减，神识清爽，思食薄粥，继上方去天花粉加谷芽 9g

三诊：暑热之邪渐解，下痢只 10 余次，尚坠胀但不甚，口渴心烦亦解，继上方增损主之。

莲子 24g	黄连 9g	葛根 15g	陈仓米 30g
槟榔 9g	桔梗 9g	苍术 4.5g	黄柏 9g
冬瓜仁 24g	甘草 6g	银花露 1 杯（冲服）	

上方守服 3 剂再诊。

四诊：痢疾就愈，已能步履，食欲逐日增加，每餐能进薄粥两小碗，主以清暑益胃之剂。

山药 12g	莲子 15g	鲜荷梗 1 尺	莱菔子 9g
黄连 4.5g	广木香 4.5g	谷芽 9g	麦芽 9g
葛根 9g	陈仓米 30g	苍术 9g	葱白 1.5g
鲜车前草 15g			

守服 2 剂。

五诊：病愈后要求调补，予以清补并行之方以善其后。

沙参 9g	山药 9g	茯苓 9g	甘草 3g
薏苡仁 15g	莲子 15g	白芍 9g	黄连 3g
谷芽 9g	广木香 3g		

16. 痢疾（阿米巴痢疾）

白某，男，37 岁，江津人。初诊：头昏腹痛，泻下清便，口渴身痛，舌心苔黄黑，呃逆作呕，手足作麻，按中焦湿热施治。

广藿香 9g	大腹皮 9g	桔梗 9g	建曲 9g
半夏曲 9g	厚朴 9g	白芷 9g	栀子 9g
紫苏梗 9g	黄芩 9g	天花粉 9g	泽泻 9g
苍术 6g	甘草 3g		

复诊：身痛较减，呕止，但腹痛下痢，里急后重，大便脓血黏液一日数十次，舌心苔仍黄黑，似较前粗，脉滑有数象，面呈垢色，困倦不堪，检查大便脓细胞（+++），发现阿米巴原虫，照热痢治。

白头翁 24g	黄连 6g	木香 9g	槟榔 9g
莱菔子 9g	酒白芍 9g	甘草 4.5g	黄柏 9g
葛根 9g			

三诊：下痢大大减轻。昨至今日大便 3 次，坠胀不甚，舌苔黄黑减退，继予上方。

四诊：大便 1 日 1 次，无脓血黏液，里急后重已除，舌苔尚黄厚，继予原方加苍术 6g 而愈。

17. 产妇痢疾（阿米巴痢疾）

何某，女，20岁，江津人。生小孩15天，起初腹痛作泻，微感坠胀，体温38.5℃，予以藿香正气去苏叶加葛根芩连，服后发热减退，大便一晚数十次，里急后重转甚，大便解不出，多黏液，检查：大便脓球（+++），红细胞（+），白细胞（++），发现阿米巴原虫。诊脉虚无力，舌白。

当归9g	白芍9g	桂枝6g	黄连6g
槟榔9g	广木香9g	黄芩6g	甘草6g

复诊：服上方1剂，下痢顿减，黏液少，但大便尚稀，面足浮肿，食后胸腹作胀，舌苔白。

继上方加大腹皮6g，五加皮9g，建曲9g。

三诊：痢愈，浮肿已不甚，食欲已增，予下方调理：

当归9g	白术9g	白芍9g	柴胡9g
茯苓皮9g	大腹皮9g	佩兰9g	藿香9g
冬瓜皮15g	甘草1.5g	泡参9g	香附9g

18. 大便阴结

李某，男，江津王店人。患病已1个月余，危重来城治疗，经某医院诊断谓为"肠结"，须手术可冀生，全因需款甚巨无法筹办，由介求治余。

诊得六脉沉迟，舌苔白而带阴暗之色，周身肌肉疼痛如腐不能着席坐，褥两床犹呼不软。大便不解已20余日，腹中绵绵作痛，气息甚微，视其所服诸方俱攻下润滑之品，计有硝、黄、枳、朴诸药者7剂，润肠利便之药7剂，愈攻润愈不通，势成危殆已，数日不能纳谷。细思本病，乃正气伤残，一片阴霾之气阻滞中宫，肺失其降，脾失其运，肾失其司之阻道麻痹症，属阴结，非大剂温运理中药兼热下不足以荡阴邪而返沉疴。

制附片15g	干姜15g	泡参15g	高丽参15g
白术15g	甘草4.5g	苏子3g	

巴豆3枚去壳去油，用上药汁一次吞服。

复诊：上方服后腹中雷鸣下稀粪甚多，粪色如阴沟泥，精神较佳，连呼进食，啜薄粥后觉身疼腹痛减退。原方去巴豆、苏子加生姜、大枣，重其剂量。

制附片24g	干姜15g	泡参24g	焦白术15g

| 甘草 6g | 生姜 3 片 | 大枣 3 枚 |

三诊：腹痛止，肌肉已不复疼，精神渐旺，能纳谷，诊得脉象沉迟难解，但尚细微，舌苔阴暗虽消犹呈白滑，法当脾肾两温，开其胃气。

| 制附片 24g | 泡参 24g | 白术 18g | 干姜 15g |
| 甘草 4.5g | 法半夏 9g | 砂仁 6g | 生姜 3 片 |

大枣 3 枚

四诊：大便畅通，纳谷觉香，但稍食多仍有胀感，沉疴虽愈，急当调理。

大泡参 60g	白术 60g	茯苓 60g	甘草 12g
法半夏 30g	陈皮 30g	广木香 9g	桂枝 9g
鹿角霜 24g	干姜 30g	砂仁 9g	大枣 10 枚

上方研细炼蜜为丸；早晚空腹 9 ~ 15g。

19. 咳血

杨某，男，32 岁，干部，安岳人。1980 年 5 月 26 日初诊，述 1976 年 7 月因工作下乡，天气酷热，自觉头昏不适，又被友人邀去饮酒后，即发热，疲乏无力，大汗出，昏不知人，咳血两酒杯。转当地医院治疗后上述症状好转。1979 年 11 月又突然咳血，至 1980 年 5 月共咯血 5 次，自述每次量约痰盂大半盒（500 ~ 800mL），呈鲜红色，每次发作均由当地医院抢救治疗，但未能控制复发，即来蓉某医院就诊后，被疑为"支气管扩张出血"，做纤支镜检查，未发现支气管扩张和肺部出血病灶。做食道、胃钡餐照片检查，发现胃张力减弱，轻度下垂，并未见溃疡灶，西医未做确诊，故来本所求医。患者面色萎黄，诉头昏痛，阵发性心慌、心跳、心烦、失眠，阵发性心前区刺痛，咽喉干燥，时腹痛，痛则解稀便，食纳可，小便正常，舌黄白稍厚，脉弦数乏力。

诊断：咳血。

辨证：肝郁脾虚，火伤肺络。

治法：疏肝益脾，降气和络，佐以清化。

处方：

白芍 24g	甘草 9g	太子参 24g	山药 24g
茯苓 12g	陈皮 9g	京半夏 9g	墨旱莲 24g
郁金 9g	降香 9g	苏子 9g	香橼 15g

黄芩 12g　　　　　浙贝母 24g

童便兑服。

1980 年 10 月 19 日二诊：来信述服上方 20 余剂，咳血已好，现头昏痛、失眠、腰痛、喉干燥、胸痛次数减少（因信中所述，故舌脉未见），上方去苏子、茯苓，加枸杞子 15g，夜交藤 24g。

1981 年 3 月 13 日三诊：患者来成都就诊，诉服 1980 年 5 月 26 日处方近 1 年未咳血（患者还将处方传与其他咳血患者，均收到疗效）。现胃脘胀痛不适、干咳、胸闷、时胸部略痛、头晕、失眠已好转，偶有腹痛解稀大便，胃纳正常，小便正常，舌质淡红，苔白腻，脉滑数带弦。

白芍 24g	甘草 10g	全瓜蒌 18g	郁金 9g
山药 24g	茯苓 12g	京半夏 9g	太子参 24g
陈皮 9g	枸杞子 15g	墨旱莲 30g	浙贝母 24g
香橼 15g	降香 9g	首乌藤 30g	

按： 患者素有肝郁脾虚之胃脘不适、腹痛便稀的症状，又感受暑热之邪，出现头昏、大热、大汗出、伤津耗气的症状，复饮酒以助火伤津，如《临证指南医案·吐血·邵新甫按》："酒热戕胃之类，皆能助火动血。"又因气郁可以化火，郁火克金，伤及肺之血络，出现干咳、咽喉干燥、咯血的症状。正如《景岳全书·血证》云："而血动之由，惟火惟气耳。故察火者，但察其有火无火，但察其气虚，气实。"阴虚火旺，火邪炎上，上扰清空之窍，故昏不知人。又因治不彻底，留寇蓄锐，郁火复焚，阴津更伤，故多次大量咯血，郁火灼伤心之营阴，心失所养，则出现心慌、心烦、失眠、胸痛、舌红、脉弦数乏力等症。多次失血故面色萎黄，如《灵枢·决气》说："血脱者，色白，夭然不泽。"在治法上，根据《血证论》提出："唯以止血为第一要法，血止之后，其离经而未吐出者，是为瘀血……故以消瘀为第二法，止吐消瘀之后，又恐血再潮动，则须用药安之，故以宁血为第三法……去血既多，阴无有不虚者矣……故又以补虚为收功之法，四者乃通治血证之大纲。"以及《先醒斋医学广笔记·吐血》"宜行血不宜止血""宜补肝不宜伐肝""宜降气不宜降火"的基本原则，结合本例具体病证进行立法选用药，方中白芍、甘草酸甘化阴，柔肝养脾，太子参、山药、茯苓益气养阴，脾胃气阴得养，五脏之阴的化源功能正常，五脏得

养、郁火自平，并且脾气健则能统血，肝阴得养亦能藏血，用苏子、陈皮、降香、半夏、浙贝母以降气化痰，气降则火降，火降则血安，郁金、香橼疏肝和胃，黄芩清肺、肝之郁火。妙用童便咸走血分滋阴降火、凉血散瘀之功以制火邪、和血络，配墨旱莲以滋肾水以达到血止而不瘀，气降而不滞，邪祛正复，气和血畅，阴阳调和之势。

20. 血崩

官某之妻陈某，女，30 岁，住江津四牌坊。产后 3 日突发血崩，经中西医治疗血不止，人已悬危，诊之脉微，若隐若现，鼻冷，四肢发厥，面色惨白无人色，气息甚微，舌质淡白，苔乌黑而滑，其所以下血乌黑成块，余曰：此阳虚气不帅血，因而大出血不止，法非大剂回阳温固脾肾不足以挽危机。

乌附片 24g	炮姜 9g	西洋参 9g	肉桂 9g
补骨脂 12g	益智仁 12g	金樱子 15g	

复诊：服上方 2 剂厥回血止，脉象微弱，予以十全大补之法。

黄芪 15g	肉桂 9g	当归 9g	熟地黄 15g
川芎 6g	酒白芍 9g	党参 9g	炒白术 9g
茯苓 9g	甘草 3g	大枣 3 枚	生姜 3 片

三诊：上方服 3 剂后，精神、食欲俱加，面有人色而仍有萎黄及如浮肿样，方以归脾汤，心肝脾并补，守服 5 剂，原方加一倍炼蜜为丸。

21. 顽固性便秘

周某，女，50 岁，德阳人。1983 年 7 月 23 日初诊，大便秘结，坚如羊屎 14 年。患者自述，在 1968 年胆囊切除术前后，注射及口服氯霉素制剂较多，以后就出现大便秘结，五六天或七八天解一次，大便坚燥。10 余年来，依靠服蜂蜜、大黄水，当归芦荟丸等维持，殊不知越服大便越秘，甚为之苦。由于胆囊手术不成功，术后遗留上脘隐痛，阵发性剧痛，大发作时须肌注冬眠宁，度冷丁方能缓解。

现症：腕、肘、膝、踝诸关节酸痛，食少，大便解后饮食稍增，不易入睡，性情急躁，口苦喜热饮，五心烦热，脘痛巅眩，舌质红淡紫，苔薄黄，脉弦略数。脉证合参，证属肝胆湿热郁滞，气血失和。主以疏肝利胆，理气活血。

当归 15g	白芍 15g	金钱草 24g	茵陈 12g

郁金 9g	胡黄连 6g	黄芩 9g	木香 9g
枳壳 9g	金铃炭 12g	酒大黄 6g	荷叶 12g
甘草 6g			

嘱常服。

8月30日复诊：服上方10多剂，除关节酸痛如前，余症均有明显减轻。特别是缠身14年之久之便秘痼疾，霍然若失。

按：大便秘结，仲景分"阳结""阴结"及"脾约"，后世有"热秘""冷秘""气秘""虚秘"之说，人多宗之，治疗习用三承气、脾约丸类，通达者进而视证情间用黄芪汤益气润肠，半硫丸温通开秘。用疏肝利胆、理气和血法治便秘却为少见。肝属木，性喜疏泄条达，胆附于肝，以清疏通降为顺。肝的疏泄功能有调畅气机，协助脾胃升清降浊之义；胆属少阳，少阳为枢，枢司开合，"十一脏皆取于胆"，即指十一脏的功能都从枢机开始，升降出入，必先借少阳枢转而后行。若因肝气郁滞，或少阳枢机不利，出入升降之机停废，则可导致大便秘结，艰涩不通。本案治疗紧扣肝胆功能与胃肠传导的关系，下病上取，药到病除，诚如《伤寒论》所说："阳明病，胁下硬满，不大便而呕，舌上白胎者，可与小柴胡汤。上焦得通，津液得下，胃气因和，身濈然汗出而解。"

22. 石淋

钟某，男，54岁，工程师。1981年11月11日初诊。自述于两月前再现尿频，尿急，溺热涩胀，查小便并做尿培养，有大肠杆菌生长，用庆大霉素等治疗，时好时坏。现症：腰痛，左侧鼠蹊部疼痛，下肢轻度浮肿，睡眠差，夜间潮热，脘胀口苦，尿频，尿急，灼热疼痛，余沥不尽，大便自调，舌质红，苔微黄腻，脉沉细滑。尿检：蛋白（微量）反复酸性，红细胞 2～10 个 /HP，脓细胞 0～2 个 /HP，颗粒管型（＋），黏液丝（＋＋）。

辨证：肾虚下焦湿热。

治法：益肾清热化湿。

处方：

生地黄 15g	木通 15g	石韦 15g	瞿麦 15g
萹蓄 15g	冬瓜仁 24g	佩兰 9g	甘草 6g
莲子 24g	太子参 24g	墨旱莲 24g	

4 剂。

1982 年 3 月 8 日：川医 X 线腹片（片号 166743）示：左侧盆腔内可见一横置之椭圆形，约 0.4cm×0.6cm 大小之密度增高影，初步诊断为输尿管结石。

1982 年 3 月 12 日复诊：腰痛，左侧腹股沟疼痛，下肢浮肿，胃纳佳，睡眠差，尿频，尿急，灼痛，大便稀烂，舌质红，苔微黄，脉沉细。

菟丝子 15g	枸杞子 15g	淫羊藿 15g	金钱草 50g
海金砂 15g	木香 9g	枳实 9g	车前子 12g
白茅根 24g	滑石 18g	甘草 6g	山药 18g

1982 年 7 月 29 日三诊：服上方 10 余剂，于本月 28 日在华西医科大学附属医院进行 X 线腹片复查，见左侧盆腔内之密度增高影已不存在，自觉症状好转很大，在上方基础上加鲜荷梗 1 尺，鸡内金 6g，用淫羊藿至 24g。

1982 年 9 月 6 日四诊：服上方 17 剂，现仅偶尔感觉腰部，左侧腹股沟隐痛，下肢微肿，午前精神较差，余无不适，嘱服原方 4～8 剂后，食养尽之。

按：输尿管结石属中医"淋证"范畴，多与"石淋"近似。本病多因脾虚湿热内生，流注于下；或五志化火，热移下焦所致。淋证日久，往往出现肾阴耗伤或肾阳不足的征象，此即《丹溪心法》所说："诸淋所发，皆肾虚而膀胱生热也。"此时，在治疗上就不能单纯通淋排石，否则，淋证未除而肾精愈虚。本例患者肾虚下焦湿热，故以菟丝子、枸杞子、山药、淫羊藿以补肾；金钱草、海金砂、车前子、滑石、白茅根以通淋化石。用木香、枳实者，气行则水行，水湿去而石化矣。

傅老临床治疗结石常用荷梗、鸡内金，每多取效。考荷梗性味苦平，入肝、脾、胃，色青气香，能升发肝胆清气。古有"淋属肝胆"之说，因肝主疏泄，厥阴经脉络阴器，故淋证与肝胆有密切的关系。本案用荷梗与金钱草相伍，不仅直接清利湿热，且可借助肝胆疏泄条达之机以通淋排石。鸡内金乃鸡之胃，擅长消化砂石，盐山张锡纯甚推崇之。临床证明，其化石的功效是经得起重复的。

23. 肾结石

向某，女，20 岁，小学教师。患者曾以胸椎结核和肾结石（右）在我院住院后又去渝西南医院住院，经确切诊断，对胸椎结核施行手术治愈，但肾结石手术未动，出院半年右腰部始终持续隐痛，下肢水肿，小便甚少，痛苦不堪，于 1959

年 8 月 6 日来门诊要求中医治疗，诊得脉形滞涩，细思拟下方：

连翘 9g	赤小豆 12g	金钱草 30g	赤茯苓 9g
郁金 9g	海金砂 9g	杜仲 9g	甘草 3g

8 月 7 日复诊：服上方小便增多，足肿消退一半，仍进原方视察。

8 月 8 日三诊：腰部疼痛减轻，足肿消失，脉形滞涩渐转流利，是本方已生效也，拟原剂重海金砂为 15g。

8 月 9 日四诊：疼痛减轻，腰觉轻快，但时或头昏心跳。

莲子 15g	丹参 9g	海金砂 18g	金钱草 30g
郁金 9g	杜仲 9g	赤茯苓 12g	赤小豆 9g
连翘 9g	甘草 3g。		

8 月 11 日五诊：足又微肿，腰痛大有减轻，月经不调，书予二方，一方疏肝理脾，一方治肾化结石。

处方一：

当归 24g	白术 9g	白芍 9g	茯苓 9g
薏苡仁 15g	薄荷 9g	香附 9g	佩兰 9g
杏仁 9g	冬瓜仁 15g	柴胡 9g	大腹皮 9g
甘草 9g			

水煎口服。

处方二：

海金砂 30g	金钱草 30g	夏枯草 30g	连翘 12g
赤小豆 12g	赤茯苓 12g	郁金 16g	杜仲 12g
甘草 3g			

研细为粉，早晚空腹服，每日 6g，淡盐汤吞服。

1960 年 1 月 27 日六诊：，因月经不调，2 个月多一次，血量少，来门诊治疗，又予以原方合逍遥散为粉吞服。

1960 年 8 月 18 日七诊：经去年治疗，诸恙俱愈，刻因停经三四个月人未感其他不适，诊际再三言谢，仍予逍遥散合去年 8 月 6 日方为粉吞服。

本病虽云神效，愈后惜未得肾脏造影及各方面检查，今后来门诊时当与外科西医会诊，做透视检查，以求确证。

24. 水肿案一

张某，男，19岁，江津人。患水肿3个月余，经中西医治疗肿胀不消，现症见全身肿胀，腹大脐突，手按之陷起迟，舌白，口不渴，小便少而色不黄，脉无力，大便溏。余曰：此阴水肿也，由于脾肾阳虚，水气不行致弥漫为灾，脐突，势成危候，非大剂固肾温脾行水不足见功。

| 茯苓皮 60g | 附片 18g（先煎） | 白术 30g | 酒白芍 18g |
| 生姜皮 30g | 甘草 6g | | |

复诊：自述服药后精神较好，食较有味，不烦不躁，舌白不渴。

| 茯苓皮 120g | 附片 30g（先煎） | 白术 45g | 酒白芍 45g |
| 生姜皮 30g | 甘草 9g | | |

嘱守服2剂，4日后复诊。

三诊：小便虽增不多，脉较有力，但仍三至有余，四至不足，继进原法略增损而重其剂量。

| 茯苓皮 240g | 附片 60g（先煎） | 白术 12g | 酒白芍 60 |
| 生姜皮 30g | 白豆蔻 9g | 甘草 9g | |

嘱守服3剂，5日后复诊。

四诊：服大剂温脾固肾利水之剂，11日后肿仍未消，细思脉仍缓弱，舌白，口不渴，心不烦，法未见其不善，或如蒸饭之理，气不圆，饭不熟，水到渠成，当耐心治之耳。

附片 60g（先煎）	干姜 30g	茯苓皮 240g	白术 12g
酒白芍 30g	生姜皮 30g	砂仁 6g	白豆蔻 6g
甘草 12g			

嘱每剂3日服完，守服2剂，6日后再诊。

五诊：肿虽未消，但小便渐多，胀觉稍减，继原方用砂仁、白豆蔻各为9g，守服2剂。

六诊：上方未尽2剂，于昨日晨起大便下水数罐，色白如清米汤，水肿俱消。今日泻水已不多，小便清长，脉无其他，只人觉困倦，令尽其剂，处下方为丸：

| 制附片 30g | 肉桂 18g | 熟地黄 120g | 山茱萸 60g |
| 牡丹皮 24g | 山药 60g | 泽泻 30g | 茯苓 60g |

| 车前子 24g | 怀牛膝 30g | 砂仁 9g | 木香 9g |

本方研细炼蜜为丸，早晚服 9～15g，服完一料原方再作丸一次。

25. 水肿案二

王某，男，13 岁，住璧山丁家乡。全身肿胀，阴囊阴茎肿亮，脉滑而数，苔黄舌质红赤，小便少而黄，口渴心烦，水肿半月，在乡治疗不效，初由感冒发烧，继之口渴水肿症，系阳水作肿，《金匮》所称风水也。

赤茯苓 9g	白茯苓 9g	生地黄 9g	冬瓜皮 15g
冬瓜仁 15g	佛手片 6g	泽泻 9g	木香 4.5g
白术 9g	陈皮 9g	薄荷 9g	栀子 12g
木通 9g	商陆 12g	连翘 12g	麻绒 3g
赤小豆 12g	生姜皮 6g		

复诊：2 剂后渴止，小便渐长，肿胀渐消，继前方加桑白皮 9g 去麻绒用栀子，连翘为 9g。

三诊：小便长而微黄，脉和缓微有弦象，肿胀全消，原方去生姜皮、薄荷，重用生地黄为 15g，加山药 15g，芡实 15g。

26. 水肿案三

年某，男，47 岁，自涪井人。病者先富后贫，脾土虚衰复以劳力伤湿致水肿，诊得脉弱无力，面色黄白相间浮肿，全身亦肿，小便少，精神萎靡，病系脾虚复为水湿所困，法当健脾而湿自去，水自行。

| 红葫豆 250g | 生花生米 120g | 苦杏仁 20 枚 | 大枣 20 枚 |

上 4 味砂锅炖软后，连汤连渣服用

复诊：服尽药后之夜，小便 10 次。翌日肿胀全消，原方再服 1 剂即可。

27. 水肿案四

刘某，女，50 岁，1986 年 11 月 16 日初诊。主诉：反复颜面、双下肢浮肿 5 年余。其间曾多次查血、小便常规、胸透、肝肾功能、心电图、甲状腺功能试验等均未发现异常，西医诊断为"特发性水肿"，予谷维素、氢氯噻嗪口服治疗，浮肿暂消，但易反复。近复因情志不畅，浮肿加重而就诊：患者眼睑浮肿，面部紧绷感，双下肢肿甚，呈中度凹陷性水肿，伴胸胁不舒，善太息，脘胀便溏，小便少，舌淡红，苔白腻，脉弦濡。

诊断：水肿。

辨证：肝郁脾虚，气滞水停。

治法：疏肝行气，健脾化湿。

方剂：小柴胡汤加减。

药物：

太子参 24g	柴胡 9g	黄芩 15g	京半夏 12g
佛手 15g	陈皮 10g	川木香 12g	白豆蔻 5g
薏苡仁 24g	茯苓皮 24g	冬瓜皮 24g	泽泻 10g
甘草 6g			

6 剂，煎服。

二诊：颜面浮肿已消，双下肢轻度凹陷性水肿，胸胁不舒，脘胀便溏明显减轻，小便正常，舌淡红，苔薄白，脉弦。效不更方，续服 4 剂，浮肿完全消退。继巩固调理半月，随访一年余未复发。

按：特发性水肿为原因尚未确立的综合征，是内分泌失调及直立体位的异常反应所致，多见于中老年患者，常反复发作，经久不愈。西医目前缺乏特异性的治疗方法。该病属中医学"水肿"范畴，综观本案，既无肺之风水之象，又无肾之阴水之征，脾虚之候乃肝郁克脾所致，故本病首当责之于肝，病机为肝郁脾虚，气滞水停。肝郁气滞，气滞则水聚，气行则水行。《诸病源候论》云："三焦不泻，经脉闭塞，故水液溢于皮肤而令肿也。"清·吴鞠通在《温病条辨·治血论》中指出："善治水者，不治水而治气。"故傅老在治疗该病时以小柴胡汤为主方，重在解肝郁，调气机以消水肿。近代医家刘渡舟谓："小柴胡汤擅开肝胆之郁，故能推动气机而使六腑通畅，五脏安和，阴阳平衡，气血调谐，故其功甚捷，而其治又甚妙……所谓不迹其形，而独治其因，郁开气活，其病可愈。唯小柴胡汤之治气郁，纵横开阖，升降出入，无所不包。"方中小柴胡汤疏肝解郁；佛手舒肝行气，陈皮、川木香行气调中，白豆蔻行气化湿；佐以薏苡仁健脾化湿利水，茯苓皮、冬瓜皮、泽泻利水消肿，全方共奏疏肝解郁、健脾化湿、行气利水之功效，药合病机，故疗效显著。

28. 黄疸水肿

丁某，男，32 岁，江津人。全身发黄如橘皮色，目睛更为显著，腹部肿胀，阴囊肿如小儿头大，小便少极，色如黄栀子水，口苦，胸胀，不思食，肢软，头昏重，脉象两关弦滑有力，舌微黄厚浊苔，此中焦湿热郁蒸发为黄肿，拟芳香开中宫，淡渗利小便，苦以除湿热治之。

茵陈 15g	栀子 12g	广藿香 9g	厚朴 9g
白豆蔻 1.5g	半夏曲 9g	泽泻 9g	猪苓 9g
茯苓 9g	苍术 9g	白术 9g	佩兰 9g
六一散 15g	薏苡仁 15g	黄连 3g	黄柏 9g
通草 3g			

复诊：头昏重减轻，肿仍如旧，服原方 2 剂后再诊。

三诊：目黄，身黄渐退，纳谷较香，舌上浊腻苔亦减，但小便仍黄少，肿胀不消，原方去苍术、广藿香、黄连，加大腹皮、冬瓜皮各 12g。

四诊：黄退欲尽而肿胀不消，肿处手按起凹，系土被湿陷不能制水，脾病肾亦病也，水气成而将泛滥，予方攻其水。

甘遂 9g	大戟 9g	芫花 9g	莱菔子 9g
牵牛 9g			

上药研细为粉，每服 9g，1 日 2 次，早晚空腹，冷开水服。

五诊：服药 4 次，大便下水 10 余次，腹胀消退，阴囊水肿亦消，精神虽疲，但人觉畅快，停服上药。水虽消而湿未尽，脾气虚弱不能健运，法主以健脾除湿。

泡参 9g	白术 9g	茯苓 9g	甘草 3g
半夏曲 9g	陈皮 9g	白豆蔻 1.5g	栀子 9g
茵陈 15g	泽泻 9g	佩兰 9g	

上方守服 4 剂。

六诊：水肿黄疸俱愈。予以八味加药为丸以善其后。

生地黄 60g	山药 60g	山茱萸 30g	桂圆肉 25g
泽泻 21g	茯苓 30g	牡丹皮 21g	制附片 9g
肉桂 4.5g	栀子 15g	赤小豆 60g	薏苡仁 21g
怀牛膝 30g	白豆蔻 4.5g	佛手片 9g	

研细蜂蜜为丸，1 日 3 次，每次 9g

29. 单腹胀

罗某，男，47岁，江津城关人。单腹胀大如女人有十月孕也40余日，近日下肢亦肿，腹胀青筋暴露，小便少，服药肿胀不消，两关脉弱大而有濡象，舌微黄苔腻，此肝脾湿热内郁，水气不行，发为肿胀，拟先予醒脾宣化湿热，然后始予攻下行水之剂。

广藿香 9g	苍术 9g	厚朴 9g	泽泻 9g
薏苡仁 24g	半夏曲 9g	茯苓 9g	茵陈 9g
白豆蔻 1.5g	陈皮 9g	葱白 3g	佩兰 9g
栀子 9g	车前子 9g	郁金 9g	甘草 3g

复诊：服上方2剂后，舌苔黄腻较减，人觉舒畅一些，予以下方行水消胀。

甘遂 9g	芫花 9g	大戟 9g	莱菔子 9g
牵牛 9g			

研细为粉，早晚空腹9g，以泡参30g煎水冷却后吞药末。

三诊：服药后，日夜腹泻七八次，下水约一小桶，次日腹胀锐减，下肢肿亦消退，只踝以下尚有浮肿，今日进食较多，人呈痿软，病去过半，法当调补。

潞党参 9g	炒白术 9g	茯苓 9g	甘草 3g
当归 9g	川芎 6g	白芍 9g	黄芪 9g
肉桂 3g	熟地黄 9g		

四诊：今日腹又作胀，下肢肿加，系水邪未净，补嫌过早，继予原攻水方加泡参为60g煎水冷后吞药末，每次服6g。

五诊：水消已净。予以十全大补汤加泽泻、山药、佛手片、郁金，蜂蜜为丸1日3次，每次9g。

六诊：腹胀消已1个月，精神食欲正常。小便已不短少，仍主以十全大补为丸以善其后。

30. 偏中风案一

胡某，女，55岁，于1959年2月5日以突然中风抬来我院门诊，检查血压高达185/110mmHg，左半肢体失去知觉，舌强，说话不清，两脉弦大不和，面红，躁扰不安。余按血虚生风，肝阳上亢之理，以滋血养肝，重镇息风之法，书下方予之。1剂后，失觉肢体按之已稍有感觉，3剂能行动，乃继予原方2剂加重归芍为 24g，玉竹为 60g，诸症消失而愈。

玉竹 30g	钩藤 15g	当归 15g	白芍 15g
生地黄 15g	胆南星 9g	石决明 18g	川芎 9g
丝瓜络 9g			

水煎服，1 日 1 剂。

按： 本例偏风，血压颇高，且有舌强言謇等症，据现代学理言之，似属高血压之有轻微脑溢血或脑血栓形成现象者。脉形弦大，面红躁扰，实肝阳不潜，内风鸱张之象，舌强言謇者，风热灼液，痰阻少阳之络而然也。肝为刚脏，最喜柔养，是以古人有治风先治血之说，肝阳上亢，血虚失养故耳。本方以四物滋血，石决明、钩藤潜阳息风，丝瓜络、胆南星涤痰通络，重用玉竹者，以其性味甘平，滑泽多脂，善和肝脾而益气血，邹澍《本经疏证》谓其"通风热阻络，主中风暴热，不能动摇"，故方中终始重任此药为主，且于续方加倍用之，而收效亦遂如是之神且速也。

31. 偏中风案二

姚某，男，57 岁，江津人。左半身偏废已 7 日。初起时觉头昏心烦，继则半身失主，舌强说话不明，脉来弦劲而滑，舌绛而滑腻。此血虚生风，肝阳内动，兼之木旺脾伤，痰动夹风，血脉失调致偏左中风，治以养血息风，平肝理脾，化痰开结。年老病深，固非数剂所能速效。

当归 15g	钩藤 30g	玉竹 30g	白芍 15g
川芎 9g	竹茹 9g	生地黄 9g	胆南星 15g
茯苓 12g	半夏曲 9g	石菖蒲 4.5g	

4 剂后复诊：服药平稳，脉症同前，原方加味主治。

钩藤 30g	玉竹 30g	当归 15g	白芍 15g
竹茹 9g	生地黄 9g	川芎 9g	胆南星 15g
茯苓 12g	半夏曲 9g	陈皮 9g	石菖蒲 4.5g

生姜汁冲服，本方守服 5 剂再行诊断。

三诊：脉象劲减而尚有弦滑，说话较明，左半身渐有痛痒知觉，但尚不能行动，前法加以活络法。

| 鲜桑枝 24g | 丝瓜络 9g | 橘络 4.5g | 竹茹 9g |

陈皮 9g	玉竹 30g	钩藤 30g	当归 15g
川芎 9g	白芍 9g	生地黄 6g	胆南星 9g
天竺黄 6g	茯苓 12g	半夏曲 9g	生姜汁 7 滴

本方守服 10 剂再诊。

四诊：脉弦而不劲，已无生硬不和，手足已能自主，下床在屋中扶壁行走，舌有白苔微呈浊腻，方主养血息风，化痰活络。

| 玉竹 30g | 钩藤 30g | 当归 15g | 白芍 15g |
| 川芎 9g | 生地黄 15g | 胆南星 9g | 竹茹 9g |
| 丝瓜络 9g |

五诊：左半身业已活动，神智言语清楚，予方为丸，主以归脾加味，养其血脏。

玉竹 120g	高丽参 24g	黄芪 24g	当归 24g
白芍 24g	茯神 24g	远志 24g	酸枣仁 24g
桂圆肉 12g	木香 4.5g	白术 24g	胆南星 24g
甘草 9g

上方研细炼蜜为丸，每日早晚吞服 9g。

按：本病当责之于肝。肝藏血，在志为怒，体阴用阳。年老精血衰少则呈升发太过而阳亢，复加烦恼盛怒，遂致血之与气并走于上，又木旺土衰，湿聚痰生，木火灼津，痰热内蕴，以致血虚生风，肝阳上亢，痰湿痹阻脉络而见半身不遂，言謇，精神呆滞。正如《灵枢·刺节真邪》说："营卫稍衰，则真气去，邪气独留，发为偏枯。"方拟四物汤合钩藤以养血息风，竹茹、胆南星、茯苓、京半夏、石菖蒲、姜汁、天竺黄、桑枝、丝瓜络、橘络化痰开窍活络。慎守病机候症改善，拟归脾丸加味补养心脾，补气补血，遂竟全功。方中重用玉竹取其性味甘平，润泽多脂，正所谓"精不足者，补之以味"也。

32. 中风

刘某，男，65 岁，重庆人。代诉：昏睡不语 4 天。现症：患者于 3 日前头昏痛，全身酸痛，头重不能举，身重不能转侧，嗜卧昏不知人，口气重浊，二便失禁，有时循衣摸床，舌苔黄白而腻，脉滑而缓，呈重危病容，于 1959 年 7 月 2 日来我院治疗。处方：

京半夏 9g	茯苓 12g	陈皮 9g	瓜蒌壳 9g
枳实 6g	胆南星 6g	天竺黄 6g	佩兰 9g
连翘 9g	石菖蒲 3g	冬瓜仁 15g	黄连 3g
竹茹 6g	甘草 6g		

苏合香丸 1 粒口服。

连服 3 剂，神识逐渐清醒，诸恙若失，继续以原方化裁，共进 16 剂，患者食欲增加，恢复健康而痊愈出院。

按：本病属于中医学"类中风"之范畴，与"真中"有别，历代医家对此各有精确独到见解，并提出了有效的治疗法则。如河间主火，东垣主气，丹溪主痰，各具至理。本案从湿痰方面着眼，湿痰可以化热生风，故有神识昏迷的症状出现，因此采用温胆汤加减为主方，加服苏合香丸，使痰开热降神清爽而愈。

33.疯癫狂案一

袁某，女，16 岁，江津人。神经失常已数月，歌哭无常，打人，骂人，损坏器物，不知羞耻，经治无效。其母佣于其戚家，途适傅老出诊其处，偶经窗下，闻哭骂声甚而视之，发觉患者绳缚地上，手足颈均烂，不知痛苦，身上伤痕累累，询其母知家经济困难，服药又无效，不药已两月余，余为其诊治不取诊费，药亦为之设法。诊其脉滑急，舌尖红赤而苔黄，出气秽浊，双目无神，呈呆滞象，此痰热郁于中，清窍蒙蔽，法当化痰热，开清窍，清包热。

天竺黄 9g	胆南星 12g	京半夏 9g	陈皮 9g
茯苓 12g	甘草 3g	枳实 9g	炒竹茹 9g
栀子 9g	淡豆豉 9g	黄连 3g	黄芩 9g
石菖蒲 6g	姜汁 5 滴	竹叶心 20 茎	

守服 2 剂。

复诊：服药 2 剂后不缚人，亦较平静，也能入睡，但神智仍失常，书以下方熬膏，一日多次服。

青果 10 斤郁金 30g枯矾 30g

制法：将青果捶烂入锅久熬，麻布滤去渣，药汁浓煎成膏，待冷后加入郁金、枯矾末。

三诊：7 日而药尽，说话行动已逐渐正常，继上方为膏尽剂而愈，迄今 15 年未发。

34. 疯癫狂案二

叶某，男，19 岁，江津人。患癫疾，其叔邀余出诊，症见狂哮高呼，语多不伦，目转动不灵，脉滑有力而数，刚诊毕，病者举足即飞其一履，高搁其先祖神龛上，疾奔而出家，人尾追至小官山，病者即攀登城高约二丈，飞跃而下，侵入高粱叶中，入夜方归，观其脉症，知系痰迷热炽，先服汤剂清化痰热：

生铁落 60g　青果 24g　天竺黄 9g　胆南星 12g
黄连 6g　竹茹 9g　川贝母 9g　石菖蒲 5g
甘草 3g

复诊：服上方热势较减，未见明显好转，予礞石滚痰丸继服 3 日再诊。

礞石滚痰丸 150g，1 日 3 次，每次 15g。

三诊：服礞石滚痰丸后，连日便下痰液如牛涎甚多，病者思卧，不乱走乱说，诊得脉滑数已减，但病者不住呻吟，知攻防，伐后心中难过，热势退而呈困倦，礞石滚痰丸不再服，书清热化痰，开窍宁心之品予服。

朱茯神 15g　朱麦冬 12g　石菖蒲 9g　天竺黄 6g
竹茹 9g　胆南星 9g　甘草 4.5g　连翘 12g
栀子 12g　淡豆豉 6g　莲子 15g　黄连 3g
半夏曲 9g

四诊：人事清楚，行动语言如常，上方加郁金、高丽参各 9g 为丸而愈。

35. 虚劳

梁某，男，45 岁。1963 年 10 月 7 日入院。前数日咳嗽，痰血，潮热，气喘，近 2 日痰血不现，但喘咳尚甚，自感潮热，脉浮滑，舌苔白厚而润，方拟疏肺风邪，化脾湿热。

苏子 6g　竹茹 6g　冬瓜仁 15g　薏苡仁 15g
苦杏仁 9g　黄芩 15g　半夏曲 9g　陈皮 6g
厚朴 6g　瓜蒌壳 9g　枇杷叶 2 张　桔梗 6g
苏叶 9g　桑叶 6g　马兜铃 9g

二诊：服上方喘咳俱减。继上方去苏叶。

三诊：2 剂后喘咳渐平。继上方去苏子、苏叶、桑叶，加紫菀 9g，款冬花 9g。

四诊：喘咳减轻，眼花，头昏，痰多，舌红苔白，脉滑。

冬瓜仁 15g	薏苡仁 15g	苦杏仁 9g	半夏曲 9g
化橘红 9g	款冬花 9g	紫菀 9g	黄芩 15g
瓜蒌壳 9g	竹茹 6g	桔梗 6g	枇杷叶 2 张

五诊：病情如上，继上方去黄芩、瓜蒌壳，加山药 12g，沙参 9g，百部 9g，甘草 3g。

六诊：4 剂后病有减轻，予药 2 剂后天准备出院。

山药 12g	沙参 9g	百部 9g	半夏曲 9g
化橘红 9g	款冬花 9g	紫菀 9g	甘草 3g
竹茹 6g	桔梗 6g	枇杷叶 2 张	泡参 6g

36. 精虚下消证（糖尿病）

张某，男，30 岁，农民，永川县高滩乡人。因病于 1955 年 11 月 9 日来我院门诊求治，主诉素有梦遗症，久治未愈。近来无梦亦遗，不分白夜，滴出白色黏液甚多，经常打湿内裤，并伴口渴异常，饮虽多而渴如故，小便多至每日 40 余次，消谷善饥，精神疲困等。诊脉：两寸微浮而关尺细数，两寸尤甚。脉症合参，应属中医之消渴证中之精虚下消证，遂云：善饥而大便未至坚硬，治其下消则中消之象亦可自除也。给以封髓丹合六味地黄丸重加芡实为剂予服。

砂仁 4.5g	黄柏 15g	甘草 3g	生地黄 30g
山茱萸 15g	山药 15g	牡丹皮 9g	泽泻 9g
茯苓 9g	芡实 60g		

11 月 11 日复诊：患者自述，服前方 1 剂竟便、遗、渴等症均有所减轻，为了便于观察，乃收入住院治疗，检查小便：葡萄糖 12.5g%，仍守原方继服至 11 月 21 日，症状完全消失，复查小便葡萄糖减少为 1.2g%，痊愈出院，计前后 10 天中，共服药 8 剂耳。

按：本病起于遗精，继发消渴，显肾由水先亏而本相火浮，观其脉象，尤为可证。封髓丹乃固精要药，六味地黄丸于肾精不足，虚火上炎之消渴证治有殊功，重加芡实者，以其味甘无毒而气平，入足太少二阴，能益脾固精治小便不禁等症，尤与本病相宜。方与证合，故投之本病，得于短期取效也。遇者一得，希高明正之。

37. 结核性脑炎

柏某，女，21岁。1963年10月14日以初诊"结核性脑炎"入院。症见高烧，头痛，颈强，谵语，口渴，小便不通，大便能解，苔浊腻且干，脉数。

鲜芦根 60g	佩兰 9g	冬瓜仁 30g	栀子 12g
车前子 12g	木通 12g	川贝母 6g	青蒿 9g
薏苡仁 15g	滑石 18g	麦冬 15g	莲子心 6g
连翘 9g	酒黄芩 9g	甘草 3g	

二诊：体温下降 37.5℃，谵语、口渴减轻，头痛、项强痛亦较减，导尿管今早取去，明日即可见小便情况，人尚烦躁不宁，舌心黑褐，苔较厚腻，但较前天润一些。仍继原方。

三诊：头痛减轻，烦躁亦减，黑褐苔退欲尽，神智较前清楚，但小便尚不能自解，口苦。拟上方加莲子 30g，生地黄 12g，竹叶 9g，去莲子心。

四诊：3 剂后体温下降，神智清楚，近日因伤食，昨日腹泻较甚（吃煮鸡蛋及梨子、馒头），小便少仍不能自解，昨夜人不能支持，腹痛，口干，大便水夹粪便及黏液、不消化物，肠鸣，脉乏力，舌心苔较厚，微黄黑。

广藿香 9g	谷芽 15g	麦芽 15g	淡豆豉 9g
白术 9g	连翘 9g	栀子 15g	生地黄 12g
木通 9g	竹叶 9g	甘草梢 4.5g	建曲 9g

加糖浆 30mL。

五诊：今日情况有好转，泻减，精神较佳，拟上方去建曲加泡参 12g。

六诊：小便能解，人更清楚，两颧发赤，尚微作泻。上方去淡豆豉、栀子，加山药、川贝母。

七诊：2 剂后两颧红赤渐退，小便能解，人更清楚，唇润舌红，但腹尚作泻，本病已有转机，处方仍进原法。

八诊：2 剂后泻止，上腹有些作痛，针灸后减轻，小便清长，但解时尚作痛，人能起坐，下床解便，脉数而濡，舌苔黄厚较润。

泡参 12g	山药 15g	川贝母 6g	连翘 9g

茯苓 9g	白术 9g	泽泻 9g	陈皮 9g
生地黄 9g	木通 9g	竹叶 9g	甘草梢 4.5g
建曲 9g	栀子 9g		

九诊：4 剂后，病逐日减退，今日头有昏痛，上方加菊花 9g。

十诊：头昏痛减，上方用竹叶为 3g，用生地黄为 12g，去连翘不用。

十一诊：3 剂病减，方理脾胃：

泡参 12g	山药 15g	生地黄 15g	茯苓 9g
白术 9g	泽泻 6g	陈皮 6g	木通 9g
川贝母 6g	建曲 9g	栀子 6g	甘草 3g

十二诊：4 剂后，继上方加薏苡仁 15g，守 3 剂。

十三诊：11 月 18 日病愈，今出院，书方善后回家服用。

泡参 15g	山药 24g	生地黄 15g	茯苓 9g
白术 9g	陈皮 9g	泽泻 6g	木通 9g
川贝母 6g	建曲 9g	甘草 4.5g	竹茹 6g
桑枝 15g	白芍 12g		

2 日 1 剂，连进 10 剂。

38. 子痫后遗尿症

陈某，女，19 岁，永川人。患者 1963 年 9 月以"怀孕九月余，抽搐七八日，神智昏迷"而入院，经多方抢救而获安。产后一月多来，小便不禁，动则遗溺，床被下衣无干日，痛苦万状，西医检查膀胱无破损，经治疗无效。请余会诊，诊得六脉弦涩而两尺无力，舌苔微白，舌质不荣。中医辨证：肝郁血虚，肾虚不纳。法宜养血疏肝，补肾纳气。治主肝肾。

金樱子 15g	益智仁 9g	覆盆子 9g	芡实 30g
党参 15g	全当归 15g	酒白芍 9g	桑螵蛸 9g
柴胡 1.5g			

复诊：上方服 2 剂后遗溺症状减轻，动时亦有些微遗溺，继予原方 2 剂，重用益智仁 15g，覆盆子 15g，金樱子 21g。

三诊：遗溺情况好转，脉弦涩不甚，两尺亦较有力，痛苦面容消失，舌质渐荣，疗效显著仍步原法出入。

枸杞子 15g	益智仁 12g	覆盆子 9g	芡实 30g
党参 15g	当归 24g	酒白芍 9g	桑螵蛸 9g
柴胡 4.5g	金樱子 21g		

本方守服 4 剂，1 日 1 剂。

四诊：服药 8 剂之后，小便不禁情况消失，便溺如常人，六脉转和，然仍有弦而乏力之象，处方仍主肝肾为丸而出院。

当归 60g	白芍 24g	柴胡 4.5g	白术 24g
党参 24g	枸杞子 30g	芡实 60g	益智仁 30g
金樱子 60g	肉桂 3g		

上方研细，蜂蜜为丸，每日早晚空腹服 15g。

39. 失眠案一

高某，男，42 岁，住江津东门外。思想过劳，脑力损伤，更兼熬夜伤阴，饮食伤脾遂致失眠头昏，间或即眠亦多梦，消化失职，腹鸣，大便时下稀粪，更由于苦思影响睡眠，睡眠不好复影响消化，胃既不和，则又卧不安，水谷之精微吸收既少，失眠又继续伤阴，所以数月来头昏日甚，肌瘦神疲，不能支持做事，诊得六脉弦滑，舌边红绛，而舌心苔厚，津液不足，按思虑伤脾，病当责之肝脾。

明天麻 9g	刺蒺藜 9g	夜交藤 30g	香附 15g
建曲 15g	川芎 15g	栀子 15g	茯神 9g
石决明 15g	甘草 3g		

复诊：服上方 8 剂，睡眠较好，胸痞肠鸣减轻，头昏好转，病属内伤，因非数日可痊愈，继上法为丸。

| 明天麻 30g | 刺蒺藜 30g | 香附 45g | 茯神 30g |
| 建曲 45g | 川芎 45g | 栀子 45g | |

首乌藤半斤熬水，上药研细，首乌藤水滴为丸，如梧桐子大，每服 3 至 6g，1 日 3 次。

服丸药三料，病愈。

按：本例患者昼日劳倦必伤脾，脾伤则精血来源不足，复加劳心思虑，暗耗营阴，精血阴津俱亏，遂致肝旺。阴虚肝旺，卫阳浮游于外，不得内入交会于阴，故不得寐。肝旺复伤脾，脾虚则食少，胸痞，肠鸣，便溏诸证作矣。"胃不和则卧不安"，进而促进失眠加重，如是恶性循环，未有终时。综合脉症，显属阴虚，肝郁脾虚，阴虚则阳亢。拟平肝舒郁以潜阳，培土运中以健脾。因病程较长，故改汤为丸，汤者荡也，丸者缓也，缓缓治之，是从本也。

40. 失眠案二

胡某，男，38 岁，1978 年 4 月 18 日初诊。患者以失眠、头晕头痛、眠浅多梦、记忆力减退、注意力不集中为主诉就诊。自诉在学校读书时，因学习紧张，精神不佳，曾偶发失眠，以后逐渐加重，入睡困难，即使入睡，亦多梦眠浅易惊，甚则彻夜不眠，颇感苦恼。且现阴部湿冷，腰膝酸软，畏寒肢冷，常因饮食不慎，即出现脘腹痞满不适，便溏，舌红苔薄白，脉细弦。曾四处求医，屡服补肾壮阳、健脾药效不显。

辨证：肝肾不足，阴阳俱虚。

治法：调肝肾，益阴阳。

处方：

首乌藤 30g	珍珠母 30g	川芎 9g	香附 9g
刺蒺藜 15g	女贞子 15g	墨旱莲 24g	菟丝子 15g
枸杞子 18g	淫羊藿 24g		

二诊：服上方 4 剂后头晕好转，入睡较快，但眠浅多梦，余症状亦有所减轻。现胃脘不适，肠鸣腹胀，大便溏。舌脉同前，原方加川木香 9g，黄连 4g，4 剂，兼疏调胃肠气机。

三诊：患者喜颜入诊，诉睡眠明显改善，头晕消失，肠鸣、腹胀、便溏愈，余诸症亦悉减。效不更方，继服 6 剂，随访已能安然入睡，诸症亦随之消失。

按： 此患者久病症见明显虚象，用常法补虚而屡未见其效。傅老认为该患者久病不愈，情志不遂，肝郁疏泄失司，耗伤肝阴，导致肾阴亦亏虚，而致阴虚阳亢，阳浮游于外，不得入内交会于阴，故失眠，头晕。肝肾阴虚日久，随病情的发展，进一步损耗肾脏精气，损及肾阳，继而出现阴部湿冷，腰膝酸软，畏寒肢冷的阳虚证，转化为阴损及阳的以阴虚为主的阴阳两虚证，故其种种虚象，实乃肝郁不调所致。以自拟首珍汤调肝为主，加入女贞子、墨旱莲、菟丝子、枸杞子补肾益阴，再加入淫羊藿驾诸阴药而助肾气，釜底加薪以温肾阳，取其阳中求阴之意，共呈调肝肾、补阴阳之功。对于该病过程中出现的脾虚兼夹证，乃因肝郁影响脾之健运所致，治疗仍以调肝为主，肝调则脾自健，诸症乃愈。

41. 胃痞

王某，女，45岁，1978年9月15日初诊。患者胃脘不适6年，加重1周。追问病史，其夫在6年前患胃癌去世时，受精神打击，以后常反复出现胃脘部不适，曾多次做消化道钡餐、胃镜等检查，均未发现器质性病变，西医诊断为"胃神经官能症"，经中西医治疗效果不明显，此次一周前因家庭琐事烦心，胃脘不适加重，终日感上腹饱胀痞塞，食后更甚，无明显疼痛，时烦躁不安，叹气稍舒，伴失眠多梦，食欲差，大便时干时稀，小便正常，舌淡苔薄腻，脉弦。

辨证：肝郁克脾，胃（脾）失和降。

治法：调肝健脾和胃。

方剂：首珍汤合六君子汤加味化裁。

药物：

首乌藤30g	珍珠母30g	川芎9g	香附9g
刺蒺藜15g	太子参24g	茯苓15g	白术15g
陈皮9g	京半夏12g	川木香12g	佛手15g
黄芩15g	甘草6g		

4剂。

二诊：患者胃脘饱胀感明显好转，烦躁减轻，睡眠亦改善，然稍多食仍感胃脘部不适，叹气如故，二便调，舌脉同前。原方加藿香9g和胃气，继服4剂。

三诊：患者诉诸症基本消失，食欲亦增，效不更方，6剂而愈。

按： 胃神经官能症是以胃肠运动和分泌功能紊乱而无器质性病变为特征的综合征，有精神过度紧张或精神创伤等诱因起病，随情绪波动而诱发加重，且反复发作。本案属中医"胃痞"范畴，病位在胃，涉及肝脾两脏，正如叶天士所言"肝为起病之源，胃为传病之所"。肝胃之气相通，唐容川在《血证论》中指出："木之性主于疏泄，食气入胃，全赖肝木之气以疏泄之，而水谷乃化；设肝之清阳不升，则不能疏泄水谷，渗泄中满之症，在所不免。"该患者情志不遂，导致肝气郁结，疏泄失职，气机不利，乘脾犯胃，进而使脾胃健运失司，升降失常，而出现胃脘痞闷等症。肝郁不调乃其基本病机，脾胃的升降离不开肝的调节，故用首珍汤调肝，以疏达其郁，即叶天士所谓"凡醒胃必先制肝"，《素问·宝命全形论》曰"土得木而达"。再加六君子汤实脾，共取抑木培土之意，方中还内蓄二陈汤，意除湿运脾，以消中焦饮邪，合川木香、黄芩调胃肠气机，清中焦郁热，肝脾同调，对肝郁脾胃不和所致的痞闷等症即可应然而效。

42. 周围神经炎

王某，男，55岁。述一年来右半身由头至足麻木现紧似绳缚有刺痛感，活动费力，不能握笔，走路费力，右手无汗，睡眠饮食差。在外院怀疑"血管瘤"，多方治疗不效，近在川医检查，诊断为"右侧表浅血管阻塞，深部血管周围神经炎"。西医治疗无效，患者痛苦不堪，经人介绍，求治于傅老。症见右半身浮肿，大便干，小便较少，舌质红，苔薄白，脉细涩。

辨证：肝郁血瘀，闭阻经络。

治法：养血疏肝解郁，活血化瘀通络。

处方：

鸡血藤 24g	丹参 24g	赤芍 15g	白芍 15g
橘络 9g	丝瓜络 9g	首乌藤 30g	珍珠母 30g
刺蒺藜 15g	川芎 9g	香附 12g	当归 15g
柏子仁 24g	炒山楂 9g	甘草 6g	

服此方近20剂，右半身麻木现紧似绳缚现象减轻，刺痛感消，手能握笔，足能步履，面肿肢肿减轻，舌脉同前，原方加车前子12g，重用鸡血藤为30g，守方10余剂，顽证皆除。

按：周围血管炎西医治疗效果不佳，在中医亦属疑难杂症，傅老通过中医辨证认为应从肝论治，肝藏血，在体合筋，《灵枢·九针论》说的"肝主筋"和《素问·痿论》说的"肝主身之筋膜"，主要是由于筋膜有赖于肝血的滋养，肝血不足，筋失所养，可表现出肢体麻木、筋力不健、运动屈伸不利等症。该患者久病心情抑郁，肝气郁结，肝郁血虚，疏泄不及，导致血瘀，瘀阻经络，故出现身麻木，有刺痛感，活动不利。傅老以首珍汤疏肝解郁，加鸡血藤、当归、白芍养血；丹参、赤芍活血化瘀；橘络、丝瓜络宣通经络。全方共奏养血疏肝解郁、活血化瘀通络之功。傅老指出鸡血藤苦甘性温，归肝经，即能活血，又能补血，且具有舒筋活络之功，故予重用以尽全功。

43. 噎膈

曾某，男，83岁，1983年1月8日因"吞咽食物时梗噎不顺半年"就诊。患者半年前逐渐出现吞咽食物时梗噎不顺，某医院钡餐检查：疑为中段食道癌。经中西医治疗效果不显求治于傅老。就诊时

患者说话声重，述吞咽梗阻、欲吐，大便不成形，常咯白色稠痰，心累，动则气喘，脉沉滑，舌暗红，中有裂纹，两边轻度瘀点，苔薄白。

诊断：噎膈。

辨证：脾胃阴伤，津液不足，兼有痰瘀。

治法：滋养脾胃之阴，佐以化痰行气活血。

处方：

太子参 24g	茯苓 15g	陈皮 9g	炒白术 9g
京半夏 9g	藿香 9g	石斛 24g	糯米草根 30g
煅赭石 24g	荷叶 9g	郁金 12g	山药 25g

6剂。

1983年1月15日复诊：述服药后吞咽食物时梗噎不顺感、呕恶感稍减轻，余诸证亦减轻，守原方加玉竹 24g，半枝莲 30g。继服 15 剂。

1983年2月4日三诊：述15剂后吞咽食物时梗噎不顺感大减，基本无呕恶了，精神亦较前明显好转，予柴芍六君子善其后收功。

按：傅老治疗慢性病，主张"扶正祛邪，邪去正安"，强调顾护脾胃，认为许多疑难疾病，都可通过调治脾胃而获效机。本案噎膈属于本虚表实证，脾胃阴虚为本，兼夹痰瘀之邪为标，故治以滋养脾胃之阴扶正固本，佐以化痰行气活血祛邪治标而沉疴即起。

44. 乙型肝炎

谭某，男，50岁，成都人。1982年5月31日初诊。述自去年8月发现乙肝，经传染病医院住院治疗，于11月转阴。1个月后复查：麝香草酚浊度试验（TTT）7 IU，硫酸锌浊度试验（ZnTT）19 IU，谷丙转氨酶：110 IU/L，乙肝表面抗原（HBsAg）阳性。刻诊：背心疼痛不适，纳少厌油，口干欲饮，睡眠差，劳后右胁隐痛，便溏。舌红，苔薄黄，脉弦细，脉证合参

辨证：肝郁脾虚。

治法：疏肝健脾为主，辅以清化湿热，养血安神。

处方：

山药 24g	谷芽 24g	白芍 15g	柴胡 5g
茵陈 9g	郁金 9g	甘草 6g	首乌藤 24g

4 剂。

1982 年 6 月 6 日二诊：病情同前，厌油较显，上方加藿香 6g，苏叶 6g，板蓝根 24g，续进 8 剂。

1982 年 6 月 20 日三诊：服药后大便成形，食欲增加，厌油减轻，右胁隐痛亦减，背心仍痛。查舌红苔黄腻，脉弦数，原方加豆卷 24g，白术 12g，以增强健脾清化之力。守服 10 剂。

1982 年 7 月 2 日四诊：加荷叶 12g，以升清醒脾。守服 10 剂。

1982 年 7 月 23 日五诊：经传染病院复查，澳抗转阴，各项检验指标正常，遂书原方，嘱服半年。

按： 本例从初诊到澳抗阴转，前后不到两月，见效迅速。目前，中西医尚未有十分有效的方法和药物使澳抗转阴。在中医界，从抗病毒的角度，以清热解毒药物治疗者有之；根据 HBsAg 携带者血清中可查出一种与肝炎有密切关系的特异性抗原物质和细胞免疫功能低下的情况，提出的扶正固本，温补脾肾治疗者有之，但都在摸索之中。

对本病的认识，傅老提出应当遵循中医学之固有理论，从整体辨证入手，以现代医学诊断为参考，"观其脉证，知犯何逆，随证治之"。反复告诫我们，不要受"病毒"的束缚，不假辨证地选用"对号入座"的药物，如清热解毒一类。舍本逐末，势难取效。根据该患者的临床表现，傅老辨其为肝郁脾虚，丝毫不带"乙肝"这个先入为主的看法，不因此而印定眼目，这是能够迅速取得疗效的基础。"治肝当先实脾"，本案治疗重用山药、谷芽健脾醒脾，山药味甘归脾，液浓益肾，既补脾气，又益脾阴，益肾又可养肝；谷芽消食和中，健脾开胃，又禀春生夏长之气，可生发肝胆；柴胡、白芍疏肝解郁；郁金乃血中气药，功能行气解郁活血；茵陈清肝利胆，兼理肝脾之郁；苏叶、藿香具强烈芳香气味，能开胸膈，醒脾气，又能和胃以散气滞，伍以清热、除湿、解毒之板蓝根、豆卷，养血安神之首乌藤标本同治，病证兼顾，可谓工也。

45. 黄疸

林某，女，54岁，成都人，1981年10月14日初诊。述脘痛半月，7天前出现黄疸，经省医院化验检查：尿胆红素（++），碱性磷酸酶70 IU/L，黄疸指数（血清总胆红素）60 μmol/L，谷丙转氨酶200 IU/L，凡登白氏试验快速定量7.0mg；蛋白电泳：总蛋白7.7g，清蛋白46.4g，$\alpha_1$3.3，$\alpha_2$15.9，$\beta_1$14.6，$\beta_2$19.9。诊断：阻塞性黄疸。

现症：面目肌肤发黄，溺如浓茶，右肋压痛，胃脘胀痛，食少嗳气，口苦心烦，吐蛔一条，神疲乏力，大便干燥，数日未行。舌质红，灰白腻苔，脉弦数，沉取有力。

辨证：肝胆湿热郁滞，且夹蛔虫为患。

治法：疏肝利胆，通腑安蛔。

处方：

乌梅9g	黄连5g	花椒3g	金钱草30g
茵陈24g	郁金9g	黄芩12g	木香9g
枳实9g	金铃炭12g	酒大黄9g	甘草6g

服药12剂，大便通，黄染转浅，因感寒，原方去乌梅、花椒、酒大黄，加荆芥9g。

1981年10月30日复诊：服药两剂，感冒愈而大便复闭，予疏利通降。

金钱草40g	满天星9g	茵陈24g	郁金12g
木香9g	枳实9g	金铃炭12g	酒大黄9g
茯苓12g	黄连3g	鸡内金6g	

1981年12月日三诊：服上方40余剂，脘肋胀痛消失，饮食增加，每餐能进2两，呕吐止，溺色转淡，大便不成形，每日1至2次。效方不变，继续守服。

1982年1月8日四诊：黄疸消退已尽，小便色清，精神转佳。守服原方至6月11日痊愈。

按：阻塞性黄疸，类似中医学之"黄疸"，其发病机理，总因肝胆气机郁结，湿热壅滞使然。胆为中清之腑，以通降下行为顺，若因肝气失于条达，胆气不得通降，湿遏热郁，胆汁外溢，浸及肌肤，则发为黄疸。胆热则口苦心烦；胆气犯胃则胁痛，呕逆；气滞则脘痞。推寻其根，乃一"郁"作怪。针对一

"郁"字，傅老在治疗上立足于"通"，坚持"六腑以通为用"的原则，使用疏肝利胆，泻热通腑法治疗，不被药后"大便不成形"的表象所惑，"通"法一以贯之。

有一点应加以说明，本案使用"通腑"这个概念，是指通降胆腑，而非阳明胃肠之腑。据现代药理证明，泻下药与清热药相伍（如酒大黄、黄芩、黄连），能促进肝脏大量分泌胆汁，引起有力的排胆汁活动，从而体现出消除阻塞的作用。今时医、病两家，视通下如虎者，不乏其人，殊不知通下法，在辨证适合的情况下，乃"去其所害，而气血自生，借攻为补"之良法也。南宋张从正说："《内经》一书，惟以气血流通为贵，世俗庸工，惟以闭塞为贵，又只知下之为泻，又岂知《内经》之所谓下者，乃所谓补也，陈莝去而肠胃洁，癥瘕尽而营卫昌。不补之中，有真补者存焉。"亦即人们常说的"破字当头，立也就在其中了"。

四、儿科医案

1. 支气管肺炎

王某，男，1岁半，永川人。小孩气喘，心烦不宁，口唇干裂，高烧40℃，面呈垢色，住院2日烧热不降，气喘不平，势已濒危。邀中医会诊，诊得脉滑而数，指纹青紫而滞，舌苔起刺，舌质红赤而未绛。病系肺胃之热盛伤阴，风痰热之浊邪不化。法当养阴清凉肺胃，清化痰热，生津降逆。

薄荷 4.5g	杏仁 4.5g	鲜芦根 30g	甘草 4.5g
麦冬 12g	苏子 1.5g	竹茹 4.5g	川贝母 4.5g
冬瓜仁 18g	天竺黄 3g	黄连 1.5g	瓜蒌壳 4.5g

复诊：服2剂后烧热退，气喘渐平，人较安静，舌上刺退津回，指纹青紫较活动，病已转机，法当继进。

原方去天竺黄、黄连、苏子三味，加款冬花 4.5g。

三诊：烧退气平之下，尚作咳嗽，痰黏滞，指纹青紫渐退，舌润津回，精神犹萎靡，法当清养肺胃，化痰镇咳。

明沙参 6g	麦冬 9g	竹茹 4.5g	薄荷 4.5g

续表

| 芦根 30g | 杏仁 3g | 川贝母 3g | 瓜蒌壳 3g |
| 冬瓜仁 15g | 山药 4.5g | | |

四诊：诸症俱平，上方去薄荷、杏仁，加款冬花、大豆卷，1 剂而出院。

2. 支气管肺炎并发脑症状

黄某，男，1 岁，资平乡人，门诊号 7-34138。

患儿于 1957 年 1 月 7 日因抽风、惊厥、呼吸急促来专区医院儿科门诊就诊。

检查：体温 37.3℃，心搏速，肺全部粗型干湿性啰音，颈项微强直，克匿格征（﹣），腹膨胀无压痛，血常规：白细胞 $32.5 \times 10^9/L$，中性粒细胞 0.84，淋巴细胞 0.16。西医诊断：支气管肺炎（或可能发生脑炎），给以急救及磺胺类药物，注射青霉素油剂，次日体温升高至 39℃，喉间痰鸣，两眼不动，抽风，项强直，干呕，治疗如上。下午病更转历，四肢厥逆，抱至中医科求治。体温 39.7℃，诊得脉数，舌苔黄浊，指纹紫黑，侵入三关，下午烧热更高，气喘抽风，呻吟不止，喉中痰鸣，囟门隆起如鸡卵，心中难过，目直视，时现惊抽，口干渴，小便黄少。处方：

薄荷 4.5g	杏仁 4.5g	石膏 24g	甘草 3g
钩藤 4.5g	知母 6g	竹叶 4.5g	黄连 3g
玄参 4.5g	冬瓜仁 15g	僵蚕 6g	金银花 9g
连翘 9g	全蝎 3g	粳米 1 撮	

1 月 9 日复诊：体温 38.8℃，囟门肿大已消，抽风停止，烧热尚甚，面色发红，呼吸急促，神智尚未全清，处方依前法治肺兼治脑。

石膏 30g	杏仁 6g	薄荷 6g	知母 6g
竹叶 4.5g	粳米 1 撮	甘草 3g	乌犀角 3g（磨冲）
黄连 3g	全蝎 3g	僵蚕 3g	玄参 9g
冬瓜仁 15g	龙胆草 4.5g	金银花 9g	连翘 9g

1 月 10 日三诊：脉数减低，尚有弦数，舌质红赤，舌尖尤甚，烧热已尽（37℃），厥逆亦回，前方去犀角加生地黄 9g。

1 月 11 日四诊：神智清楚，体温正常，昨夜肠鸣腹痛，下药水样水液便甚多，今晨气喘促已大平，拟原方用石膏为 12g，去竹叶，加重生地黄为 15g。

1 月 12 日五诊：昨半夜微有烧热，唇尚焦燥口渴，小便如浓茶，大便少，口吐黏涎不断。

生地黄 9g	知母 3g	玄参 6g	石膏 15g
杏仁 4.5g	竹叶 4.5g	僵蚕 4.5g	黄连 3g
冬瓜仁 15g	连翘 4.5g	金银花 9g	甘草 3g

1月16日六诊：上方2剂后诸症俱愈，但夜中有啼哭，拟原方加麦冬9g，灯心草3g。

1月19日七诊：上方2剂，夜中平静酣卧达旦，脉息正常，纹呈红紫，上方重加山药、荷叶梗而愈。

3. 粟粒性肺结核

李某，男，1岁，江津人，门诊号7-34992。

高烧10余日，体温39.9℃，咳嗽气喘，鼻扇，腹泻，大便有黏液而粗糙，喉中痰盛，夜间烧热如焚，思食但吞咽不下，势已危殆，于1957年1月21日来专区医院儿科诊治。检血：白血细胞$3.35 \times 10^9/L$，中性粒细胞0.41，淋巴细胞0.59。透视：两肺有小点状阴影散在，右肺上中部并有稍浓之片状斑影。意见：粟粒性肺结核可疑。西医儿科诊断：粟粒性肺结核。服药并无好转。于1月22日转中医科治疗，体温39.7℃，诊得脉形细数，指纹青紫，舌苔薄而枯，两侧现黄，舌质红绛，气喘鼻扇，呻吟不止，书予下方以养阴清热，肃肺化痰，不分次数频服，以挽危势。

青蒿 9g	石决明 12g	川贝母 4.5g	生地黄 4.5g
鲜芦根 30g	冬瓜仁 15g	薏苡仁 15g	薄荷 1.5g
杏仁 1.5g	化橘红 1.5g	甘草 3g	

1月23日复诊：前方服后入夜较平静，烧热降为37.3℃，呼吸尚喘促，口渴，食仍不下，舌上津液较回，脉仍细数，但应指较明显，似病已有转机，处方仍步前方。

川贝母 9g	生地黄 9g	青蒿 9g	石决明 15g
冬瓜仁 15g	薏苡仁 15g	鲜芦根 30g	薄荷 4.5g
杏仁 4.5g	甘草 3g		

1月24日三诊：烧热退净，体温36℃，喉中痰少，现干咳，呻吟气促，鼻翼扇动，鼻孔干燥，精神萎靡，指纹青紫稍减，舌上津液亦回，苔黄渐退，拟前

法入以益脾理肺之品。

山药 9g	款冬花 6g	川贝母 9g	青蒿 6g
石决明 15g	薏苡仁 15g	冬瓜仁 15g	鲜芦根 30g
薄荷 9g	杏仁 6g	甘草 3g	生地黄 9g

1月25日四诊：呼吸喘促渐平，鼻翼扇动亦微，能进乳食，但喉中现哽状，遍身出现瘀疹，于前法轻用青蒿加入疏托清透解毒之品。

荆芥穗 4.5g	牛蒡子 9g	川贝母 9g	青蒿 3g
石决明 15g	薄荷 6g	鲜芦根 1 尺	杏仁 6g
生地黄 9g	冬瓜仁 15g	薏苡仁 15g	山药 9g
款冬花 6g	甘草 3g	鲜荷叶半张	

1月26日五诊：斑疹仍现，微有气促，吮乳气不哽滞，指纹不滞已活动。

川贝母 4.5g	化橘红 4.5g	青蒿 6g	甘草 3g
葛根 4.5g	石决明 15g	牛蒡子 9g	生地黄 9g
薄荷 4.5g	杏仁 4.5g	薏苡仁 15g	冬瓜仁 15g

1月28日六诊：斑疹已退，小孩日夜停静，食欲渐振，精神渐旺。

牡蛎 9g	玄参 4.5g	川贝母 4.5g	冬瓜仁 15g
化橘红 4.5g	青蒿 4.5g	甘草 4.5g	石决明 15g
生地黄 4.5g	薄荷 4.5g	杏仁 4.5g	牛蒡子 4.5g
薏苡仁 15g	山药 15g	夏枯花 15g	

1月29日七诊：诸病俱平，继予养阴清肺化痰开结之法，予药 2 剂，书方一纸，回家调养。处方同上，去薄荷、牛蒡子。

4. 脊髓前角灰白质炎

龙某，女，7 个月，住天香街。患儿持续发烧体温在 39.2℃～40℃之间，右下肢麻痹不能直立，软如棉絮不能活动。血常规：白细胞 $14.6×10^9$/L，淋巴细胞 0.52，中性粒细胞 0.48。西医诊断为"脊髓前角灰白质炎"，服药未见显效。于 7 月 5 日转保健所治疗，病日加重，于 7 月 16 日复来我院中医科就诊，诊得脉来弦数，指纹紫滞，腹泻一日多次，大便夹黄水，右下肢瘫痪，肌肉削脱，消瘦已极，口渴心烦，小便黄臭，舌尖红赤，予以葛根芩连合芍药甘草汤加味治之。

葛根 6g	黄连 3g	黄芩 4.5g	白芍 6g
甘草 3g	防风 4.5g	白术 4.5g	连翘 4.5g
藿香 4.5g	谷芽 6g	麦芽 6g	薄荷 4.5g
木通 4.5g			

7月17日复诊：服上方平稳，体温 38.7℃，发烧已逾半月不退，又在保健所治疗也不退，腹泻无次，水样便，小便黄少，右足仍瘫痪，心中烦，不吐，不思食，舌尖红赤，舌苔粗黄。

茯苓 4.5g	泽泻 4.5g	猪苓 4.5g	白术 4.5g
生地黄 4.5g	竹叶 4.5g	甘草梢 3g	黄连 3g
佩兰 4.5g	防风 4.5g	谷芽 4.5g	麦芽 4.5g

7月18日三诊：烧热较减，仍予原方。

7月19日四诊：腹泻虽减，小便增多，但烧热仍不退，目光无神，心烦，手足逆冷，鼻孔黑干无涕，口干津液少，舌尖红赤，舌苔粗黄，舌心苔微带黄黑色，口渴不辨药味，力饮不休，脉数无力，于前法益以淡养脾阴之药。

黄精 15g	山药 9g	白术 4.5g	泽泻 4.5g
猪苓 4.5g	茯苓 4.5g	广藿香 4.5g	黄连 3g
生地黄 4.5g	木通 4.5g	竹茹 3g	谷芽 4.5g
麦芽 4.5g	薄荷 4.5g	佩兰 4.5g	

7月20日五诊：昨夜人较安静，但烧热不退，体温 39.6℃，病仍险峻。原方加天竺黄 4.5g 进服。

7月22日六诊：发烧较减，体温 38.4℃，继服原方。

7月24日七诊：体温 37.4℃，接近正常，便次已少，大便亦干，手足厥回，心烦顿减，唯舌心苔尚黑，继上方加冬瓜仁 15g。

7月27日八诊：脉静身凉，厥回后右足亦渐能搭力，拟原方加玉竹 15g，桑寄生 9g，全蝎 3g，守服 3 剂而愈，于 9 月 3 日因生疮来中医科服清热扫毒药，小孩完全恢复健康，病家不胜感谢。

5. 扁桃体炎

方某，女，1岁，江津人。患儿高烧嗜睡，烦躁不安，大便时稀时干，咽部充血，扁桃体充血肿大有分泌物，检血：白细胞 11.6×10^9/L，淋巴细胞 0.27，中性粒细胞 0.73，经儿科西医诊断为扁桃体炎，予以油剂西林、磺胺嘧啶、安呐咖等药物治疗，烧热不退来中医科治疗。体温 38.7℃，喉头、口腔满起白色溃疡作痛，啼哭，扁桃体肿大发红，不能吮乳，指纹浮紫，脉现滑数，舌质红，舌苔黄起红点，津液枯。此风热之邪内侵，兼之阴伤势炽之候也。予以辛凉解表，养阴清热为法。

天竺黄 4.5g	连翘 4.5g	金银花 4.5g	薄荷 4.5g
荆芥穗 4.5g	桔梗 4.5g	牛蒡子 4.5g	鲜芦根 30g
生地黄 12g	僵蚕 4.5g	麦冬 9g	川贝母 4.5g
生白芍 4.5g	牡丹皮 4.5g	淡豆豉 4.5g	谷芽 3g
山楂炭 3g	甘草 3g		

外用冰黛散吹口。

6 月 19 日复诊：高热已平，体温 36.8℃，口腔白块逐渐消退，扁桃体红肿亦消退大半，夜中停静入睡，拟原方去天竺黄、淡豆豉，加玄参 4.5g。

6 月 20 日三诊：烧退之后，扁桃体及喉头口腔白块亦消退也，但舌苔厚浊不消化，尚心烦，指纹紫不甚。

生地黄 4.5g	连翘 4.5g	薄荷 4.5g	防风 3g
薏苡仁 15g	杏仁 4.5g	冬瓜仁 15g	谷芽 6g
麦芽 6g	山栀子 4.5g	木通 4.5g	甘草 3g

6 月 22 日四诊：诸病俱愈，精神食欲亦振。治宜调整肠胃，养阴液，去余热。

生地黄 9g	山药 9g	谷芽 6g	麦芽 6g
连翘 4.5g	栀子 4.5g	木通 4.5g	薏苡仁 15g
冬瓜仁 15g	甘草 3g	佩兰 4.5g	麦冬 4.5g

6. 小儿疳

刘某，女，1 岁。患儿肌瘦已极，无具人形，面如猴，声如猫，腹胀，头部生疮，耳心化脓，服药久而不效，诊得脉弦细，数而乏力，纹青紫，舌质红赤，舌心苔脱，舌上起红星，病系脾胃阴伤，而心肝之热毒复炽，疳气已成，惊风将至也。治宜淡养脾胃之阴，泻肝导赤。

沙参 4.5g	黄精 12g	白术 4.5g	生地黄 4.5g

木通 4.5g	竹叶 3g	甘草 3g	龙胆草 4.5g
栀子 4.5g	黄连 1.5g	山药 6g	防风 4.5g
荆芥穗 4.5g	土茯苓 6g	谷芽 6g	麦芽 6g
连翘 4.5g			

复诊：服药无不良反应，只觉精神渐佳，但头部疱疮累累，转外科擦药，于前方加杭菊花 9g，川贝母 4.5g，守方继服。

三诊：守服前方 6 剂后，诸症俱减，小孩身体逐日转好，今继服用前方。

四诊：上方服 4 剂后辍药，病愈已 1 个月，小孩声音转洪，肌瘦渐丰满，唯近四五日精神稍差，予下方 1 剂而愈。

黄精 9g	山药 9g	茯苓 9g	泡参 4.5g
甘草 3g	菊花 4.5g	生地黄 4.5g	龙胆草 4.5g
谷芽 4.5g	麦芽 4.5g	薄荷 4.5g	白术 4.5g
麦冬 4.5g			

水煎分 4 次服。

7. 牙疳

刘某，男，1 岁半，江津人。患儿身体肌瘦已极，腹胀，发烧，牙龈腐烂，出气臭如死蛇，指纹紫黑，脉来滑数，经服中西药数日不效，牙齿腐烂加速加甚，病系肺胃伤阴，热毒内蕴，牙疳之候已成。

生地黄 9g	麦冬 6g	石斛 9g	藿香 4.5g
葛根 4.5g	薄荷 4.5g	山药 4.5g	甘草 3g
谷芽 6g			

水煎守服 2 剂，外吹冰黛散，1 日 3 次。

附：冰黛散方：梅花冰片 9g，青黛 9g，马勃 9g，麝香 0.15g。

制法：上药马勃炕干，合冰片、麝香、青黛研极细纳瓶储听用。

复诊：牙龈牙根腐烂虽停止发展，但见效不显，原方加石膏 15g，守服 2 剂，仍吹冰黛散。

三诊：牙龈腐烂已愈近半，口气腐臭亦轻，尚微兼烧热，继上方加减。

生地黄 9g	石斛 9g	薄荷 4.5g	麦冬 7.5g
葛根 4.5g	山药 6g	石膏 15g	山栀子 4.5g

地骨皮 15g

四诊：体温正常，出气不臭，牙龈已基本痊愈，继服上方。

五诊：牙龈痊愈已 6 日，但近日大便燥，出气浊，头部生疮，小孩气性甚大，进以养阴清肺胃而愈。

生地黄 9g	玄参 6g	麦冬 9g	白芍 9g
牡丹皮 9g	薄荷 6g	石斛 9g	石膏 12g
谷芽 9g	山药 12g		

8. 吐奶

代某，男，1 个月。于 1964 年 4 月 18 日来院中医科治疗，初诊症见：出生后一直吐奶，身体消瘦，面色无华。

广藿香 1.5g	黄连 1.5g	薄荷 1.5g	谷芽 3g
麦芽 3g	沙参 1.5g	僵蚕 1.5g	防风 1.5g
半夏曲 1.5g	白芍 1.5g	甘草 1.5g	

4 月 28 日复诊：吐奶有很大好转，面色红润，仍服前方 2 剂，愈后未来。

五、外科医案

1. 疔疮走黄

李某，男，31 岁，住江津皂角树街。1945 年 3 月初诊。诉虎口生疔，人恶寒发热，骨痛头昏，遇江湖医误服表药，致疔疮走黄，一夜间，全身俱肿如吹胀，脉气如游丝，牙关紧闭，神志不清。其妻哭，挽余设法救治，余曰："疔疮散毒证已成危候，用药是否可愈，当无把握。"突忆先父松涛公治愈胡饶锴疔疮散毒危证一例，拟其法，急书方命人从速取药，守其煎药，药好后用铁器拨开牙关，嘱病家尽量不断喂服。当夜天尚未明，病人呻吟数声，其声凄厉，举室俱惊，其妻急叩余家，求余诊治，急披衣随往，诊视之余谓其妻曰："是病已有转机也，不死而能呻吟，气息渐壮，可望生还。"书原方剂取药喂如前法。下午肿势渐消，思粥食也，继服 2 剂而愈。

一方：菊花 60g，金银花 60g，红花 12g。

煎服法：水薄煎温服。

二方：鲜野菊花叶三至五斤。煎服法：将野菊花全草分束缚如核桃大一束一束的，加足够水浓煎一药杯和蜂蜜不断喂服。

2. 白疕（银屑病）

张某，女，15岁，学生，阿坝州人。门诊病历号 050361。1982 年 8 月 9 日初诊。诉 1981 年 1 月起，全身泛发大小不等之红点，形如疹疥，瘙痒难耐，抓之则翻起白色皮屑，经当地医院予青、链霉素、维丁胶性钙等治疗，后改服激素至今。其间，曾找藏医治疗，服藏药后，头部发昏，全身皮肤发红，迅速融合成片。鉴于久治无效，当地医生建议赴蓉检查诊治。

刻诊：患者颜面红赤，形如满月，右脸庞尤大。躯干、四肢浮肿，浑身如朵朵丹云，高出皮肤，扪之碍手，奇痒。红色退处，皮肤屑起。如是反复发作，无休无止。头上白屑最多，头发夹杂其间，如蚕丛，揭之如片片雪花，纷纷落下，每晚落屑一合手之多。患者两手震颤，时发痉挛，几致不能握笔，膝以下肤色紫红，小腿常牵引掣痛，肘、膝关节部因搔痒用力抓伤，以致影响关节屈伸。头昏心烦，性急易怒，饮食减少，二便自调，月经正常，舌质红，中后部苔黄，脉象沉细。合脉从症，按血分热毒论治。予祛风活血，清热解毒法。

菊花 30g	防风 12g	白芷 9g	地肤子 30g
蒲公英 30g	金银花 30g	泽泻 15g	酒大黄 9g
红花 5g	炒山楂 9g	首乌藤 24g	珍珠母 24g

4 剂。

地肤子 30g	蛇床子 30g	防风 15g	白芷 15g
牡丹皮 15g	赤芍 15g	黄柏 15g	花椒 10g

煎水外洗，忌食肥甘腥腺。

二诊：头面、胸背皮屑显著减少，瘙痒顿止，腰以上疹疥基本消失。颜面及全身浮肿消退，皮肤色泽渐趋正常。手颤，痉挛，小腿拘急，关节屈伸不利诸恙悉平，心中烦躁亦减，患者叙述时，不禁笑逐颜开。但腕关节至指端皮肤干红，迭起白屑，伴有干痛，上方加黄柏 9g，再进 4 剂。

三诊：肢端干痛消失，皮屑减少，唯膝下肤色未变，背部尚有少量散在皮损点。原方再进 4 剂。

四诊：诸症痊愈，与初诊时判若两人。患者自述，于就诊前一天曾吃青椒炒肉，致下肢出现皮损点，屑起，瘙痒。本穷寇宜追，除邪务尽的原则，增加养血活血，凉血散血之品以巩固疗效。

牡丹皮 9g	栀子 9g	当归 15g	白芍 15g
豆卷 24g	茯苓皮 24g	冬瓜皮 24g	菊花 9g
忍冬藤 60g	红花 5g	防风 9g	白芷 9g
黄柏 9g	泽泻 9g	炒山楂 9g	甘草 10g
香附 9g	佩兰 9g		

4 剂。

按：白疕，又名蛇虱。《医宗金鉴·外科心法要诀》对其发病原因、主要症状记载甚详，其歌曰："白疕之形如疹疥，色白而痒多不快，固由风邪客皮肤，亦由血燥难外荣。"本例患者，家居川西高原，其地多风寒、岚瘴厉气，其民嗜食牛羊腥臊。过食腥臊动风发毒之物，郁久化热，壅滞营血，复加外邪客于皮肤，内外合邪，壅遏血络则皮肤泛发红点；热毒燥盛，营血耗伤，肌肤失养则皮肤屑起，瘙痒；筋脉失于濡润，故手指痉挛震颤，小腿拘急。本病初起可选用防风通圣散、搜风顺气丸祛风润燥，清热解毒。医者不察，却予激素长期服用。肾上腺皮质激素，从中医理论认识，其性属纯阳之品，本病证属实热，又予纯阳之品治疗，助纣为虐，此一误也；藏药多用辛热之物，服之无异火上添油，此再误也。两番失误，徒资热毒，使营血愈燥，病情转重。《内经》曰："必伏其所至，而先其所因。"傅老详察病因，认为营血之燥，乃热毒熏灼所致，热毒不清，营血终无宁日。治疗中，紧紧抓住热毒壅滞血分这个基本矛盾，予祛风活血，清热解毒药上下同治，表里分消，故疗效显著。其中酒大黄一味，傅老用之以降泄亢盛之阳，应手取效。酒大黄清解血分流毒，古人有"亢盛之阳，非此莫抑"之誉，信甚。

患者长期服用激素，心烦性急而躁，傅老用首乌藤、珍珠母养之平之。首乌藤甘平养心安神，煎水洗疥癣，皮肤瘙痒有效；珍珠母咸寒平肝潜阳，其体富含碳酸钙，有抗敏抗痉的功用。于此可见病员能在短期内获效，与选药精当，亦不无关系。

3. 猫眼疮

曾某，男，52岁，万县干部，门诊病历号 044072。1982 年 5 月 19 日初诊。

述 1980 年在重庆医科大学附属医院诊断为类风湿性关节炎伴肾脏损害。多次尿检：蛋白（＋），红、白细胞少许，管型亦见。现症：四肢、臀部起紫红色斑丘疹，皮下硬节，瘙痒，发于指、趾关节者疼痛。上、下肢关节肿胀疼痛难忍，行动几废，指关节变形，难以屈伸，下肢关节疼痛严重时不能行走，足跟痛楚，不忍履地。口中干苦，小便时黄，大便溏。长期依赖激素维持，不能稍撤。成都中医学院附属医院诊断亦倾向于胶原性疾病。舌尖红，苔微黄滑，脉滑数无力。

辨证：风湿损伤肝肾。

治法：祛风除湿，调补肝肾。

处方：

当归 15g	白芍 15g	熟地黄 24g	山药 24g
炒酸枣仁 15g	茯苓皮 24g	泽泻 9g	桑寄生 24g
骨碎补 24g	夏枯草 24g	益母草 24g	薏苡仁 24g
忍冬藤 24g			

服上方 8 剂，关节肿胀，足跟痛略见好转，上方加菟丝子 15g 续进。

6 月 14 日复诊：尿检：蛋白：（＋＋），红细胞 4～10/HP，上方加牡丹皮 12g，冬瓜皮 24g，海风藤 12g，服至 8 月 2 日。尿检：蛋白（＋），红细胞 2～7/HP，脓细胞 5～10/HP，上皮细胞少许。结节性斑丘疹减少，关节疼痛胀楚明显减轻，能支持活动。再服 13 剂。

8 月 16 日三诊：皮损消失，瘙痒止，关节活动自如。尿检：蛋白（＋），红细胞 0～4/HP，脓细胞 0～8/HP，上皮细胞：少许。患者感觉治疗效果显著，提出返回单位工作，遂书方常服。

忍冬藤 24g	蒲公英 24g	芡实 24g	金樱子 24g
生地黄 24g	山药 24g	山茱萸 12g	泽泻 9g
土茯苓 12g	牡丹皮 9g	黄精 24g	菟丝子 15g
墨旱莲 15g	女贞子 15g	白术 15g	佛手 12g

按：本例从症状辨析，类似中医之"猫眼疮"。《医宗金鉴》对其典型症状曾有记载："痛痒无常无血脓，光芒闪烁如猫眼。"顾伯华主编之《中医外科临床手册》将其分为风寒与风湿热两型，认为严重者可伴见内脏病变。本病或因风寒，或因风热侵及人体，或由湿热内蕴，郁于肌肤，外发则为结为斑，日久损伤内

脏，特别是涉及肝肾。盖肝主身之筋膜，肾主骨藏精，故多见关节肿痛与肾失封藏之蛋白尿。本病虚中夹实，治疗颇费神思，祛风湿有伤阴之弊，滋肝肾恐助邪为患。傅老把握病机，详审邪正消长而进退之，祛邪不伤正，扶正不助邪，机圆法活，故而收效。

4. 斑秃

谢某，男，6岁。门诊病历号0019512。1982年7月5日初诊。圆形脱发两年余，经多方医治，时有好转。近半年来，脱发越来越严重，方药无效。其父年方而立，亦头发稀疏，不泽易落，面容憔悴。现症：头顶偏左8cm×4cm秃块，其余部位大小不等之秃块7处。面色少华，身体瘦弱，一贯偏食，至今未改，舌质略红，苔微黄，脉细。

辨证：禀赋不足，阴血亏虚。

治法：培养先天，滋补阴血。

处方：

制首乌 15g	熟地黄 15g	黄芪 6g	当归 6g
枸杞子 6g	菟丝子 6g	女贞子 6g	墨旱莲 6g
黑豆 15g	黑芝麻 15g	茯苓 15g	

10剂。

8月16日二诊：新发基本长出，逆抚之刺手，如抚棕毛刷一般，胃纳尚差，舌略红，苔白，脉细滑。拟增加剂量，巩固疗效。

制何首乌 21g	熟地黄 21g	黄芪 10g	当归 10g
菟丝子 12g	枸杞子 12g	女贞子 12g	墨旱莲 12g
黑豆 20g	黑芝麻 20g	建曲 9g	茯苓 9g

上方服至23剂，除头顶有1cm×2cm未长发外，余皆长出，色渐转黑。

10月18日三诊：新发长齐，有的色黑，有的色微黄。因患儿夜间肛痒，有蛲虫爬出，为书8月16日方加驱虫药予服。

按：斑秃，又名圆形脱发，俗称鬼剃头。其症大多表现为局限性脱发，严重者遍及全头，终生不复再生。中医根据"肾者，主蛰……其华在发"和"发为血之余"的理论，认为本病乃肾精不足，阴血亏损所致，治当滋养肾精，补血生发。盖发为肾之外候，《素问·上古天真论说》："女子七岁，肾气盛，齿更发长。""丈夫八岁，肾气实，发长甚更。"肾之精气充足，则头发生长迅速而润泽，反之则易落难生而枯竭。傅老治疗此病，主张从先天不足立论。提出先天不足则发之生机不充，治疗多以固肾益精，驻容颜，乌须发之制何首乌、熟地黄、枸杞子、菟丝子、黑芝麻、黑豆、女贞子、墨旱莲以培养先天生机；又本发为血余的理论，认为精不足者血亦有亏，所以复用黄芪、当归益气以生血。先天复，阴血足，何愁发不生焉。本案用谷芽、麦芽、建曲、茯苓者，因患儿偏食，用之以消食化积，健脾运中，且可滋气血之化源也。

5. 瘿瘤

吴某，女，67岁，退休工人。门诊病历号24015。1981年5月发现左侧颈部长一包块，于成都市某医院诊断为：甲状腺腺瘤。经用西药治疗无效，遂来我院就诊。1981年6月12日初诊。颈部左侧甲状腺区有一椭圆形包块，约2cm×3cm大，皮色不变，质地柔软，无压痛，表面光滑，边缘清楚，随吞咽上下移动，伴烦躁口苦，动则心悸，双手麻木，咽中有痰阻，胃纳欠佳，大便不实，舌质红，津少，舌边现紫，苔微黄腻，脉细弦滑。

辨证：痰火凝结，气血阻滞。

治法：清热化痰，软坚散结，佐以行气活血。

处方：

夏枯草24g	牡蛎24g	玄参15g	香附9g
忍冬藤24g	连翘15g	牛蒡子5g	丹参15g
薏苡仁24g	赤芍15g	海藻24g（洗去盐）	川贝粉6g（冲服）

上方或加瓜蒌清热化痰，或配郁金、柴胡疏肝解郁，共服56剂。

8月28日复诊：脉瘤已明显缩小至0.7cm×1.2cm大，心悸，口苦，烦躁，双手麻木均消失，食欲增进，大便正常。唯因感冒出现头昏鼻塞，流清涕，气紧，上方去香附、薏苡仁，加荆芥9g，防风9g，祛风解表，加桔梗、芦根清热祛痰利咽。

9月4日复诊：服上方6剂，感冒已解，腺瘤进一步缩小，仅0.5cm×0.8cm大，余无不适，舌质红，苔黄腻，脉弦滑，仍守前法。

牡蛎24g	玄参15g	川贝粉6g（冲服）	桔梗9g
夏枯草30g	连翘12g	忍冬藤24g	芦根24g

海藻 30g（洗去盐）

服上方 18 剂后，查甲状腺腺瘤已消尽。嘱继续服用一段时间，以巩固效果，至今未反复。

按：甲状腺腺瘤属中医瘿瘤中的肉瘤，是良性肿瘤，若治疗不及时，也有发生癌变的可能。从患者病史中得知，其人素来性情急躁，又因爱人工作不遂心，长期忧郁恼怒。本人退休后思念故乡，所欲不遂，时时发气，致肝郁化火，灼津为痰，痰火上逆，积于颈部，阻隔经络，发为瘿瘤。肝郁化火，则烦躁口苦；营阴暗耗故心悸；肝气郁结，脾虚失运，水湿不化，故胃纳食少，大便不实；痰湿痹阻，故手麻，咽中痰阻，舌边色紫；舌质红，少津，苔黄腻，脉细弦滑，为阴虚痰热互结之象。故主以消瘰丸化裁以滋阴降火，清化痰热，软坚散结。方中牡蛎咸寒，软坚散结，益阴潜阳；玄参苦咸微寒，滋阴降火，凉血解毒，治肿痛；川贝母辛平，化痰散结。为了促进瘿瘤消散，故加海藻、夏枯草助牡蛎清热消痰，软坚散结，增忍冬藤、连翘、牛蒡子、薏苡仁助川贝母清热化痰，散结；加香附、丹参、赤芍行气活血散瘀。以上各药均散结消肿，药性偏于寒凉，合用可清热化痰，消瘿瘤。因病在于上，故配以银翘散中的金银花（忍冬藤代）、连翘、芦根、桔梗、牛蒡子等清化之品以散热结，解毒气，有轻以去实之能。二方配合用之，故消瘿瘤之效较为满意。本例仅用药 80 剂，则瘿瘤全部消尽。嗣后又坚持服用原方以善后。经追访，至今未见复发。

6. 脱肛症

任某，女，48 岁，江津麻柳乡人。主述：患脱肛症 20 余年。经常直肠脱出，每到春冬两季更为严重，出血滴沥，不能行坐，痛苦万分，今冬发作更为剧烈，黄水长流，浸湿内裤。于 1958 年 12 月 5 日来我院门诊中医科求治，诊脉芤虚而数，乃以东垣补中益气法加入收涩、益血、清血之品予服。

党参 15g	白术 15g	黄芪 15g	当归 15g
升麻 9g	柴胡 9g	金樱子 15g	牡蛎 15g
槐花 15g	地榆 15g	阿胶 15g（蒸化冲服）	
五倍子 9g	甘草 3g		

连服 3 剂后，平时直肠已不脱出，只于解便时脱出而已，继服原方数剂后，解便时亦不脱出，且能行长路 30 余里，坐长途汽车如常人，乃再以原方加重剂

量为丸予服，以杜其复发之机也。

按：《难经》云："病之虚实，入者为实，出者为虚。"肛门脱出，显属虚证，但虚中又有夹热夹寒之不同，当于治虚法中审其所夹之症，加入对症之药，方为合拍。本病例病经 20 余年，脉象芤虚而数，乃虚中夹热之证，故投以补中固脱，益血清血之剂，遂应于取效。久病痼疾，审证既明，处方投药，尤贵专贵久，所谓守方长服，以竟全功，若见初服效微，动辄更张，必将愈驰愈远，失其故步矣，狂瞽之言，方家谅之。

7. 梅毒

胡某，男，24 岁，江津石油公司干部。1955 年 5 月 18 日初诊。主诉：头前额痛，由低处抬头时头晕厉害，遗精、盗汗 3 个月，伴眼睛雾，视力不明，舌赤无苔，脉细。化验检查：血康氏反应阳性。诊断：梅毒。予防风通圣散加土茯苓（酒大黄、薄荷、麻黄、栀子、赤芍、连翘、甘草、桔梗、川芎、当归、石膏、滑石、黄芩、苍术、防风）。

复诊：三花散加土茯苓（菊花、红花、金银花、甘草、防风）。

三诊：丹栀逍遥散加贯仲、金银花、地榆、荆芥（共煅炭同熬），当归、白芍、柴胡、白术、茯苓、香附、佩兰、甘草。

四诊：银花甘草汤（金银花、甘草、土茯苓）。

五诊：归脾汤加土茯苓（归脾合剂 60mL 加土茯苓 30g 冲服）。

以上 5 次处方服后，症状减轻，康氏反应仍为阳性，继续轮转服用以上五方，每日 1 剂共 25 日，患者症状逐渐消失，视力增强，精力恢复，检查血康氏反应仍为阳性。于 6 月 18 日再次检查血康氏反应、波氏快速反应均为阴性。

以上 5 方曾治疗梅毒患者 10 余人，均有同等疗效。

按：傅老 1964 年曾撰写《十例隐形梅毒治愈经验总结》一文，因历史原因，现已遗失，甚是遗憾。现仅收集该案例资料，可供参考。

8. 破伤风

廖某，男，32 岁，农民，住院号 1785。1964 年 6 月 4 日入院，抬来人代述，6 月 1 日开始出现腰痛，发热，汗出，全身不适，至昨日即出现全身强直，头项、四肢、腰部均不能屈伸转动，口噤张不大，不能进食，食则下肢、下阴等处掣痛难受，痛时即发热汗出。查：左脚小趾有一湿糜状伤口，伤口能张约一横指大，苔粗黄，舌质红，口干，三日未进食，不知饥，今日小便一次，色黄，脉居中部而缓，未现抽搐。拟疏风活血、解痉祛毒为法。方以祛风活血散加减。

天南星 6g	粉葛根 24g	僵蚕 9g	白芷 9g
当归 6g	荆芥穗 9g	防风 9g	苏木 9g
甘草 3g	羌活 9g	红花 9g	天麻 9g
白芍 15g	蝉蜕 15g		

连服 2 剂，患者病情改善，食欲增进，感饥饿，发热、汗出减少，仍强直，四肢活动稍有点好转，口噤只能半张，抽搐，苔薄白，脉缓。治以祛风解毒、镇静活血为法。

天南星 9g	僵蚕 9g	当归 9g	赤芍 15g
防风 9g	羌活 9g	天麻 9g	蝉蜕 15g
蜈蚣 2 条	全蝎 6g	钩藤 12g	朱砂 3g
白芷 9g	黄酒 2 两		

药后平稳，抽搐较前频低。方用参芪祛风活血散加减。

嫩芪 12g	泡参 12g	当归 6g	川芎 6g
赤芍 15g	天南星 9g	蝉蜕 18g	全蝎 9g
僵蚕 9g	独活 9g	天麻 9g	白芷 9g
白附子 9g	朱砂 3g	黄酒 1 两	

连服 4 剂，病情逐日好转。

上方去朱砂加生地黄 18g，白芍 12g，连服 12 剂情况良好。

上方加玉竹 30g，连 3 剂痊愈出院。

附：傅老用加减摄风散治疗新生儿破伤风 7 例的处方内容及随证加减

处方：白僵蚕、全蝎、炙蜈蚣、钩藤、生甘草、朱砂（细末兑服）、麝香（细末兑服，初起或轻症可不用或少用）。

方解：方中白僵蚕、全蝎、蜈蚣祛风解毒镇痉，钩藤清热解痉，朱砂镇静安神，麝香辛窜开窍，善能维护心力。此方堪称配伍甚佳的祛风解痉之剂。

加减法：兼风寒，症见面青，鼻塞，舌质淡，苔薄白，加苏叶、防风，取其辛温表散，使毒素由体表汗腺排泄，从而可以缓痉。兼风热，症见面赤，目赤，鼻干，舌质红，苔薄红，加菊花、桑叶、连翘、蝉蜕等品，取其辛凉祛风，解毒泄热。热痰壅滞者加天竺黄、竹沥清热豁痰，清心利窍；小便短赤者加川木通、山栀子；腹满大便秘结者加枳实、瓜蒌仁、枳实辛苦健胃开痰，瓜蒌仁甘寒滑润导滞，二药合用，可奏涤痰、缓下之功，对于毒素所引起的火郁热结，亦起疏泄作用，从而更缓解其痉挛；抽搐缓解，面色㿠白、汗多去白僵蚕、炙蜈蚣、麝香，加沙参、玉竹、白芍、山药等四味甘淡柔敛之品，用于本证后期以淡养脾胃，柔敛经脉，以资固正肃邪。

9. 烧烫伤

杨某，男，23 岁，未婚，工人。1964 年 5 月 23 日因水蒸气烫伤四肢、右面部、右胸部及会阴部入院。查体：体温 36.5℃，脉搏 70 次 / 分，呼吸 20 次 / 分，发育良好，营养中等，神志清楚，四肢、右面部、右胸部及会阴部烫伤，心肺正常，腹部正常。烫伤情况：

部位	面积	深度
头面	6%	Ⅰ°
上肢	右 9% 左 9%	Ⅰ° ~ Ⅱ°
下肢	右 18% 左 18%	Ⅰ° ~ Ⅱ°
胸部	9%	Ⅰ° ~ Ⅱ°
会阴	1%	Ⅱ°
总面积	70%	

诊断：大面积烫伤 70% / Ⅰ° ~ Ⅱ°。入院即当抬入手术室进行清创术，以后体温持续上升高达 40.5℃，脉搏 104 次 / 分，呼吸 25 次 / 分，血常规：白细胞 2.355×10^9/L，分叶单核细胞 0.84。西医进行补液、输血治疗，患者仍高热不退，为防止败血症，又给以青霉素、四环素等抗生素治疗，患者体温仍在 39℃ 左右，部分皮肤渗出少许绿色分泌物，四肢疼痛剧，难以忍受，大声呻吟，西医治疗病情好转不大，故请余会诊。

症见患者神志清楚，深感伤处皮肤灼痛，口干唇焦，欲饮冷水，不思食，舌质红，苔黄，脉数。治疗以清热、解毒、生津为法，方以银花甘草汤合黄连解毒汤加味治疗。

金银花 15g	生甘草 9g	连翘 12g	黄芩 9g
黄连 6g	黄柏 6g	栀子 9g	生地黄 24g
牡丹皮 12g	石斛 24g	天花粉 9g	芦根 30g

煎 500mL 频服。患者服药后，脉数较轻，体温稍降，仍口干，伤处皮肤灼痛，舌质红赤，仍前法出入，上方金银花用 30g，牡丹皮 15g，石斛 30g，连服 4 剂。患者体温仍高，精神尚好，饮食较佳，但表情仍有痛苦感，四肢灼痛，尤以两下肢灼痛较剧，创面分泌物化验培养检查有变形杆菌生长，患者下肢腘窝部的纱布上有绿色分泌物渗出，故考虑绿脓杆菌感染。口干较前好转，苔白薄，舌质红赤。

金银花 30g	甘草 9g	黄连 9g	黄芩 9g
生地黄 24g	玄参 9g	麦冬 12g	艾叶 6g
绿矾 6g	天花粉 12g		

连服 2 剂。

患者体温下降到 38.3℃，仍口干，双下肢皮肤灼痛，饮食及精神尚佳，苔黄而干，舌质红，脉数。上方连服 5 剂，并外用中药将创面湿包，中间放塑料管处敷油纱布，再以纱布和纱布棉垫包扎，从塑料管注入中药药水约 120mL。

外用中药处方：

| 艾叶 60g | 绿矾 60g | 黄连 15g | 桉叶 120g |
| 川军 30g | 茶叶 30g | 地榆 30g | |

将口服、外用药同时用上，患者体温逐日下降，大小便均正常，饮食精神尚佳，苔白厚，舌质红，脉数。下肢皮肤灼痛减轻，创伤较以前大有好转，仅有少许脓性分泌物，上肢创面大部分结痂，两下肢脓性分泌物亦较前有明显减少，创面新鲜。仍以清热，解毒，益阴为法。

金银花 30g	甘草 9g	黄连 9g	黄芩 9g
生地黄 30g	玄参 15g	天冬 15g	麦冬 15g
艾叶 4.5g	绿矾 4.5g	沙参 15g	玉竹 15g

连服 2 剂情况良好，体温 37.5℃。

继续中药外用。患者情况进一步好转，体温 37.5℃左右，苔薄白，舌质红，

但较前稍淡一些，脉微数。两上肢及右下肢创面全面结痂好转，左下肢约有 4%
未愈合，但无脓性分泌物，创面新鲜。

生地黄 30g	玄参 24g	天冬 15g	麦冬 15g
沙参 15g	玉竹 15g	甘草 6g	金银花 15g
艾叶 3g	绿矾 3g	黄连 4.5g	黄芩 9g

连服 5 剂。

患者体温完全正常，双下肢无压痛，自己下床活动，精神、食欲均好，所有
创面全部愈合，血象在正常范围内，心肺无异常发现，苔薄，质正常，脉平和，
于 1964 年 7 月 3 日痊愈出院。

患者住院期间经青霉素、链霉素、四环素、金霉素、呋喃坦啶等西药及中药
内服、创面湿包、输血补液等各方面治疗疮面已全部痊愈。上述治疗，中药起决
定性作用，尤其中药创面湿包效果非常好，脓性分泌物很快被吸收，创面很快愈
合，今后遇此类病例，可以导用。

六、常用独特方剂

1. 首珍汤

组成：

首乌藤 24g	珍珠母 24g	香附 9g	刺蒺藜 15g

川芎 9g。

主治：肝郁不调。

按语：首珍汤是傅灿冰经过多年临床实践总结的经验方，省其组方之意，
乃袭丹溪"越鞠"之法。丹溪重郁致病，而诸郁之首，实为气郁。肝气抑郁，
可导致血、痰、火、湿、食诸郁，虽有六郁之征，实为肝气抑郁而致。"越鞠"
以五药治六郁，诸法并举，重在调理气机。《丹溪心法·六郁》云："血气冲和，
百病不生，一有怫郁，诸病生焉。故人身诸病，多生于郁。"首珍汤组方即本于
此义，以调肝见长。方中药物均归肝经：首乌藤和肝养血，有使机体阴阳协调
的作用；珍珠母平肝潜阳，二药相伍，针对肝阳常有余，阴常不足，且肝郁易
化热伤阴的特点，有育阴潜阳之功；刺蒺藜平肝疏肝解郁，香附疏肝理气解郁，

针对肝性喜条达而恶抑郁的生理特点，二药相伍，疏肝解郁之功倍增；川芎活血行气开郁，为"血中之气药"，针对肝主疏泄和藏血的生理功能，具通达气血的功效。又珍珠母平肝能降，川芎性辛能升，首乌藤行经络、通血脉，刺蒺藜平肝抑亢，香附调气疏达，方中有升有降，有疏有抑，组方严谨，重在调理肝脏的阴阳平衡，气血调和，顾其肝体阴而用阳的特性，有疏肝解郁、行气调血等功效，体现了疏肝解郁的调和法则，广泛用于各种疑难杂病的治疗，疗效颇佳。

首珍汤的基本病机是肝郁不调。肝郁不调可引起气机郁滞，或升降无度，或出入失节，使脏腑气血遭受其害，变生百症。《柳州医话》称"肝为百病之贼"。《读医随笔》云"医者善于调肝，乃善治百病"。傅老在运用该方时善于在不同病证中寻找共同病机，故"首珍汤"的临床运用极为灵活，并不拘于一病一证，在多种病证中，又非泥于一方一药，其适用范围甚广。因为肝郁不调的病变，常常累及其他脏腑经络，其征象虽见于他脏，但其病变之根本仍在肝，故凡以肝郁不调为基本病机者，如神经官能症、更年期综合征、梅尼埃病、高血压病、特发性水肿、胃及十二指肠溃疡，慢性胃炎以及肝胆系统等疾患，运用本方灵活加减化裁，均能收到满意的疗效。如高血压病属肝郁耗伤肝阴，肝阳上亢者，予首珍汤去辛温走窜之川芎，防其再助阳升，加二至丸等补肾阴药以滋水涵木，乙癸同调，再佐以怀牛膝，一则补肾，二则引上归下，车前子助怀牛膝引阳下行，共收平肝滋肾之功；对特发性水肿，以宣肺、健脾、补肾等常法屡治无效者，傅老认为此乃肝失调达、肝郁脾虚所致，以首珍汤解肝郁，加陈皮、川木香、佛手、茯苓皮、冬瓜皮等行气健脾之品亦收奇功；治疗梅尼埃病，傅老认为肝脏功能失常是其发病的重要因素，肝失疏泄，肝气郁结是其病理核心，以首珍汤调肝为主，临证随病机灵活加减化裁，疗效显著；再如男子遗精、女子带多清稀等辨证为肝郁不调所致者，用首珍汤易珍珠母为牡蛎，随症加入山药、薏苡仁、莲子、金樱子、芡实等品亦获良效。可见临证不论疾病如何纷繁复杂，只要抓住肝郁不调的基本病机，以首珍汤调理肝脏功能，即可收异病同治之功。

附验案二则：

案一，钟某，男，49岁，1978年7月6日初诊。主诉：胃脘不适多年，加重月余。自述食欲一般，但食后感觉饱胀、痞塞，无明显疼痛，时烦躁不安，叹气稍舒，眠差多梦，大便不爽，尚成形，小便正常，舌淡苔薄滑，脉沉弦滑。

诊断：胃痞。

辨证：肝郁脾虚。

治法：调和肝脾。

方剂：首珍汤加味

药物：

首乌藤 24g	香附 9g	刺蒺藜 15g	川芎 9g
珍珠母 24g	泡参 24g	茯苓 15g	陈皮 9g
京半夏 9g	谷芽 15g	广木香 5g	黄芩 12g
甘草 3g			

按：方用首珍汤调肝，以疏达其郁，肝调又能助脾土运化，再合六君子汤去白术加谷芽以助运化、益脾阴、实脾土，取培土抑木之意。全方还内蓄二陈意除湿运脾，以消中焦饮邪，对脾胃不和的痞闷等症即可应然而解。合广木香、黄芩调胃肠气机，清中焦郁热，共奏肝脾同调之功。患者服药 4 剂后，诸症明显好转，继上方加减 10 余剂而愈。可谓药症相合，效如桴鼓。

案二，陈某，女，49 岁，1978 年 3 月 2 日初诊。患者以头晕头痛、失眠多梦伴心悸心累 1 年就诊。自述平素性情急躁，近 1 年来，开始出现头晕头痛、失眠多梦，伴心悸、记忆力减退、烘热汗出、潮热面红、胸胁不适、月经紊乱。经中西医治疗未见明显效果而逐渐加重。现胸胁胀闷，时烦躁易怒，时焦虑忧郁，伴腰膝酸软，口干苦，纳差，面色苍黄不泽，舌红，苔薄黄少津，脉细弦数。

诊断：绝经期前后诸症。

辨证：肝郁心脾俱虚，肾阴不足。

治法：先调肝益脾，解郁清热，后滋养心肾。

方剂：首珍汤加味。

药物：

首乌藤 30g	珍珠母 30g	川芎 9g	香附 9g

| 刺蒺藜 15g | 牡丹皮 9g | 栀子 15g | 丹参 15g |
| 薄荷 9g | 佩兰 9g | 谷芽 24g | |

4 剂。

二诊：头晕头痛明显减轻，睡眠较前好转，感心情舒坦，食欲亦随之改善，舌红，苔薄白，脉弦细，上方去牡丹皮、栀子，加太子参益气滋阴，继服 4 剂。

三诊：诉头晕头痛消失，情绪稳定，睡眠好转但眠浅易惊，时心悸，舌脉同前，仍调肝为主，佐以安神宁心以治，方用首珍汤加太子参 24g，白术 15g，当归 9g，黄芪 15g，炒酸枣仁 24g，茯神 15g，远志 6g，甘草 6g，4 剂。

四诊：药后诸症悉减，仍宗调肝之法，上方加女贞子 15g，墨旱莲 24g 滋肾，6 剂而诸症除。

按：中医之"绝经前后诸症"，翻阅前人医案，多从补肾入手。傅老认为妇女绝经前后，虽有肾气渐衰，冲任二脉亏虚，天癸渐竭之候，但古人亦有"妇人善怀而多郁""百病皆生于气，而于妇人尤甚"等论述，妇女每多心烦、抑郁，情志不遂致肝失疏泄，肝郁不调。本案病机复杂，累及多脏，傅老独辟蹊径，从肝入手，认为此乃病本在肝，累及心、脾、肾所致，辨证为肝郁心脾虚，肾阴不足。治疗时抓住肝郁不调的基本病机，以首珍汤调肝为主贯穿治疗的始终，先调肝益脾，解郁清热，待郁解热清，再佐以宁心安神滋肾之品而收功。可见其在治疗中，谨守病机，主次分明，而疗效卓著。

2. 养血滋肾汤

组成：

制何首乌 30g	黄芪 24g	当归 12g	菟丝子 15g
枸杞子 15g	熟地黄 20g	女贞子 15g	墨旱莲 15g
黑芝麻 24g	黑豆 24g		

主治：斑秃。

按语：傅老自 20 世纪 50 年代开始，承先父治疗脱发的经验，自拟经验方滋肾补血汤，滋补肝肾，调补气血，临床运用对斑秃的治疗累累有效，曾治愈患者数百例，一般脱发疗效亦好。

斑秃多见于青壮年，临床以头发突然成片脱落，常不明原因突然发生，多数无自觉症状，往往一夜之间头发脱落数片，脱发区成圆形或不规则圆形，脱发面积大小不等，无白屑为主。现代医学对斑秃的发病机理尚未完全清楚，多认为与自身免疫或遗传有关，精神因素亦是诱发或加重本病的原因。中医学称斑秃为"油风"，俗称"鬼剃头"。《外科正宗》谓："油风乃血虚不能随气荣养肌肤，故毛发根空，脱落成片，皮肤光亮。"《诸病源候论》谓："足少阴肾经之经也，其华在发，冲任之脉为十二经之海，谓之血海，其别络止唇口，若血盛则荣于须发，故须发美；若血气衰弱，经脉虚竭，不能荣润，故须发薄。"傅老根据中医理论，认为肝藏血，发为血余，肾藏精，其华在发；发源于血，其根在肾，肝肾亏虚，气血不足不能荣养肌肤，故毛发成片脱落。另外，肝郁气滞血瘀、风热血燥亦可导致脱发，但脱发实由血虚、肾虚所致。

傅老在治疗该病时强调从肝肾入手，自拟经验方滋肾补血汤，其中制首乌、熟地黄、黑芝麻入肝肾经，能补肝肾、益精血而生发；女贞子、墨旱莲滋养肝肾之阴；黄芪、当归调补气血；菟丝子、枸杞子滋肾补肝；妙在一味黑豆，色黑为肾之谷，入肾，具补肾、养血、乌发之功，《本草纲目拾遗》言其："服之能益精补髓、壮力润肌，发白后黑。"诸药合用，滋养肝肾，调补气血，以治其本，杜其发病之源。另嘱斑秃患者每日用热水早晚各洗头一次，并用生姜切成薄片擦脱发处之皮肤，直至局部有发热感，每日擦 2 ~ 3 次，以起到促进局部血液循环，改善毛囊球部之血液供应，促进头发再生。同时生姜还有祛风和局部杀菌作用。服药期少食辛辣之品，忌肥皂、发膏洗头。临床治疗一般服药半月见效，守方服，少则 1 个月，多则 3 个月而获良效。

慢性脱发患者常伴有头昏，目眩，失眠，多梦，健忘，心悸，腰酸疼痛，胸闷太息，疲乏无力或月经延期等，仍可用上方加减。兼夹有头昏，目眩，失眠，多梦，健忘，心悸者，可选加桑椹 15g，酸枣仁 15g，首乌藤 24g，珍珠母 24g；风盛血燥者以生地黄 20g 易熟地黄，加菊花 9g，牡丹皮 9g；气滞血瘀者加赤芍 9g，川芎 5g；凡头部瘙痒者加地肤子 24g；慢性脱发不成片者加胡桃肉 7 枚，党参 10g，白术 10g，茯苓 12g，酸枣仁 12g。

附验案两则：

案一，陈某，男，26 岁，某部解放军战士，未婚。就诊日期 1978 年 6 月 20 日。

患者在就诊前 2 周，不明原因一夜之间突然头发大片脱落，即在所在部队医院就诊，诊断为"斑秃"。为此患者精神紧张、焦虑，来我院就治。询问病史，患者近 1 个月来，经常感觉头昏头痛，记忆力减退，心悸，失眠多梦，疲乏无力，纳差。查体：脱发面积约占总面积的三分之一左右，脱发分布不均，面积大小不等，脱发处皮肤光滑，比正常头皮稍低，舌质红，苔少，脉细弱略数，二便正常。四诊合参。

诊断：斑秃。

辨证：肾阴偏虚兼肝血不足。

治法：滋养肾阴，调补肝血。

方剂：养血滋肾汤。

方药：

制何首乌 30g	黄芪 24g	当归 10g	菟丝子 15g
枸杞子 15g	熟地黄 24g	女贞子 15g	墨旱莲 15g
黑芝麻 15g	黑豆 30g		

另嘱患者每日用热水早晚各洗头一次，并用生姜切成薄片擦脱发处之皮肤，直至局部有发热感，经以上治疗 2 周，患者前来复诊，见脱发处已有发长出，其他症状亦有改善。嘱患者继续上述治疗 2 周。2 周后患者遵医嘱来复诊时，头发全部长出，恢复正常，其他症状明显好转。

案二，刘某，男，30 岁，丹巴云母矿工人，1985 年 9 月 7 日就诊。患者诊前半月，因坑道作业劳累过度，突感头发大片脱落，即到矿医院诊治，诊为斑秃。患者十分忧虑，遂来我院就诊，患者头发大部分片状脱落，脱落成不规则圆形，面积大小不等，以帽遮羞，并感头昏，腰膝酸软，记忆力减退，失眠，心悸，疲乏无力，舌红苔少，脉象细数。证属肝肾不足，偏阴虚。投滋肾补血汤治之，并嘱早晚用热水洗头，生姜片涂擦。服药 7 剂毛发停落，少数脱发处茸毛渐生，复诊带药，方返矿。继服 30 余剂毛发长出，恢复正常，其他症状明显好转。年余来蓉致谢时已满头乌发。

3. 参丹饮

组成：

| 太子参 24g | 丹参 15g | 鸡血藤 24g | 全瓜蒌 24g |
| 薤白 9g | 京半夏 12g | 郁金 15g | 酸枣仁 24g |

首乌藤 24g

主治：冠心病。

按语：傅老认为冠心病的关键是本虚标实同时存在，本虚根于心肾，即心气虚，肾精亏损，标实不外七情、寒湿、饮食不适等导致的气滞、血瘀、寒凝、痰浊等引起脉络痹阻，血瘀是冠心病的实质。冠心病治疗应立足于本虚，并贯穿论治的始终，从气阴两虚、心阳不足、痰凝气滞血瘀立论，以益气养阴、活血化痰开痹法标本兼顾治疗冠心病。临床每多虚实互见，以自拟参丹饮为基础方随症加减治之，收益甚捷。

傅老喜用太子参，认为其为平补气阴两虚之佳品；丹参、鸡血藤、郁金活血化瘀，行血通络；薤白苦泄痰浊，散阴寒之凝结而温通胸阳；全瓜蒌、京半夏化痰行气；酸枣仁、首乌藤归心经，养心阴。偏气阴虚选加西洋参、玉竹、莲子、麦冬、五味子、枸杞子、生地黄、墨旱莲、柏子仁；心阳不足选加红参、桂枝、炙甘草、白术、茯苓、附片、黄芪、淫羊藿；气滞选加枳壳、川芎、丝瓜络、降香、香附、佛手、香橼；痰凝选加橘络、茯苓、陈皮、茯苓、川贝母、葶苈子；兼有痰热加黄连、胆南星、浙贝母、竹茹；血瘀选加赤芍、川芎、红花、延胡索、桃仁、苏木、山楂；寒凝选加荜茇、石菖蒲、苏梗、桂枝；有脾胃症状选加白豆蔻、佩兰、藿香、谷芽等芳化运脾之品；兼外感加藿香、苏叶。

附验案：

沈某，女，67 岁。阵发性左胸疼痛史 10 余年，常反复发作，近加重 5 天，于 1988 年 3 月 17 日就诊，症伴气短头昏，心悸，潮热自汗，口干，舌质紫暗而干无苔，脉结代。心电图提示：心肌缺血，窦性心律不齐。

诊断：冠心病。

辨证：气阴不足，瘀血痹阻。

治法：益气养阴，活血开痹。

方剂：丹参饮加味。

药物：

太子参 24g	麦冬 12g	莲子 24g	丹参 15g
鸡血藤 20g	京半夏 9g	郁金 10g	茯神 15g
酸枣仁 15g	山楂 9g	首乌藤 24g	甘草 6g

1日1剂。连服1个月，症状、体征明显好转，复诊嘱其守方常服，至今脉象正常，胸痛消失，能持家务。

4. 滋脾饮

组成：

山药 24g	莲子 24g	石斛 15g	谷芽 24g

藿香 10g

主治：脾阴亏虚。

按语：傅老认为脾阴亏虚的原因：人之躯体，禀受父母，体质有阴阳盛衰差异，多见于脾阴素亏之人；长期食少纳差者，阴液来源减少；劳倦思虑过度，暗耗阴血，而致脾阴不足；喜食辛辣食物，燥热伤阴。脾阴不足，脾津亏损，失于濡运，则食少纳呆，食后腹胀；化源不足，精微不布则倦怠无力，形体消瘦；阴虚火旺，则唇干口燥，或口腔溃烂，或善饥，或皮肤粗糙，或口干不欲饮，或大便干燥，舌红无苔或舌中心苔少，脉细数。

傅老自拟滋脾饮甘淡实脾用于脾阴亏虚的治疗。山药为滋养性平补脾胃药，其性甘淡，润而多滋，善养脾阴，为滋养脾阴之要药；莲子甘平，功善补脾滋阴；石斛甘淡微寒，除热养阴，与山药、莲子配伍，增强其养脾滋阴之功；谷芽健胃消食，助脾之运化；藿香芳香醒脾而不温燥，与以上四味药物合用，补而不滋，辛而不燥，合脾喜燥恶湿之性。诸药相配，脾阴得养，而无呆滞脾胃之弊。

附验案：

杨某，女，45岁。患复发性口疮8年，口疮时作时止，曾服维生素 B_2 等西药及清热泻火中药，效不佳。于1988年5月9日就诊，近因工作劳累，口疮复发，症见上唇内侧及舌左侧分别有一绿豆大小溃点，周围红赤肿胀，表面覆盖灰白色假膜。述进食则痛，纳差，脘胁隐痛，大便稀溏，小便黄少，舌质红苔微黄腻乏津，脉细数。

诊断：复发性口疮。

辨证：脾阴亏虚，兼湿热内蕴。

治法：滋养脾阴，淡渗利湿。

方剂：滋脾饮加味

药物：

山药 24g	莲子 24g	石斛 15g	藿香 10g
谷芽 24g	木香 9g	佛手 10g	炒山楂 10g
黄连 6g	薏苡仁 24g	冬瓜仁 24g	车前草 15g

3 剂后，溃疡红肿减轻，疡面缩小，疼痛减轻，大便成形，小便淡黄。复诊嘱原方继进 3 剂，肿痛消，溃疡愈。上方加麦冬 12g，枸杞子 15g，续进 8 剂，巩固疗效。

5. 金茵汤

组成：

金钱草 30g	茵陈 15g	黄芩 12g	黄连 3g
郁金 9g	延胡索 6g	木香 9g	枳实 9g
川楝子 12g	甘草 6g		

主治：以肝胆湿热为基本病机之胆胀。

按语：傅老强调治疗胆道疾患首重湿热，兼顾气滞、血瘀，提出治疗当清利湿热、疏肝利胆，佐以行气活血化瘀。临证谨守治则，凡以肝胆湿热为基本病机之胆胀，症见右胁痛，反复发作，疼痛引背，胃脘时作胀、嗳气、呕恶或黄疸、舌红、苔黄腻、脉弦，所伴症状体征，符合胆道疾患病史，结合西医的物理检查辨病，均可予经验方金茵汤为基础加减用药。方中以功擅除湿热、利肝胆、化结石见长的金钱草与功专清利湿热的茵陈为君药。现代药理研究证实：金钱草具有抗炎、松弛平滑肌、收缩胆囊的作用，能促进胆汁分泌，抑制胆红素结石的形成，并通过调节脂质代谢达到防治结石的作用；茵陈能够加速胆汁排泄和分泌，具有利胆、保肝、解热镇痛、消炎抗菌的作用。黄芩、黄连燥湿清热，以增强清肝利胆的功效，郁金、延胡索行气解郁、活血化瘀止痛共为臣药。郁金具有利胆作用，其利胆排石功效可能与其收缩胆囊平滑肌，抑制奥狄括约肌的收缩活动有关。黄连能增进胆汁的形成与分泌，使胆汁变稀，而加快胆汁的排泄，佐以木香、枳实、川楝子行气止痛，疏肝泄热，甘草酸甘化阴，缓急止痛为使药，共奏清利肝胆湿热、行气活血化瘀之功。傅老指出：方中黄连苦寒善清中焦湿热，有利于胆腑，但量大不利于肠胃，少少用之，既可清胆热，又能厚肠胃。

附验案：

案一，侯某，女，43 岁，因"右胁痛 1 天"于 1986 年 4 月 7 日就诊。诉一天前因饮食不节，过食肥甘油腻之品，右胁持续疼痛，阵发性加剧，牵引肩背疼痛，恶心呕吐，大便3日未解。体温38.9℃，右上腹触痛、肌紧张。脉弦数，舌红苔黄腻。B超检查提示：急性胆囊炎。

诊断：急性胆囊炎。

辨证：肝胆湿热郁滞。

治法：清热除湿，疏肝利胆。

方剂：金茵汤加味。

药物：

金钱草50g	茵陈15g	郁金10g	黄芩12g
延胡索9g	木香9g	黄连3g	枳实9g
川楝子12g	生大黄9g	甘草6g	

服药2剂后疼痛大减，恶心呕吐止，大便通畅，体温正常。二诊去大黄，继服5剂诸症悉愈。

案二，王某，女，55岁，因"右胁胀痛1年余"于1986年5月8日就诊，诉右胁胀痛1年余，疼痛放射到肩胛部，伴嗳气，眠差，大便稀溏，舌红苔黄腻，脉弦。华西医科大学附属医院B超检查提示：胆囊内见多个结石。患者因不愿手术，求治于傅老。

诊断：胆结石。

辨证：湿热蕴积，阻滞胆腑。

治法：清热除湿，疏肝利胆，化石排石。

方剂：金茵汤加味。

方药：

金钱草30g	茵陈15g	郁金10g	黄芩12g
延胡索9g	木香9g	黄连3g	枳实9g
川楝子12g	酒大黄9g	鸡内金15g	甘草6g

并嘱其忌食辛燥、油腻之品，如醪糟、羊肉等。服上方7剂后复诊，诉疼痛减轻，嗳气好转，大便仍稀溏，在大便中发现小砂石，大的约0.5cm×0.5cm。舌红苔淡白，脉弦滑。上方去酒大黄，加满天星12g。继服15剂后，诸恙告愈。

6. 三花散

组成：

| 金银花 30g | 野菊花 30g | 红花 5g | 甘草 6g |

主治：疔疮热毒。

按语：疔疮热毒是外科常见疾病，《古今医鉴》卷之十五曰："夫疔疮者，皆由脏腑积受热毒邪气，相搏于经络之间，以致血气凝滞，注于毛孔手足头面，各随五脏部分而发。"热毒指火热病邪郁结成毒，是疔疮、丹毒、热疖等急性热病的统称。傅老自拟三花散为治疗疔疮热毒的基本方，方中金银花味甘性寒，最善清热解毒疗疮，古人谓之"疮疡圣药"，重用为君，以功擅清热解毒、消肿止痛的野菊花为臣，然单用清热解毒，则血瘀难消，故佐以活血祛瘀、消肿止痛的红花，甘草清热解毒，调和诸药为使，全方遣药切中，用药精当，药少力专，共奏清热解毒、活血化瘀、消肿止痛之功，方中金银花、野菊花全草以鲜品入药效果更佳。傅老善用三花散加味治疗外科以热毒内蕴为基本病机的病证，红肿痛甚，热毒重者，可选加蒲公英、紫花地丁、连翘等加强清热解毒之力；血热甚者加牡丹皮、玄参以清热凉血；便秘加大黄以泻热通便；瘙痒加地肤子、土茯苓清热止痒；疔疮溃后加海浮散祛腐生肌，止血止痛。

附验案：

园某，男，64 岁，江津人。1960 年 7 月 19 日初诊，鼻子肿痛已有 6 日，右侧鼻翼红肿作痛，唇亦焮肿，鼻内侧面有一红肿丘疹，突起尖端脓未形成。五官科西医诊断为：鼻前庭疔。来中医科治疗，诊得脉滑数，舌质红，苔薄黄。因连日疼痛不能安眠，人呈坐立不安状。书予三花散 1 剂。

| 金银花 30g | 野菊花 30g | 红花 3g | 甘草 4.5g |

鲜野菊花叶引。

7 月 20 日复诊：诉疔疮痛减，昨夜能入睡一至二小时，脉数较减，书以原方令守服 2 剂。

7 月 22 日三诊：诉鼻疔肿消痛止，但右手大拇指红肿作痛，生蛇头疔，于开刀后疼痛转甚，拟以下方：

| 金银花 30g | 野菊花 30g | 红花 5g | 甘草 4.5g |
| 黄连 3g | 乳香 9g | 没药 9g | |

连服 2 剂疼痛息止，肉芽滋生而痊愈。

7. 咳血方

组成：

| 血余炭 12g | 降香 9g | 苏子 6g | 牛膝 24g |
| 白芍 24g | 甘草 9g | | |

主治：咳血。

按语：咳血是指肺络受伤，血经气道咳嗽而出的一种病证。傅老认为咳血的病因很多，但以气火最常见，咳血病机多系肺津不足，火气乘之，金破络伤所致，且但凡出血之证，必伴有血瘀，因血液溢出脉道，不能复还故道，而为离经之血。唐容川言：离经之血，与好血不相合，是谓瘀血。瘀血虽为出血的病理产物，但同时又是致病因素，瘀血内阻血不循经又会进一步影响新血的产生和加重出血。傅老宗明代医家缪仲淳在《先醒斋医学广笔记》一书中提出了治血三要法：宜行血不宜止血，宜补肝不宜伐肝，宜降气不宜降火。自拟咳血方，方用血余炭收涩止血，又能散瘀，故不致留瘀为患。《本草纲目》云"发乃血余，故能治血病，补阴"；降香气香辛散，温通行滞，活血散瘀止血；白芍凉润收敛，止血有功，张锡纯认为"肝为藏血之脏，得芍药之凉润者以养之，则宁谧收敛，而血不妄行"；苏子其降气止咳；甘草润肺止咳；牛膝取其引血下行之功；诸药相配，气降火息，肺阴得润，血止而无留瘀之弊。

根据出血情况，还可选加仙鹤草、白茅根、白及、田三七、旱莲草、侧柏叶、花蕊石等通用止血药物。临证阴虚加阿胶、生地黄、牡丹皮、童便；阳虚加焦白术、姜炭、酸枣仁；气虚加黄芪、泡参、焦白术、茯神；血虚加龟胶、鹿胶、阿胶；外感加黑荆芥、防风、薄荷；火盛加牡丹皮、黄芩、犀角；伤暑加香薷、扁豆、黄连；跌打损伤加桃仁、红花、三七；怒伤加郁金、香附、竹茹；气逆加沉香、枇杷叶；干咳加熟地黄、天冬、麦冬；咳甚加百部、黄芩；眠差加首乌藤、墨旱莲；潮热盗汗加青蒿、地骨皮；纳差加山药、麦芽；肢冷气喘，汗出脉虚单用独参汤（红参或红干参 15g）。

附验案：

杨某，男，34 岁，江津小官山人。体素阴虚，近因燥热伤肺络，而咳嗽吐血，入夜盗汗，潮热，两颧发赤，舌红绛少苔，脉来细数，此虚劳之候也。盖血以下行为顺，上出为逆，兼之肾阴亦虚，水不涵木，木火刑金，而血逆上出，证属危重，宗方师缪仲淳治血证之法，拟以润燥平肝、养阴清降为主。

血余炭 12g	降香 9g	苏子 6g	薏苡仁 18g
白芍 24g	川贝母 9g	冬瓜仁 15g	鳖甲 9g
生地黄 9g	怀牛膝 24g	麦冬 9g	青蒿 9g
甘草 9g	丝瓜络 9g	鲜白茅根 60g	侧柏叶 24g

复诊：盗汗、潮热减轻，血出已少，拟原法加蛤粉 9g，炒阿胶珠 9g，蒸化 3 次兑服，守服 3 剂，再议用药。

三诊：血净已 2 日，潮热退净，盗汗亦止，但咳嗽痰少，食欲欠佳，脉细数无力，方主补土生金，养阴清润。

天冬 12g	麦冬 12g	知母 9g	川贝母 9g
沙参 12g	山药 15g	茯苓 9g	谷芽 9g
甘草 3g	薏苡仁 15g	冬瓜仁 15g	白芍 9g
款冬花 9g	百部 9g	怀牛膝 15g	生白茅根 30g
枇杷叶 3 张			

每剂以梨膏 15g 兑服，本方妥为保存，经常称服。

学术思想研究

川派中医药名家系列丛书

傅灿冰

一、由博返约，尤重临床实践

　　傅老认为学中医首先要读《内经》《伤寒》《金匮要略》《温病条辨》等奠定基础的经典书籍，且要反复精读，对临床有指导意义的要加标记，熟读默记，临证时，方能心中有数，议病论方，运用自如。初学医者，可以广采博取，阅读一些有代表性且临床实用性强的著作，如《医学心悟》《医宗金鉴》《证治汇补》《诸病源候论》《景岳全书》《医宗必读》《备急千金要方》等增加知识，最终达到由博返约，形成自己所特有的知识结构。尤其当业医一段时间后，应有主见，读书应有选择，去芜存菁，活用前人的经验，治疗要有定法，读书宁可少而精，不要多而泛，特别是中医书籍，浩如烟海，如不知读书方法，学中医就会走弯路，几本经典著作必读，亦可参考一些名家医案、医话，丰富自己的知识。读书太多太杂，泛泛而过，浮光掠影，印象不深，有时反滋其惑。

　　傅灿冰少时悉心潜读岐黄之书，初由《内经》《难经》《伤寒》《金匮要略》《温病条辨》《本草纲目》等入手，然后旁及各家，由博返约，唯善是从，深谙中医药理论，尤通温病。傅老业医50余载，治学严谨，一丝不苟，精勤不倦，持之以恒，认为各家均有所长，即金元四大家亦无不如此，当师其长，用其长，师古不泥古，不断实践，不断深化，故临床强调全面继承和不断创新的科学态度，注重中医理论与临床实际相结合，尤重临床实践，尊古不泥，灵活变通，强调辨证与施治的统一。傅老常谓：熟读王叔和，不如临证多，不能脱离临床而空谈理论，为医首重理法，其次方药，处处当从疗效着眼，治病救人为重。临证强调贵在辨证施治，主张"治病求本""留人治病"。在长期的临床实践中形成了自己的独特见解和用药规律，如治病极注意顾护气血，不滥用辛散耗伤气阴之品，用药轻灵简洁取胜，具体方药也有自己的一套，处方用药章法分明，贯穿了扶正祛邪，邪去正安，以调为补的学术思想。

二、人情练达，审时度势而治

《素问·气交变大论》曰："夫道者，上知天文，下知地理，中知人事，可以长久。"傅老积数十年经验，提出天、地、人三才，不可偏废，认为业中医者，尤须如《素问·疏五过论》所述："从容人事，以明经道，人事不明，少不偾事。"

人生存于社会环境之中，受着各种社会－心理因素的影响。中医认为接受外来的刺激而发生的思维活动过程是由心来完成的，即《灵枢·本神》所说"所以任物者谓之心"，在此基础上产生了意、志、思、虑、智，表现为喜、怒、忧、思、悲、恐、惊七情。七情属正常的精神活动范围，但当社会地位、经济状况、人事处境等外界客观事物发生变化，精神情志刺激过度激烈和持久，超过了人体适应调节的限度，就会影响脏腑气血的活动而发生疾病。此即《素问·疏五过论》论述的"尝贵后贱，虽不中邪，病从内生，名曰脱营，尝富后贫，名曰失精"，"暴乐暴苦，始乐后苦，皆伤精气，暴怒伤阴，暴喜伤阳"，"故贵脱势，虽不中邪，精神内伤，身必败亡"。众所周知没有外界客观事物过度持久的刺激，情志是不会产生波动而致病的。故傅老强调，作为医生，应当明白人情事理，了解社会知识，谙熟思想情感的变化及其对人体的影响，诸如眷慕之累、伸宦之形，离绝菀结，思虑郁怒，隐情曲意，心之惕怵思虑，脾之愁忧不解，肝之悲哀动中，肺之喜乐无极，肾之盛怒不止……对于提高诊断、治疗水平是不可缺的。

对于情志内伤所致疾病，《素问·疏五过论》提出："医不能严，不能动神，外为柔弱，乱至失常，病不能移，则医事不行。"《内经》中的心理治疗有情志相胜的方法，即"怒胜思""思胜恐""恐胜喜""喜胜忧""悲胜怒"，利用五行相胜相克的原理，来调节情绪而达到气血平和。还有祝由和移精变气的治疗方法，转移病人精神情绪，改变病人的心理状态以调和气血，调理紊乱的气机，达到治病的目的。傅老常用的说理开导心理治疗法最早见于《灵枢·师传篇》："人之情，莫不恶死而乐生，告之以其败，语之以其善，导之以其所传便，开之以其苦。"将"告""语""导""开"四字作为言语开导的主要内容和方式，对病人进行心理病机的分析，以解除其思想顾虑，增强战胜疾病的信心，是最有效的一种心理治疗方法。所以傅老提倡：善医者，必先医其心，而后医其身，特别强调要注重病人的思想教育，不能徒恃药石。

傅老在临证中遇神经官能征患者，均好言开导，劝其怡情自遣，宽怀调养，故疗效远在单纯药物治疗之上。对妇科诸疾，主张在开怀释隙的同时，用逍遥散调肝；治伏案劳心者，每多从肝肾论治；治终年劳作之人，常用甘温益气之品。

曾治一老妪，其独孙患病，日夜护理碌而感寒，经治少效。傅老于疏解风寒药中，加香附一味，药后即愈。弟子问于傅老，答曰：独孙患病数日，焉有不急之理，加香附一味，正为此设。

傅老尝谓：天、地、人三才，不可偏废。

成都地势卑下，气候多湿，其民嗜食麻辣厚味，内外湿热氤氲，临证中，傅老常用甘露消毒丹、三仁汤、八正散、萆薢分清饮、五皮饮等清化清利之剂。

川西平原，物产丰富，得天独厚，其民生活闲逸，大都耽于享乐，如《素问·上古天真论》所述："以酒为浆，以妄为常，醉以入房，以欲竭其精，以耗散其真，不知持满，不时御神，务快其心，逆于生乐。"不少戕伐，临床上肝肾有亏者不乏其人。傅老有见于此，常在培补肝肾，滋下垫下的同时，嘱其移情易性，善自珍摄。

三、随机以赴，直中纷纭错综

古人云："病不单行，脉必兼见。"一语道出中医"证"的复杂性。仅就表证而言，就有体质素虚，外感风寒湿邪之人参败毒散证；阳虚气弱，外感风寒之再造散证、麻黄细辛附子汤证；素体阴虚，外感风热之加减葳蕤汤证等不同证型。特别是疑难重症，病机矛盾错综，阴阳虚实的演变，各趋其极，阳并于上则上热，阴并于下则下寒，阳并于腑，阴并于脏，虚则愈虚，实则愈实，虚中夹实，实中有虚，常常呈邪实正虚，寒热参半，升降紊乱，上热下寒等相反性病理变化，致令辨证施治，难囿一隅，置医者"进退维谷"。针对这种矛盾对立的"证"，傅老透过扑朔迷离的症象，守仲景乌梅丸法，投以双向性复方，随机以赴。

滋补肾阴与清利湿热法治疗肾病之肝肾阴虚、湿热下注型，常采用六味地黄丸、草薢分清饮、八正散撮其主药，组合成方。

温肾纳气与肃肺清热法治疗慢性支气管炎，肺气肿之下虚不纳，邪热蕴肺型，常用人参胡桃汤加淫羊藿、菟丝子、五味子、芦根、杏仁、枇杷叶、黄芩、板蓝根。

益气养阴与芳化湿浊法治疗萎缩性胃炎之脾肾气阴两虚、湿邪中阻型，常用六君以北沙参易党参，加石斛、麦冬、山药、藿香、佩兰、苏叶。

补气升清与化浊降逆法治疗尿毒症之元气虚陷、浊气不降的关格，常用温胆汤加红参、荷叶、赭石。

总之，视证情而分别采用寒热并行，虚实兼顾，表里同治，阴阳平调法治之，临床中屡起沉疴。

四、正行无问，宗旨以本为主

人以元气为本，病之与命，以命为主。《内经》指出"正气存内，邪不可干"，"邪之所凑，其气必虚"。《金匮要略》亦云"五脏元真通畅，人即安和"。可见正气的盛衰存亡是疾病发生发展的关键。正气内存，则邪不易干，一旦患病，亦正能胜邪而速愈。傅老临证对虚损劳伤诸疾，历来主张以固护元气为首务，兼及标证，慎用攻伐。对因虚致病或患病日久致虚者，强调以补为主，兼顾其他。曾反复告诫：治疗诸虚劳损，切不可粗工凶凶，以为可攻，孟浪行事，只能加病，结果是病未去而正愈伤，一逆尚引日，再逆促命期，要慎之又慎。

曾治舒某，男，50岁，患霍奇金淋巴瘤两年，在某医院接受化疗，治疗年余，因体弱不能坚持，遂求治于傅老。其人形体消瘦，大肉消脱，面色晦滞如土，头发枯落不泽，口腔黏膜溃疡，五心烦热，长期低烧，口干喜饮，痰多色绿，食少纳呆，艰寐耳鸣，舌质嫩红，中部有白腻苔，脉细滑略数，脉证合参，证属肺阴不足，兼夹痰浊。治拟滋补肺阴，清化痰浊。药用玄参15g，麦冬15g，桔梗12g，甘草6g，白花蛇舌草30g，牡蛎24g，夏枯草24g，银柴胡9g，地骨皮24g，浙贝母6g，山药24g，谷芽24g，糯米草30g。服上方30余剂后曾出现感冒，守《素问·标本病传论》"先病而后生寒者治其本"的原则，原方加荆芥、苏叶各9g，苇根30g，枇杷叶15g治之，两剂后感冒愈，原方守服80余剂，精神、饮食转佳，面色红润，体重增加2.5公斤，血红蛋白升至120g/L，红细胞4.48×10^{12}/L，白细胞4.5×10^9/L，遂携原方返单位治疗。

该癌症患者，因不能坚持化疗，据某医院估计停化疗后活不过一年，其死亡成定局。傅老不受癌症的束缚，从整体治疗入手，而获得缓解，在治疗过程中，出现感冒，又坚持以治疗原病为主，稍佐疏解，处处体现了治本的原则，他主张治疗癌症必须摒弃见病不见人的治法，批评片面强调癌组织的观点。正是《素问·标本病传论篇》中"知标本者，万举万当"在临证的具体应用。

五、胸有成竹，治疗内伤如相

傅老认为治急性病要有胆有识，慢性病要有方有守，善于调治一些久治不愈的内伤杂证而名传遐迩。常谓：此无它，唯虚体之用补，不宜急于求成，欲速则不达耳。治疗应多从远期疗效考虑，步步为营，稳扎稳打，务在成功。不要朝秦暮楚，自乱阵脚。疑难重证，药后平稳，无不良反应，即使没有明显效果表现出来，亦属佳兆，只需守方常服，假以时日，由量的积累自然达到质的飞跃，而人登寿域。这是一个潜移默化的过程，要行王道，坐镇从容，胸有全局，不急功好利，犹如宰相之运筹帷幄，有方有守，未有不胜的。实践证明，经傅老治疗的疑难危证，较少反复，健在者多。

如杨某，女，47岁，患胃癌、结肠癌，于某院行胃远侧根治性切除，结肠癌姑息切除术后，面色萎黄，纳差便溏，呕吐清涎，心中难受，手足心烧，伤口未合，流脓液，牵引腹痛，口干，白带多，脉细弱，舌质微紫，苔干薄白，系气血两虚，湿毒内壅。治拟益气养血，清解湿毒。药用：太子参24g，北沙参24g，山药24g，谷芽24g，糯米草24g，当归9g，白芍9g，半枝莲30g，薏苡仁24g，忍冬藤24g，京半夏9g，香橼9g。在两年多的时间里，以上方为基础，共服334剂，随访平素步行十余里，无任何不适，在家中主持家务，亦如常人。

六、重调脾肾，遇疑难起沉疴

　　傅老重调脾肾，崇尚前贤李东垣"补脾治后天"和张景岳"补肾治先天"的学说，在脾肾方面造诣颇深。《素问·厥论》曰"脾主为胃行其津液也"，脾的运化水谷精微功能正常，机体消化吸收功能健全，才能为化生精气、血、津液提供养料，使脏腑、经络、四肢、百骸及筋肉皮毛组织得到充分濡养，从而进行正常的生理功能活动；反之，如《素问·太阴阳明论》述："脾病不能为胃行其津液，四肢不得禀水谷气，气日以衰，脉道不利，筋骨肌肉皆无气以生，故不用焉。"肾为后天之本，主骨生髓，主水液代谢，《素问·逆调论》曰："肾者，水脏，主津液。"《素问·水热穴论》曰："肾者，胃之关也，关门不利，故聚水而从其类也……聚水而生病也。"脾肾两脏亦密切相关，脾阳根于肾阳，脾之健运，须靠肾阳的温煦，而肾中精气亦赖与脾所运化的水谷精微的充养。

　　傅老认为：土为万物之母，一身元气之本，水为万物之源，乃生命之根，脾与肾是先后天关系，是人体气血津液升降的枢纽。脾肾与他脏的关系亦至为密切，土旺而生金，勿拘泥于保肺；水壮火自息，不汲于清心；土厚可生万物，风木自安；实脾不必伐肝，水足自能涵木，龙雷潜伏，补阴自能敛阳。金水相交，水能制火，然后水不刑金。水火既济，上下相安，方可心肾得交。故应维护本元，调治脾肾以安五脏。许多疑难重危疾病可以通过调治脾肾而获效机。如不照顾脾肾，则肾虚土衰，从而变证百出。

　　傅老治疗疑难危重病人，以实中州，醒脾土，顾肾气为治，适当加以滋阴生精或温肾填精之品，阴长阳生，气旺血生，正气得复，邪可自除。其始终抓住脾肾的实质进行辨证施治，故在临证中遇到险恶多变的危重疾病，屡见奇效。如治一男性李某，江津人，患病已一月余，危重难治，经某医院诊断谓之"肠结"，需手术可冀生，因需款难筹，经介绍前来救治，诊时六脉沉迟，舌苔白而带阴暗之色，周身肌肉疼痛如腐不能席坐，褥床犹呼不软，大便不解已20余日，腹中绵绵作痛，气息甚微，视其所服诸方，俱攻下润滑之品，计有硝、黄、朴、枳诸药者7剂，润肠利便之药6帖，愈攻润愈不通，数日不能纳谷。傅老言：此属正气伤残，一片阴霾之气阻滞中宫，肺气不降，脾失健运，肾失其司之大便阴结，非大剂温运理中兼热下不足以荡阴邪而起沉疴。拟制附片 15g（先熬），干姜 15g，泡参 15g，白术 15g，甘草 6g，苏子 12g，巴豆 3 枚（去壳油，用药汁一次吞服）。服药后腹中雷鸣下稀粪甚多，粪色如阴沟泥，泻后精神觉佳，连呼进食，啜薄粥后觉身疼腹痛减轻。守方去巴豆、苏子加生姜 3 片，大枣 3 枚。再诊时腹痛止，肌肉不复疼痛，精神渐旺，能纳谷，诊得六脉沉迟，但尚微细，舌苔阴暗虽滑犹呈白滑，以脾肾两温，开其胃气。药用：制附片 24g，泡参 24g，白术 16g，干姜 15g，炙甘草 5g，法半夏 9g，砂仁 9g，大枣 3 枚、生姜 3 片。药后大便通畅，纳谷觉香，但稍食多仍有胀感，沉疴虽愈，调理脾肾巩固。拟大泡参 60g，白术 60g，茯苓 60g，甘草 12g，法夏 30g，陈皮 30g，砂仁 9g，干姜 30g，鹿角霜 24g，肉桂 9g，大枣 10 枚，研末炼蜜为丸，早晚空服 9g，服后愈。

　　傅老曾治愈一例西医确诊为典型皮肌炎的 34 岁男性患者，该患者反复低热、四肢肌肉疼痛 2 年余，加重 2 天，伴四肢无力、四肢肌肉萎缩、皮肤瘙痒，及出现红色疹子，面部发黑，失眠，舌红苔光剥呈花舌，脉细略数有涩象。傅老认为现代医学的皮肌炎属中医肌痹范围，四肢皮肤和肌肉是其主要损害部位，阴虚内热、气滞血瘀是其病机，久病不愈必损及脾肾，属本虚标实之证，故在用养阴清热、活血祛瘀法针对病机施治时始终不忘固护脾肾，不忘固护其根本，拟养阴清热、活血祛瘀，兼顾脾肾法治之，另配合外洗方清热祛风止痒以治其标，故能收到明显疗效，且随访了一年多未见复发。

　　傅老治疗慢性肾炎，长期水肿不消，强调应重脾肾，以调整脾肾阴阳为主，或兼以宣肺，或兼以疏调肝脾，或兼用活血化瘀之品，蛋白尿长期不消失者，可重用固肾涩精、益气扶脾药物。如温某，男，35 岁，1982 年 10 月 29 日初诊。全身浮肿半年余，现尿少（少于 500mL/24 h），喘息，纳差，脉沉细，舌紫暗，苔中黄厚，尿蛋白（++++），红细胞（++），脓细胞（+++）。西医诊断："慢性肾炎"。傅老认为该患者久病脾肾两虚为本，瘀阻脉络为标，血不利则为水，故先予活血化瘀，行气利水为治。桃仁、红花、连翘、赤小豆、薏苡仁、茯苓皮、冬瓜皮、白术、益母草、茅根。上方连服 12 剂，水肿消除大半，守前方加党参、薏苡仁、豆卷健脾实中州，服 15 剂水肿消失，继以金匮肾气丸合香砂六君子丸调理脾肾治其本巩固而愈。

　　傅老治疗内科疑难杂病时，亦尤重调脾肾，兼安他脏。五脏之中，肾为先天之本、脾为后天之源，脾肾为人之根源。人以胃气为本，有胃气则生，无胃气则亡；脾主运化，精血由生，五脏充养，四肢得健。肾主蛰，封藏之本，水火之脏，藏真阴而寓元阳，故脾肾调治尤显重要。脾肾调补有阴阳之别，有重脾、重肾之分。脾阳虚用理中丸加减；脾气虚弱用四君子汤加味；脾阴虚则常用山药、石斛、谷芽、佩兰、藿香等为基础方，随症加减。傅老认为山药为滋养脾阴之佳品，为主要药物，常用量24g，最多时一剂药用至90g，脾喜燥恶湿，常在润养脾阴药中佐一味芳香化湿之品，养阴而不呆滞。肾气虚以肾气丸为基础加减，肾阴虚用六味地黄丸合二至丸加味，兼湿热加忍冬藤、薏苡仁、赤小豆、蒲公英、黄柏、苍术清热除湿，兼风湿则加秦艽、苍术、桑枝、桑寄生、杜仲、牛膝、防风、羌活、独活等祛风胜湿除寒。调补之中，固护脾肾之阴是其一贯主张，即宗"阳虚易补，阴虚难疗"之说，不主张浪伐脾肾，滥用辛散伤阴，苦寒伤脾之品。复发性口疮以口腔反复发作之溃疡为主症，一般医者多采用清热泻火法治之，而傅老却从脾入手，使用甘淡养阴，阴生则火自降的方法，选用山药、石斛、谷芽、佩兰、黄连等缓解症状，控制复发。如慢性支气管炎、肺气肿、肺心病缓解期，常用调养脾肾法，选用太子参、山药、白术、薏苡仁、茯苓、枸杞子、菟丝子、女贞子、六味地黄汤等益气养阴，再辅以化痰宣肺止咳药物，临床观察常能使慢性支气管炎的急性发作减轻，或减少急性发作次数，增强患者的抵抗能力。慢性肾炎以补肾为主，用滋补肾阴之六味地黄丸为主方加减，获得令人满意的疗效。

七、详辨体质，临证方随证变

　　傅老认为，中医精髓在于辨证，辨证之后才能施其方药。辨证是对疾病本质高度概括的过程。因此，辨证不仅要辨当时之症状，更应结合病史、体质等因素，综合分析，其辨证方能准确。在诊疗中，一般都能据症而辨，然而体质因素却容易被忽视。邪气中人及传化多因人而异。同一病因、同一疾病，由于患者体质之强弱不同，脏腑之阴阳偏盛偏衰，性情之柔刚有别，其所出现的症状各不相同，故诊察时必须明辨体质，因人施治。如湿邪为病，寒体则湿停为饮，热体则熬煎成痰。食积所伤，燥热之体则从火化，犹如炉中之炭，治当以清热通下为主；寒湿之体则从寒化，似若水中之冰，治当以温运化滞为主。同为七情所伤，刚躁者重阳为狂，抑郁者重阴为癫，前者宜凉肝重镇，后者宜芳香开郁，立法处方迥然不同。对病证与体质相互矛盾者，则强调必须知常知变，统筹兼顾。如外感热病，本应凉解，若中阳素虚，则不宜单用苦寒清泄；湿困中州，腹痛泄泻，当以温运燥湿，若秉体阴虚，则须慎用。选药定量亦因人制宜，务以用阴药无损于阳，用阳药无伤乎阴为准则。如黄连能清热燥湿，但对于素体阴亏者，使用黄连则量甚轻，一般为3g，以防量大而苦能化燥，复伤阴液。临床诊断，四诊之中，以望、问为主察其体质。阳虚之人多面色白而无华，既往多有宿疾；阴虚之人则多消瘦；气虚之体则多语声低沉、脉弱无力；血虚之体，则多面色少华；少体力劳动而以脑力劳动为主之人，常使气阴暗耗，其病多气阴俱亏；体力劳动者则体质多壮实，外邪致病为多，实证常见；肥胖之躯，多系痰湿较甚，其治多从中焦运化入手。如病例宇某，男，68岁。胃脘疼痛半月余，疼痛与饮食无关，或胀痛，或刺痛，夜间胀痛为甚，无泛酸，伴嗳气、纳差、大便稀溏2次/日。前医先后用芳香化湿、调和脾胃之藿香正气散加减两剂，不效。又予疏肝解郁、补气健脾之柴芍六君子汤加味，不效。继而使用辛开苦降法治之，服用两剂，疼痛无明显减轻。特来此求治，症同上述，查舌较红，苔微薄黄、乏津，脉弦。详细追问病史，患者30余年前行胆囊切除术。拟温中健脾、理气和胃法，用砂半理中汤加味，处方如下：太子参24g，干姜9g，白术9g，京半夏9g，砂仁6g，厚朴6g，甘草6g，法海罗18g。水煎服2剂。疼止，饮食好转，大便正常。该患者以胃脘胀痛或刺痛为主症，且伴嗳气、纳差、大便稀溏。参照舌脉、宿疾，病在肝、脾胃，病机为中焦虚寒，土虚木贼，气滞而痛，理当温中散寒，行气和胃，脾土中健，肝木不能反侮。本例辨证之要点为患者30余年前行胆囊切除术，由此对其素体状况一目了然，患者素体脾胃运化无力，中阳亏损，并非湿浊中阻，或脾气亏虚，或温热内蕴，故前医数治无效，而两剂砂半理中汤则疼痛好转。

　　傅老常谓临证遣方用药，最宜深求病机，若病机有变，则宜方随证变，灵活变通，方克有济，倘仍拘执一方，则难望建功。临证需时时详审病机，方能选择对症方药，《内经》云："谨守病机，各司其属。"识证准确，治法方能切中要害，处方用药就能胸有成竹。例：廖某，女，32 岁，1982 年 12 月 3 日初诊。5 年前始发病，心中怵惕，夜半自哭，梦远行，语无伦次，啼笑无常。省某医院诊为"精神分裂症"，曾服安定、氯丙嗪效果不显。患者面色㿠白，精神不振，头昏，视物不清，大便稀，小便清长，脉弦无力，舌淡而胖，边有齿印，苔薄黄。傅老辨证为心气虚，脾胃弱，兼有肝经郁热。以疏肝清热、醒脾和中为治，方用逍遥散加藿香、佩兰、香附、珍珠母、首乌藤。服 4 剂后，症状减轻。仍有头昏，视物不清。上方加重当归、白芍剂量，续服 6 剂后，患者神志清醒、精神好转，说话对答如流，肝经湿热已清。乃改用补心脾之法，以归脾汤加减善其后，半年随访体健如常。

八、固护元气，立法用药精妙

傅老立法推崇《医学心悟》中的医门八法，认为医门八法乃治法之本，即书中所说："论病之原，以内伤、外感，四字括之。论病之情，则以寒、热、虚、实、表、里、阴、阳八字统之。而论治病之方，则又以汗、和、下、消、吐、清、温、补八法尽之。盖一法之中，八法备焉，八法之中，百法备焉。病变虽多，而法归于一。"临床八法的选择，严格依据八纲辨证而确立，做到掌握分寸，当汗则汗，汗而勿伤；当下则下，下而勿损；当温则温，温而不燥；当补则补，补而不滞；当清则清，寒而勿凝；当消则消，消而勿伐；以法治病，不从方求病，取方中之法。如傅老治疗一例巴特综合征发病 2 年的患者，虽经数医诊治，但收效甚微症见口渴多饮，每日饮水 6000mL，喜冷饮及咸味之品，多尿，尿量每日 2500mL，少气乏力，四肢软弱，甚则不能行走，心悸，心虚胆怯，失眠，纳差，腹胀，时时潮热，大便无力，5 ～ 6 日一次。望其形体消瘦、面色苍白，闻其语声低微。查其舌体瘦小，舌红苔薄白乏津，脉细数无力。辨证为肝脾俱虚偏阴虚，取归芍六君煎组方法度，根据具体病情，易方中党参、白术为太子参、山药，以防再伤阴液，并随症加减，连续六诊，患者症状消除，血清钾由初诊时 2.46mmol/L 上升为 4.8mmol/L。

又如一干燥综合征合并肾小管酸中毒患者，口干多饮，尿多，纳差，眼干涩，舌乏津有裂纹，苔少，拟温运脾阳之理中汤加味，收效甚佳。傅老认为虽有口干多饮，这是假象，其本为脾阳亏损，水湿不运，津不上承。又如肝郁脾虚者，宜选用逍遥散，但是傅老却认为肝旺克脾，脾脏受损，有阴伤、气伤之别，气伤之时可照用原方，若为脾阴受伤，则不宜使用原方中之白术，可易为山药等，柴胡用量宜小，甚则不用当归，改用性味平和的养血之品。

傅老用药极其注意固护人之元气。他主张："治病求本，留人治病。"认为人以元气为本，病邪为标，不主张戕伐本元，不滥用辛散、苦寒伤阴之品，强调以甘药调之。治疗时提出了"祛新邪，养阴津，益心脾，固气血"的独特治疗大法，主张"扶正祛邪，邪祛正安"。治疗慢性病，常用醒脾和胃之品，傅老认为脾胃为后天生化之源，一身元气之本，如能正确运用调理脾胃，可防微杜渐、振衰起弱，甚至还能起沉疴大疾。培土可以生金，扶土可以抑木，健脾可以助肾，故许多疾病，可以通过调治脾胃而获效机。祛新邪时，处方用药要周密考虑，勿使患者的胃纳功能有所呆滞或衰败。尽量少用或慎用燥烈、腥臭、苦涩之品，防止"水去则荣散，谷消则卫亡，荣散卫亡，神无所依"。附片、乌头等大辛大热之品绝不贸然使用，非是证便不用是药，必须准确把握病机，用则中病，中病则止。傅老尤其强调滋养脾阴以养阴津，对滋脾药物的运用得心应手，对脾阴不足而脾湿盛者，多选用味甘淡性平、淡味较著的茯苓、薏苡仁等滋脾渗湿；对脾阴伤兼气虚者，多选用味甘性微温的太子参、扁豆、大枣等滋脾益气；对明显脾阴亏虚者，多选用味甘而微涩性平的山药、莲子、芡实、糯稻根滋脾涩精；对脾胃阴虚者，多选用味甘性凉的石斛、玉竹等滋脾益胃。在采用补法益心脾、固气血时，所选药物多为味甘的食疗之品，这一点尤为明显，如枸杞子、山药、石斛、黄精、茯苓、白术、核桃仁等是其常用补脾益肾之药。对久病中气虚弱，或病后胃气不醒者，傅老最喜用香砂六君子汤、香砂二陈汤、枳术丸、柴芍六君子汤，并常配荷叶、豆卷、苏叶、藿香、佩兰等芳香醒脾之品，兼痰湿者，常加入冬瓜子、薏苡仁、糯米草根以和胃化痰，悦脾醒胃。傅老用药轻灵活泼，慎用多汁滋腻之品，即使选用滋补阴血药物，都要加入陈皮、佛手片、藿香等一二味行气醒脾之品，以通畅气机，补而不滞。

九、以平为期，强调整体观念

《素问·至真要大论》说："谨察阴阳之所在而调之，以平为期。"《素问·生气通天论》有"阴平阳秘，精神乃治；阴阳离决，精气乃绝"之说。《素问·调经论》说："阴阳均平，以充其形，九候若一，命曰平人。"《素问·阴阳应象大论》又云："阴胜则阳病，阳胜则阴病，阳胜则热，阴胜则寒。"故此阴阳协调，是人体正常生命的基础，阴阳失调，是一切疾病产生的根源。傅老谨守《内经》之理，宗"以平为期"的治疗思想，治病特点是多脏器全面照顾，因为无论是急性病或慢性病都可影响多个脏器，故强调要根据三因、四诊、八纲，结合全身情况，综合分析，审证求因，立法处方，既要求有原则，又要求灵活，特别强调治病必求于本和必须有整体观念。

傅老"以平为期"的治疗思想，尤其体现在慢性肾炎尿毒症的治疗中。他认为慢性肾炎尿毒症的治疗，不在于单纯利尿，降非蛋白氮，而重点在于通过中医的辨证论治，调整机体阴阳平衡，尤其是脾肾阴阳平衡，以期在根本上解除慢性肾炎尿毒症发生和发展的内在原因。傅老认为慢性肾炎尿毒症多属脾肾阳虚，其间或有脾肾阴阳俱虚者，亦属阳损及阴所致，而纯属肝肾阴虚者较少。治疗应当透过错综复杂的临床表现，抓住慢性肾炎尿毒症的本质就是虚，即正虚、肾虚。至于出现湿浊壅塞的"实证"现象，仍由正虚、肾虚所引起。提出初则扶正祛邪，以扶正为主，症状缓解后即直治其本的原则，对慢性肾炎尿毒症的治疗总结出八个字：扶正、补肾、降逆、泄浊。亦即扶正补肾治其本，降逆泄浊治其实。如治脾肾阳虚病人，拟扶正补肾、温阳降逆为治。处方以真武汤为主加红参扶正，加菟丝子、枸杞子、杜仲、巴戟天协真武汤以温阳补肾，加陈皮、竹茹以降逆；治脾肾阴阳俱虚偏阴虚病人，拟扶正养阴、补肾降逆之法，处方以六味地黄丸加红参扶正，加菟丝子、枸杞子、女贞子、旱莲草协六味以养阴补肾，加陈皮、法半夏、旋覆花、竹茹以降逆，稍加上桂以温阳化气。治疗中傅老还指出，见少尿或无尿而强行利尿，忽视其本虚，而重标实，结果往往是尿未得利，反使病情恶化。因肾病日久，反复发作，处于肾气衰败，正气将亡境地，切忌攻伐，决不可被某些表面现象所迷惑，若不顾其实质，损之又损，一虚再虚，则后果不堪想。又如本病常有出血现象，实乃气虚失摄，血无所依，或因肾阴耗损，虚火伤络所致。切不可见出血即重用止血药，血不得止而反形加重，治疗应在扶正补肾，养阴温阳的基础上，根据阴阳消长的情况相机施治。

　　傅老对慢性脾胃病的治疗，认为：脾、胃、肝三者都应全面照顾，特别在某些情况下，疏肝尤显重要，勿使肝气横逆侮土，加重病情。用药宜清淡，既不能用偏于辛温香燥的行气耗气之品，又必须慎用苦寒攻下之法，主张采用疏肝、益脾、和胃、养胃之法，善用六君子汤化裁，常选加柴胡、白芍、黄芩、佛手片、香附等疏肝解郁，略加砂仁、白蔻、木香以和胃。傅老治病还注重肝主情志，主气机调达的特点，治疗杂病常以调肝而收异病同治之效。傅老还善以调肝实脾治疗慢性肝炎，调肝包括疏肝、柔肝、活血；实脾主要是甘淡实脾，包括除湿热，临床运用效果卓著。此外，还强调察五脏虚实及相互关系，善用脏腑生克乘侮关系的规律，强调用整体观念进行调治。

川派中医药名家系列丛书

学术传承

傅灿冰

一、傅氏中医世家学术传承表

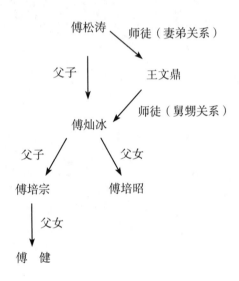

傅松涛 —— 师徒（妻弟关系）→ 王文鼎

傅松涛 ——父子→ 傅灿冰

王文鼎 —— 师徒（舅甥关系）→ 傅灿冰

傅灿冰 ——父子→ 傅培宗

傅灿冰 ——父女→ 傅培昭

傅培宗 ——父女→ 傅　健

二、傅灿冰学术思想传承人

1. 傅培宗

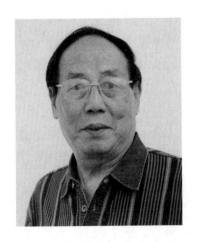

傅培宗（傅灿冰长子），（1943—　　），四川省中医药科学院中医研究所·四川省第二中医医院内科主任中医师。傅氏中医第三代传人，从小耳濡目染，自幼即喜爱中医，立志"悬壶济世"。少年时即在父亲的指导下，背诵医学典籍，读书空余时间随父抄方，受到严格的家庭教育熏陶。

1961 年考入成都中医学院，系统的教育和良好的家风，使其博闻强记，治学精勤，通晓中医典籍，深谙中医药理论。1967年毕业分配至边远民族地区甘孜州丹巴县人民医院，从事中医内、妇、儿科临床工作。他深知边远山区缺医少药之苦，更加精勤不倦，刻苦钻研，勤求古训，博览群书。并多次积极参加巡回医疗，深入交通不便的游牧藏区为牧民治病，还为贫困无钱患者垫付医药费，令当地牧民感激不已。一名藏族男子患鼓胀病（肝硬化腹水）腹大如足月孕妇，饮食不进，四肢乏力，痛苦异常，八方求医，治疗无效，经服其中药数剂后，腹水消，行如常人，在当地传为佳话。他以精湛的医术和高尚的医德救死扶伤，活人无数，求治者甚众，每年门诊量均在万人以上，临证颇多，见病亦广，大小沉疴，随治即效，名噪一时，被当地誉为起死回生的良医，至今仍有许多民族地方患者前来就诊。傅培宗在繁忙的临床工作之余，还积极为发展民族地方的卫生事业多次下乡举办全县乡村医生中医药培训班，培养乡村医生百余名，带教学生数十名，重点培养当地藏族学徒一名，将自己丰富的临床经验毫无保留地进行传授，其学生现多已成为当地中医骨干。1983年获丹巴县先进工作者，四川省卫生先进工作者称号。

1984年调四川省中医研究所，从事中医内科工作，继承、整理其父傅灿冰学术思想及临床经验，长期随父侍诊，深得其父家传，且自己通过长期的临床实践，积累了丰富的独到经验，秉家学以"重脾肾、调肝"为核心的学术思想指导临床，擅长治疗内科疑难杂病，尤对急慢性肾炎、慢性肾功能不全、尿毒症、急慢性肾炎肾炎、难治性尿路感染等泌尿系统疾病独有所长，造诣颇高。其治病特点是顾本治标，多脏器全面照顾，注重顾护气血，不滥用辛散耗伤气阴之品，遣方用药常寓于平淡之中而见高妙。其承家学，加之数十年的临床细心揣摩，在治疗慢性肾炎方面不断丰富积累，经验宏富，认为慢性肾炎因病势缠绵难愈，本虚标实，正气虚衰，消肿定慎用克伐峻利之品，以免伤耗气阴，损及中阳，导致病程延长，病情加重；当脾肾二脏功能失调，无论脾肾阳虚、中气衰微、精关不固，或脾肾阴虚，健运失职、摄纳无权，或湿浊迫精等因数均可造成蛋白自尿中漏失，由此提出消肿从"气化"和"虚"论治，除蛋白重脾肾摄纳的治疗原则独树一帜，采用宣降行水、渗利行水、温阳化气行水法消肿；运用健脾壮肾、补阳益精、养阴固肾法除蛋白；强调该病的治疗，有一法取效，有数法合用而效，贵在辨证，识兼症，谨守病机，各司其属。其辨证精准，用药精妙，如用砂半理中汤合五苓散治疗偏脾阳虚水肿，认为该方药偏温燥助阳，治已取效后，有时可见自感发热、汗出、口渴思饮等阳气回复之征，只要小便增多，即当守方不变，若误认为热邪滋长，贸然更以苦寒之品，则气机凝滞，可能造成尿少、浮肿加重及腹胀加剧的后果。但已有夹杂外邪侵袭而现热象者，当辨证分清，不可混淆。20年前曾治一青年女性，钱某，患慢性肾炎、肾功能不全、肾性高血压，西医认为怀孕风险大，劝其不生育，患者求子心切，求治于中医，一直坚持服中药，不仅病情得到控制，而且顺利诞下一健康男婴，该患者现病情仍相对稳定。

傅培宗以调肝治疗杂病见长，注重肝主情志，主气机条达的特点，认为肝为百病之贼，肝郁不调可引起气机郁滞，或升降无度，或出入失节，使脏腑气血遭受其害，变生百症，医者善于调肝，乃善治百病。故常以调肝而收异病同治之功。在调肝中还善于用脏腑间生克乘侮及传变的关系进行调治，认为肝郁不调，可出现肝郁化火，肝火犯肺之证；或出现肝木克脾土，肝脾不调的亦虚亦实之候；或出现肝阴不足，肾水亏虚，相火上亢之证，其承"亢乃害，承乃制，制则生化"的理论，或补其母，或泻其子，或扶其不足，或抑其有余，掌握各脏腑间的有机联系及病理机转，并提出"久病补虚应解郁"的学术观点，善于调肝治疗梅尼埃病、神经官能症、失眠、更年期综合征、特发性水肿等杂病。

傅培宗在治疗老年慢性疾病、肝胆疾病、胃肠疾病、冠心病、湿热病及咳喘等方面亦取得显著疗效，尤对咳嗽的治疗独具匠心，新久咳嗽，辨证精准，效如桴鼓。他深谙诊辨咳嗽之道，强调重查舌观神、细辨痰液，通过调节脏腑功能，宣畅肺气治疗内伤咳嗽，认为久咳不愈者多与情志变化有关，辨证不应局限于肺脾肾三脏，从肝论治亦是其重要治法，可采用清肝平肝，滋阴润肺法，肝旺得平，肺津得生而久咳自止，并强调久咳祛邪不可伤正，应以调补脾肾固其本。

傅培宗业医近50年，从未脱离临床，始终以"仁心济世"为己任，视患者如至亲，不分贵贱、老幼、职位高低都一视同仁，精心诊治，凭着一双回春妙手屡起沉疴，且不分上班、下班，对求医者来者不拒，有求必应，心胸旷达，不慕名利，淡泊自持，从不自我吹嘘，贬低别人，医术精湛，医德高尚，深得病人信任、好评，在病员中有很高的威望。先后多次荣获四川省卫生先进工作者、四川省卫生厅直属系统先进、四川省中医药研究院优秀共产党员、四川省中医研究所先进个人、优秀党员及优质服务明星称号。

傅培宗撰写了《中国现代名医医案精华——傅灿冰医案》《名医医术精

粹——傅灿冰》《当代名医证治汇粹——胆囊炎证治、脱发证治》《急慢性肾炎辨治用药体会》《肾盂肾炎辨证论治心得》《冠心病临证论治体会》《傅灿冰主任医师学术经验》等十余篇学术论文。曾任四川省中医研究所附属医院内科副主任、成都中医药学会理事、成都中医药学会内妇儿专业委员会委员、四川省中医药学会内科专业委员会委员、四川省中医药学会温病专业委员会委员、2001—2003 年任四川省中医高级职称评审内科专业组成员。

2003 年 5 月退休后，仍坚持每天上午门诊，致力于培养学术继承人，其世家医术由其女傅健继承。

2. 傅健

傅健（傅培宗之女），（1973—　），四川省中医药科学院中医研究所·四川省第二中医医院内科副主任中医师。傅氏中医第四代传人，自幼在祖父、慈父的严格教导下，熟读医籍，习文学书法，立志继承、发扬悬壶济世之家学，做一名仁心仁术的良医。

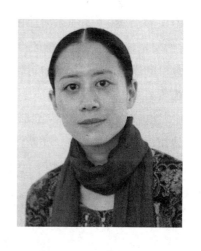

1996 年毕业于成都中医药大学，长期随父侍诊，耳濡目染，口传心授，尽得家传之秘。并在四川省中医急诊骨干班培训班、成都中医药大学附属医院、四川省人民医院进修学习，加之日间勤慎应诊，夜间检阅方书，使医学的理论知识与临床实践结合起来，刻苦钻研，勤学好问，医术大进。秉家学以"重脾肾、调肝"为核心的学术思想指导临床，从事内科急、门诊工作近 20 年。在继承发扬傅氏中医学术思想和宝贵经验的基础上，积极学习现代西医学知识，采取"融合中西，舍短取长，提高临床疗效"的实事求是的态度，临床上常把西医的诊断与中医的辨证施治相结合，西医辨病，中医辨证，以中医、中西医结合治疗内科疑难杂症及内科急重症，尤其在用纯中药治疗高热、急性化脓性扁桃体炎、急性支气管炎、急性胆囊炎、急性尿路感染等急症方面疗效满意。体现了傅氏医术治疗急性病要有胆有识，慢性病要有方有守，急则治其标，缓则治其本的治疗特色，临证治病，有胆有识，往往能得心应手，挽回沉疴。

傅健全面继承了傅氏中医的学术思想、临床经验和习用方药，在治疗急慢性肾炎、肾盂肾炎、慢性肾功能不全、尿毒症、肾病综合征、IgA肾病、尿路感染、老年慢性疾病、肝胆疾病、胃肠疾病、湿热病、新久咳嗽、哮喘、咽炎、鼻炎、失眠、眩晕、头痛、风湿痹痛、更年期综合征、口腔溃疡、水肿、结石、便秘、脱发、汗证、风丹、痤疮、带状疱疹、过敏性紫癜等疑难杂症独有所长，取得显著疗效。且始终秉承傅氏中医世家"不慕名利，淡泊自持，仁心济世"的祖训，视患者如亲人，急患者所急，想患者所想，满足患者所需，深受患者好评，常得"傅氏中医薪火相传，后继有人"之赞。

    傅健在长期临床实践的同时，继续整理、继承世家学术思想及临床经验，在省级以上刊物公开发表《川派名医傅灿冰学术经验采撷》《傅灿冰从湿热辨治胆道疾患经验》《傅灿冰治疗慢性肾炎学术经验》《傅培宗治疗梅尼埃病的经验》《傅培宗临床运用首珍汤经验》《傅培宗治疗杂病验案举隅》等十余篇学术论文。承世家经验，总结出所协定处方制剂"首香汤"治疗肝郁型失眠，有较好的临床疗效。并参与、主研所级、局级科研课题三项。

    傅健的书法亦深得祖父傅灿冰真传，书法作品颇有其祖父风范，曾在日本、北京、成都等地展览，曾获四川省中医系统书画大赛一等奖，四川省卫生系统书画大赛一等奖。

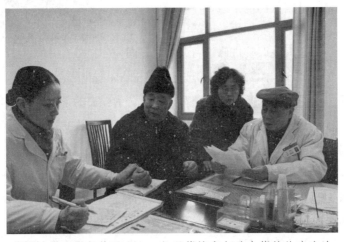

傅灿冰学术思想传承人——长子傅培宗与孙女傅健临床应诊

论著提要

川派中医药名家系列丛书

傅灿冰

一、《中医药治疗慢性肾炎尿毒症的经验体会》

《中医药治疗慢性肾炎尿毒症的经验体会》，傅老发表于《四川中医》1982 年创刊号，获四川省卫生厅颁发的优秀科研论文奖，并于 1988 年载入中医古籍出版社出版的《当代名医临证精华》之《肾炎尿毒症专辑》。该论文总结了傅老治疗慢性肾炎尿毒症独到的学术见解、切实可循的治疗规律和吸取的经验教训，为中医药治疗慢性肾炎尿毒症创造了一条新路子，在业界反响很好，广大读者反映实用性强，有很大的临床借鉴意义。该文有以下特点：

1. 临床经验丰富，论文资料翔实

慢性肾炎尿毒症的死亡率极高，尿毒症的中医药防治已引起了广泛的重视。因此，傅老自 1964 年以来，开展了慢性肾炎尿毒症的治疗研究工作，通过长期的临床实践，积累了丰富的临床经验，故该论文资料翔实。傅老在论文中客观如实地描述："我对本病病例接触较多，虽未得全部治愈，但对本病的治疗研究中，取得了一些经验，治愈近 10 例，但于中亦得到不少教训。"傅老在当时没有完善透析条件的情况下，使全国各地众多慕名求治的慢性肾炎尿毒症患者或治愈或延长了生存期。

2. 引经据典，学有所本

傅老谙熟经典医籍，在论文开篇即引经据典介绍了现代医学病名慢性肾炎尿毒症在中医学中的认识，他认为本病与中医学"癃闭""关格""肾绝""肾厥"颇相近似。"闭症"的原因甚多，要言之，不外四种：一，热结于下；二，阳虚气弱；三，阴液亏虚；四，中气不足。其变症："闭症失治，上则呕哕呃逆，下则小便不通，则阴阳之气关格；若头汗出，即为阳绝，其命将倾；兼见脉细涩者，知阴亦竭，无可救药（癃症亦同）"（《大众万病顾问内科内伤篇》）。关于"关格"，《证治汇补》云："关格者……既关且格，必小便不通，旦夕之间，陡增恶呕，此因浊邪壅塞三焦，正气不得升降，所以关应下而小便闭，格应上而生呕吐，阴阳绝闭，一日即死，最为危候。"至于"肾绝"，《脉经》云："喘悸吐逆，踵疽尻肿，目视不明，骨痛短气，汗出如珠。"《灵枢》云："肾气虚则厥。"又云："肾少阴之脉，是动则病饥不欲食，面如漆柴，咳唾则有血，喝喝而喘，坐而欲起，目而无所见，心如悬若饥状。"这些描述与尿毒症的常见临床症状如恶心、呕吐、少尿或无尿以及气喘心悸等极为相似。

3. 提出独特的病机认识

傅老提出了对慢性肾炎尿毒症病机的独特认识，他认为慢性肾炎尿毒症的病机是由于肾病迁延日久，肾阳衰竭，脾不制水，肾不主水，膀胱气化不行，造成水湿浊邪壅塞内聚，横逆上犯，以致引起种种危险证候，甚则肾气衰败，正气将亡，阴阳离决。

4. 提出"扶正、补肾、降逆、泄浊"的独特治法

傅老据长期临床观察，在慢性肾炎尿毒症的治疗中，往往会出现阴阳错杂，虚实混淆，处理相当辣手，急切难于取效。他认为尿毒症多属脾肾阳虚，其间或有脾肾阴阳俱虚者，亦由阳损及阴所致，而纯属肝肾阴虚者颇为鲜见。"治病必求于本"，应当透过错综复杂的表面现象抓住疾病的本质，尿毒症的本质就是"虚"，即"正虚""肾虚"。至于出现湿浊壅塞的"实证"现象，仍由于正虚、肾虚所引起。在把握以虚为主的基础上进行辨证，视其阳虚、阴虚或阴阳俱虚而相机施治：初则扶正祛邪，以扶正为主；症状缓解后即直治其本。根据临床经验，对慢性肾炎尿毒症的治疗，初步总结出八个字：扶正、补肾、降逆、泄浊。亦即扶正补肾治其本，降逆泄浊治其实。

5. 结合典型案例，介绍分型论治经验

傅老把慢性肾炎尿毒症分为脾肾阳虚、脾肾阴阳俱虚偏阴虚、肝肾阴虚三个证型，论文详细介绍了三个典型案例的治疗经过、中医辨治经验、证候分析、治则及方药加减，且有相关的西医理化检查数据佐证疗效，客观科学，使读者实实在在地体会到中医治疗慢性肾炎尿毒症的必要性和临床疗效，很有说服力，且可师可法，临床实用性强。

脾肾阳虚型：傅老根据临床观察发现慢性肾炎尿毒症以脾肾阳虚型最为多见，以扶正补肾、温阳降逆为治。处方以真武汤为主，加红参以扶正，加菟丝子、枸杞子、杜仲、巴戟天协真武汤以温阳补肾，加陈皮、竹茹以降逆。盖肾主下焦，膀胱为腑，主其分注，关窍二阴，肾气化则二阴通，气化水行，浊邪自能不泄而

降也。

例：李某，男，34岁，住院号6180，病已一年半，初起恶寒发热，腰痛尿少，未几，目窠、一身悉肿，某院诊为"肾炎"，用激素等治疗半年，诸症缓解，出院后未及1个月，又告复发，另入某院治疗达8个月之久，亦罔效，再转某院治疗5个月，症状反而加重，遂来我院住院就治。查体：面色晦黯，目窠浮肿，腹部膨满，有移动性浊音，舌体胖、质淡，苔白腻，脉沉缓无力。胸透示：双膈升高，右肋膈角钝。尿蛋白（++++）、颗粒管型（++）、24小时尿蛋白定量9.52g，血浆蛋白2.7g%，A/G=1.25，血胆固醇520mg%，血液非蛋白氮（NPN）75mg%，酚红排泄试验（PSP）19.5%/2h。

辨证：脾肾阳虚，阳不化气，水湿不行。以温补脾肾、益气化水为治。初以苓桂术甘汤加味以温脾助肾，继以桂附理中汤加味温补脾肾，补火生土。脾健而中宫和，温运而气机利。经此治疗，患者胃纳转佳，浮肿尽消。不意两个月后，患者突然感冒发热，遂以解表和中之剂治之，5日后热退，未及一旬，复又发热，一身紧重，鼻衄如注，水肿又起，数日后，患者突感头晕耳鸣，目视眈眈，心悸喘急，两手掣动，面唇苍白，时刻欲呕，舌体胖、质淡、浊苔满布，脉虚数。化验：红细胞1.21×10^{12}/L，NPN 99mg%，二氧化碳结合力22.4vol/L。诊断：慢性肾炎尿毒症。此乃脾肾阳气虚衰，阴血伤损，肝失所养，风动于内，故出现肌肉掣动；肾阴不能既济，虚火上炎，致心悸衄血。治宜温中固肾，平肝降逆，以四君加补肾镇肝之品，另开姜糖饮频服，2剂后病情好转，但仍有两手掣动，大便频数而尿少。以温固脾肾、镇肝息风之法治之，用真武汤加红参、杜仲、枸杞子、红糖以及镇肝息风之品，1周后，搐搦完全停止，诸症悉减。此番治疗，重在温阳补肾以助脾，温中补脾以生血，营气充而肝得所养，筋脉得以荣濡，复佐以镇肝息风之品，而使尿毒症患者得以转危为安，其后治疗仍以温补脾肾为大法，住院一载余，出院时，红细胞升至3.65×10^{12}/L。血浆蛋白5.2g%（A/G=2.06），胆固醇178mg%，NPN52mg%，PSP25%/2h，尿蛋白定量0.9g/24h。

脾肾阴阳俱虚偏阴虚型：傅老在临床中观察到慢性肾炎尿毒症脾肾阴阳俱虚型以偏阴虚者多见，以扶正养阴、补肾降逆之法治之。处方：六味地黄丸加红参以扶正，加菟丝子、枸杞子、女贞子、墨旱莲协六味以养阴补肾，加陈皮、半夏、旋覆花、竹茹以降逆，稍加上桂以温阳化气。

例：白某，男，30岁，住院号8007，病已4年余，初起腰痛，某院诊为"慢性肾炎"，经中医治疗半年，腰痛减轻，不久复发，自此时轻时重，反复不已。半月前，出现面目浮肿，两天后，一身悉肿，服西药利尿剂不效，血压升高，NPN120mg％，尿蛋白（++），头昏乏力，失眠腰胀，口苦心烦，呕恶时作，不欲食饮，遂送来我院治疗。

傅老认为慢性肾炎皆属内伤，伤甚为虚，虚极为劳，或伤先天阴阳，或损后天营卫。肾伤则气弱，膀胱气化不行，水湿留滞体内，泛溢成肿。脾伤则营卫不充于五脏，脏腑无赖，精血日衰，病久阳损及阴，该患者虽有脾肾俱虚见症，然以阴虚为主，故治疗应以滋阴补肾、健脾和胃为主，方用六味地黄丸加菟丝子、枸杞子、女贞子、旱莲、桑螵蛸、京半夏、陈皮、竹茹等药，服上方10余剂后，肿消症减，复以上方加减合蜜为膏服之，住院3月余，出院时，NPN下降至39.3mg％，尿蛋白（－），基本痊愈出院。

肝肾阴虚型：肝肾阴虚型在慢性肾炎尿毒症中少见，以扶正养阴、补肾降逆法治之。方用六味地黄丸加人参以扶正，加五味子、杜仲、枸杞子、女贞子、旱莲协六味以补肾、加旋覆花、竹茹、代赭石以降逆。

例：周某，女，35岁，住院号7424。主诉：5年来反复水肿、腰痛，尿蛋白（+++）～（++++），某院诊为"慢性肾炎"，久治不愈。常感头晕耳鸣，失眠疲倦，食少便溏，入我院时已无浮肿，血压160/110mmHg，尿蛋白（+++），定量2.24g/24h，NPN在55mg％～61.5mg％之间。西医诊断：慢性肾炎、氮质血症。初按脾肾阳虚施治，头昏失眠反形加重，后用调补肝肾、养阴益精之法施治，诸证逐渐好转，住院共10个月，出院时血压110～130/70～94mmHg，尿蛋白定性：少，定量0.948g/24h，NPN45mg％。

6.实事求是，总结经验教训

本论文的可取之处还在于后半部分傅老总结的其在治疗慢性肾炎尿毒症（或尿毒症前期）中所吸取的三个经验教训，充分体现了傅老严谨、务实、科学的学术风范。

傅老通过病案生动如实地讲述了其在治疗过程中见少尿或无尿而强行利尿，忽视其本虚，而重标实，结果是尿未得利，反使病情恶化。经再用扶正补肾、降逆泄浊法治之，方获得气化水行、尿增肿消之效的经验教训，给读者留下了深刻的印象。

例：袁某，女，37岁，住院号23635。1年前，初起感冒，一月后，两下肢浮肿，尿蛋白（++++），住某院用强的松及中药治疗，3个月后肿消，尿蛋白（-），出院后用强的松维持量，半年后水肿复起，头晕呕恶，NPN高达146.6mg%，治疗无效，水肿日甚，遂转我院治疗。查体：全身重度水肿，血压160/94mmHg，恶心呕吐，不欲食饮，小便不利，乃给予胃苓汤、五皮饮以及其他通利之品，同时加用降压、利尿之西药，亦不见效，水肿明显，呕恶喘急，经会诊后，决定给用卢老太太"肿半截"方一帖，服后尿量未增，而大便频数，呕恶腹痛，甚至见食即吐，遂转用温补脾肾、降逆泄浊之剂，尿量始逐日增多，水肿大减，住院半年余，出院时，NPN降至34mg%，血压120/70mmHg。

慢性肾炎尿毒症常有出血现象，傅老认为其原因是气虚失摄，血无所依；或因肾阴耗损，虚火伤络所致。如出血即重用止血药，则血不得止而反形加重。傅老根据多年临床经验，指出治疗应在扶正补肾、养阴温阳的基础上，根据阴阳消长情况相机施治，并写出了具体的分型辨证加减用药经验，特别指出墨旱莲的剂量宜大，可加至30～60g。证属脾肾阳虚者，则于真武汤中重用芍药、甘草，并加红参，改生姜为姜炭，止血极其有效。曾治一例鼻衄大出，多日不止，服此方二帖，衄血全止；证属脾肾阴阳俱虚者，则于济生肾气丸加味，方中加墨旱莲30～60g，效亦佳；证属肝肾阴虚者，则于六味地黄丸加味，方中再加旱莲60g，怀牛膝24g，并改熟地黄为生地黄，以协助牡丹皮、墨旱莲、白芍而达到止血目的。

傅老认为本病因肾病日久，反复发作，处于肾气衰败、正气将亡境地，切忌攻伐，决不可为某些表面现象所迷惑而不顾其实质，损之再损，一虚再虚。并客观指出对于有报道用大黄或附子大黄汤者，就其个人而言，尚缺乏此种实践体会。

《中医药治疗慢性肾炎尿毒症的经验体会》充分反映了傅老治疗慢性肾炎尿毒症的临床经验，公认是傅老的代表性论文。

二、《认症心要》

傅灿冰谙熟《内经》《伤寒》，精通温病各家，尤崇《温病条辨》，早年以善治湿温诸症而得名于世。1944 年撰著《认症心要》医稿，以之治湿温对症，发无不中，活人无数。

温病

其症发热而渴，不恶寒反恶热，脉形愈按愈甚者是也，切忌辛温达表。治法宜于清凉透表。无汗宜于清热保津。如脉象洪大而数，壮热谵妄，此热乃在三焦，宜清凉荡热。倘脉沉实，而又口渴谵语，舌苔干燥，乃热在胃府，宜润下救津。

凡温病切忌辛温发汗，汗之则狂言脉躁，不可治也。然大热无汗则死，得汗后而反热，脉躁盛者亦死。

春温症

春温初起症状：头身皆痛，寒热无汗，咳嗽口渴，舌苔浮白，脉息举之有余，或弦或紧，寻之或滑或数，乃外兼有寒邪，此宜辛温解表。

变症：倘或舌苔化燥，或黄或焦，是温热已抵于胃，即用凉解里热法；如舌绛齿燥，谵语神昏，是温热踞阳明营分，宜清热解毒以保津液。如有手足瘛疭，脉来弦数，是为热极生风，即宜却热息风法。如或昏愦不知人，不语如尸厥，此邪窜入心包，即宜宣热清窍法。春温变症不一，当临机应变。

风温症

其症初起头痛恶风，身热自汗，咳嗽口渴，舌苔微白，脉浮而数，此外兼有风邪，当辛凉解表法。倘或舌绛苔黄，神昏谵语，手足瘛疭之变，可照春温变症施治之。

冬温症

其症头痛有汗，咳嗽口渴，不恶寒而恶热，或面浮，或咽痛，或胸疼，阳脉浮滑有力，此乃温邪窜入肺经，宜用辛凉解表法加连翘、贝母治之。口渴甚者，冬温之邪入胃府也，再加芦根、天花粉治之。如或下利，阴脉不浮而滑，温邪已陷于里也，宜用清凉透邪法加葛根、枯芩。倘热势转剧，神气昏愦，谵语错乱，苔转黑者，不宜治也，勉以祛热宣窍治之，紫雪丹亦可用之。

风热症

其症初起寒微热甚，头痛而昏，或汗多，或咳嗽，或目赤，或涕黄，舌起黄苔，脉来浮数，治以辛凉解表。

变症：倘恶寒头痛得瘥，转为口渴喜饮，苔色黄焦，此热化火，宜改用清热保津之法。

风湿症

其症头痛发热，微汗恶风，骨节烦痛，体重而微肿，小便欠利，脉来浮缓是也。

罗谦甫云：春夏之交，人病如伤寒者，乃风湿症也，宜五苓散自愈。

活法：如风胜者多用羌防，湿胜者多用苓泽。阴虚之体，脉中兼数宜加黄柏、车前。阳虚之体，脉内兼迟宜入巴戟天、附片（数迟力均弱）。

湿温症

其症头痛或如裹状，恶寒，身重，骨肉疼痛，舌白不渴，脉弦细而濡，面色淡黄，胸闷不饥，午后身热，状若阴虚，病难速已，名曰湿温。汗之则神昏耳聋，甚则目瞑不欲言，下之则洞泄，润之则病陷不解，长夏深秋同法，三仁汤主之。

湿温病解

头痛，身重疼痛，恶寒，舌白不渴，脉弦濡，则非伤寒也。舌白不渴，面色淡黄，则非伤暑之偏于火者矣。胸闷不饥，湿闭清阳道路矣。午后身热，状若阴虚者，湿为阴邪，阴邪自旺于阴分，故与阴虚同一午后身热也。湿为阴邪，自长夏而来，其来有渐，且其病之性氤氲黏腻，非若寒邪之一汗而解，温病之一凉即退，故难速已。世医不知为湿温，见其头痛恶寒身重疼痛，以为伤寒而汗之，汗伤心阳，湿随辛温发表之药蒸腾上逆，内蒙心窍则神昏，上蒙清窍则耳聋目瞑不言。见其中满不饥，以为停滞而大下之，误下伤阴，而重抑脾阳之升，脾气转陷，湿邪乘势内渍，故洞泄。见其午后身热，以为阴虚而用柔药润之，湿为膏滞阴邪，再加柔润阴药，二阴相合，同气相求，遂有锢结不可解之势。唯以三仁汤轻开上焦肺气，盖肺主一身之气，气化则湿亦化也。湿气弥漫，本无形质，以重浊滋味之药治之，愈治愈坏也。

按：湿温较诸温，病势虽缓而实重，上焦病最少，中焦病最多，详变症中。

湿温变症

湿温邪入心包，神昏肢逆，清宫汤去莲子心、麦冬，加金银花、赤小豆皮，煎送至宝丹，或紫雪丹亦可。湿温着于经络，多身痛身热之候，医者误以伤寒而汗之，遂成此病。仲景谓湿家忌发汗，汗之则病痉。湿热相搏，循经入络，故以清宫汤清包中之热邪，加金银花、赤小豆皮以清湿中之热，而又能直入手厥阴也。至宝丹去秽通神。

湿温症咽喉痛，银翘马勃散主之。

银翘马勃散

连翘一两	牛蒡子六钱	金银花五钱	射干三钱
马勃二钱			

湿温症气分痹郁而哕者（呃也），宣痹汤主之。

宣痹汤（苦辛通法）

枇杷叶二钱	郁金一钱半	射干一钱	通草一钱
淡豆豉一钱			

湿温气壅为哕者，新制橘皮竹茹汤主之。

新制橘皮竹茹汤（苦辛通降）

橘皮三钱	柿蒂七枚	竹茹三钱	姜汁三匙

湿温症呕而不渴者，小半夏加茯苓汤主之。

小半夏加茯苓汤

半夏六钱	茯苓六钱	生姜四钱

湿温症呕甚而痞者，半夏泻心汤去人参、干姜、大枣、甘草加枳实、生姜主之。

半夏六钱	光连二钱	枯芩三钱	枳实三钱
生姜三钱			

湿温症喘促者，千金苇茎汤加滑石、杏仁主之。

千金苇茎汤加滑石、杏仁方（辛淡之法）

苇茎五钱	薏苡仁五钱	桃仁二钱	杏仁三钱
冬瓜仁二钱	滑石三钱		

以上论湿温症之条乃吴鞠通先生《温病条辨》上所发，非独出心裁，匠心独运，活人于百世之后，其论确其功伟。余父子行医两世，治湿温症最得名，悉得此篇之力，以之治湿温对症，发无不中，兹有又集雷少逸先生之论湿温者于后。

湿温症其病由湿邪踞于气分，酝酿成温，尚未化热，不比寒湿之病辛散可疗，湿热之病清利乃解耳。是病之脉，脉无定体，或洪，或缓，或伏，或细，故难以一定之脉即定眼目也。

其症始恶寒，后但热不寒，汗出胸痞，舌苔白或黄，口渴不引饮，宜用轻宣温化法去连翘加厚朴、豆卷治之。倘头痛无汗，恶寒身重是有邪在表，宜疏表湿法加葛、羌、神曲治之。倘口渴自利是湿流下焦，宜本法去半夏加薏仁、泽泻治之。倘有胫冷腹满是湿邪遏抑阳气，宜用宣阳透伏法去草果、蜀漆加陈皮、大腹皮治之。如果寒热似疟，舌苔白滑是为湿遏膜原，宜用宣透膜原法治之。如或失治变为神昏谵语，或笑，或痉，是为邪遏心包，营分被扰，宜用祛热宣窍法加羚羊角、钩藤、玄参、生地黄治之。如撮空理线，苔黄起刺或转黑色，此湿热化燥，闭结胃府，宜用润下救津法，以生军易熟军加枳壳庶几攻下有力耳。倘苔不起刺，不焦黄，此法不可乱投。湿温之症，变症极多，殊难罄述，宜临证活法可也。

此篇治病无吴氏之尽善尽美，不过录之以备治湿温之一格而已。

寒湿症

寒湿症，痞结胸满，不饥不食，半苓汤主之（苦辛淡渗法）

半苓汤

半夏五钱　　　　　茯苓五钱　　　　　川连一钱　　　　厚朴三钱
通草八钱（方中通草煎水煮前药）

寒湿症，腹胀，小便不利，大便溏而不爽，若欲滞下者，四苓加厚朴秦皮汤主之，五苓亦主之。

四苓加厚朴秦皮汤（苦温淡法）

茅术三钱　　　　厚朴三钱　　　　泽泻四钱　　　　茯苓块五钱
猪苓四钱　　　　秦皮二钱

五苓散方

赤术一两　　　　猪苓一两　　　　云苓一两　　　　泽泻一两六钱

桂尖五钱

寒湿症，四肢乍冷，自利，目黄，舌白滑，甚则灰，神倦不语，邪阻脾窍，舌蹇语重，四苓加木瓜草果油朴汤主之。

四苓加木瓜草果油朴汤（苦热兼酸淡法）

| 生於术三钱 | 猪苓一钱五分 | 泽泻一钱五分 | 赤云苓五钱 |
| 半夏三钱 | 草果八分 | 木瓜一钱 | 厚朴一钱 |

阳虚加附子两个。

寒湿症，舌灰滑，中焦滞痞，草果茵陈汤主之。如面目俱黄，四肢常厥者，茵陈四逆汤主之。

草果茵陈汤（苦辛温法）

| 草果仁一钱 | 茵陈三钱 | 茯苓皮三钱 | 广皮一钱半 |
| 大腹皮二钱 | 猪苓二钱 | 泽泻一钱半 | 厚朴二钱 |

| 茵陈四逆汤（苦辛甘热复微寒法） | | 炮附子三钱 | 干姜五钱 |
| 炙甘草二钱 | 茵陈六钱 | | |

寒湿症，舌苔白滑，甚则灰，脉迟，不食，不寐，大便窒塞，浊阴凝聚，阳伤腹痛，甚则肢逆，椒附白通汤主之。

椒附白通汤

| 生附子三钱（炒黑） | 川椒二钱（炒） | 淡干姜二钱 | 葱白三根 |

猪胆汁半杯去渣（此辛热法复方）

寒湿症，舌白腐，肛坠痛，便不爽，不喜食，附子理中汤去甘草加厚朴广皮主之。

附子理中汤加味

| 生茅术三钱 | 人参一钱半 | 炮干姜一钱半 | 附子一钱 |
| 广陈皮一钱半 | 厚朴二钱 | | |

寒湿症，脾胃两伤，寒热，不饥，吞酸，形寒，或脘中痞闷，或酒客湿聚，苓姜术桂汤主之。

苓姜术桂汤（苦辛温法）

| 白茯苓五钱 | 炒白术三钱 | 桂枝尖三钱 | 生姜三钱 |

寒湿症，脾胃两伤，既吐且利，寒热身痛，或不寒热，但腹中痛名曰霍乱。

霍乱症

上吐下泻，寒热身痛，或不寒热，但腹中痛。寒多，不欲饮水者，理中汤主之。热多，欲饮水者，五苓散主之。吐利汗出，发热恶寒，四肢拘急，手足厥冷，四逆汤主之。吐利止而身痛不休者，宜桂枝汤小和之。

霍乱病解方药解

按霍乱一症，长夏最多，本于阳虚寒湿凝聚，关系非轻，伤人于顷刻之间。奈时医不读《金匮》，不识病源，不问轻重，一概主以藿香正气散，轻者原有可愈之理，重者死不旋踵。更可笑者，正气散中加黄连、麦冬，大用西瓜治渴欲饮水之霍乱，岂堪命乎？因见之甚屡，故特采《金匮》原文，备录于此。

胃阳不伤不吐，脾阳不伤不泻，邪正不争不痛，荣卫不乖不寒热。以不饮水之故，知其为寒多；主以理中汤，温中散寒。人参甘草，胃之守药；白术甘草，脾之守药；干姜能通能守，上下两泄者，故脾胃两守之；且守中有通，通中有守，以守药作通用，以通药作守用。若热欲饮水之证，饮不解渴，而吐泻不止，则主以五苓。邪热须从小便出，膀胱为小肠之下游，小肠，火府也，五苓通前阴，所以守后阴也。太阳不开，则阳明不合，开太阳即所以守阳明也。此二阳皆有一举两得之妙。吐利则脾胃之阳虚，汗出则太阳之阳亦虚；发热者，则浮阳在外也；恶寒者，实寒在中也；四肢拘急，脾阳不荣四末；手足厥冷，中土虚而厥阴肝木来乘病者，四逆汤善救逆，故名四逆。人参、甘草守中阳，干姜、附子通中阳，人参、附子护外阳，干姜、甘草护中阳，中外之阳复回，则群阴退避，而厥回止。吐利止而身痛不休者，中阳复而外阳不和也，故以桂枝汤温经络而微和之。

理中汤等份各三两。

理中汤加减之用法

（加减法）若脐上筑筑者，肾气动也，去术加桂四两。吐多者，去术加生姜三两。下多者还用术。悸者加茯苓二两。渴欲饮水者，加术足成四两半。腹中痛者，加人参足成四两半。寒者，加干姜足成四两半。腹满者。去术加附子一枚。服汤后，如食顷，饮热粥一升许，微自汗，勿揭衣被。

五苓散加减之用法

（加减法）腹满者，加厚朴、广皮各一两，渴甚面赤，脉大紧而急，扇扇不知凉，饮水不知冷，腹痛甚，时时燥烦者，格阳也，加干姜一钱五钱（此吴氏经验者）。

百沸汤和，每服五钱，日三服。

霍乱症兼转筋者，五苓散加防己桂枝薏苡仁主之；寒甚脉紧者再加附子。

即五苓原方内加防己一两，桂枝一两半，足成二两，薏苡仁二两。寒甚者，加附子大一枚。杵为细末，每服五钱，百沸汤和，日三，剧者日三次夜一次，得卧即勿与也。

干霍乱症（又名卒中寒湿）（又名痧）

其症系卒中寒湿，内夹秽浊，眩冒欲绝，腹中绞痛，脉沉紧而迟，甚者伏，欲吐不得吐，欲泻不得泻，甚者转筋，四肢欲厥，俗名发痧，又名干霍乱。蜀椒救中汤主之，九痛丸亦可服；语乱者，先服至宝丹，再汤药。

蜀椒救中汤

蜀椒三钱（去汗）　　淡干姜四钱　　　　厚朴三钱　　　　广皮二钱

槟榔二钱

（加减法）兼转筋者，加桂枝三钱，防己五钱，薏苡仁三钱，厥者加附子二钱

九痛丸

生狼牙一两　　　　附子三两　　　　吴茱萸一两　　　　干姜一两

巴豆肉一两（去皮心熬碾如膏）　　　　人参一两

九痛丸强人初吃三丸（蜜丸梧大），日三服，弱吃二丸。

兼治卒中恶，腹胀痛，口不能言；又治连年积冷，流注心胸痛，并冷、冲上气，落马、坠车、血病等症皆主。

三、《温病歌诀》

本书稿傅老撰于1944年。

病以温称顾名思义

热邪伤阴与寒迥异

初起口渴不寒而热

右寸脉大识病要诀

春温风温微兼表证
初起恶寒主以麻杏
稍事迟延热甚寒止
风化已尽表药禁矣
桑菊银翘轻重酌宜
辛凉之法内外兼施
大渴引饮津液急存
承气撤热白虎救焚
舌黑枯裂热汤反喜
急下存阴稍迟则死
邪入包络谵语昏狂
紫血清宫至宝牛黄
正虚邪实下之不应
增液存气水活舟动
病久纯虚滋润甘寒
复脉诸法总使阴还
先利后利大分虚实
葛苓升泄龙牡镇涩
病变纷纭法不出此
欲穷其方近求吴氏
至于温疫时气天行
山川瘴疠水旱刀兵
大头疙瘩转筋吐泻
升降达原效如奔马
要之温病忌用温药
桂枝一法前贤且驳
舌苔细辨热渴肇端
救阴为主始终用寒

四、《脾阴虚浅述》

傅老对脾阴虚理论颇有研究，撰写有《脾阴虚浅述》文稿，傅老认为脾阴虚是客观存在的，且五脏六腑之阴虚均可影响到脾阴虚，杂病后期从脾阴虚论治往往可取得满意疗效。

该文从以下四个方面对脾阴虚进行了浅述：

1. 文章开篇傅老即就历代医家对于脾阴虚的不同看法，结合自己的临床经验，阐述了对脾阴虚的认识，他认为脾阴虚在临床中客观存在，不应予否定。

脾阴虚存在与否这一问题，自古以来，众说纷纭。历代部分医家认为脾属太阴，太者，大也，故无阴虚存在。金元著名脾胃病大家李东垣认为"脾为死阴"，在《脾胃论》中只谈温补脾胃。历代医家对脾阳虚、脾气虚的论著汗牛充栋，而对脾阴虚的论述则屈指可数。对脾阴虚的论述，最早见于《灵枢·五邪篇》，其曰"邪在脾胃，则病肌肉痛，阳气有余，阴气不足，则热中善饥"，即针对胃阳有余，脾阴不足而论。明代缪仲淳发展了《内经》这一理论，在《先醒斋医学广笔记》中明确指出："胃气弱则不能纳，脾阴亏则不能消，世人徒知香燥温补为治脾虚之法，而不知甘凉滋润益阴之有益于脾也。"并且以腹胀症状的标本缓急来分辨脾阴虚与脾气虚的鉴别，"若因脾阴虚，渐成胀满，夜剧昼静，病属于阴，当补脾阴，夜静昼剧，病属于阳，当益脾气"。清代温病学家吴鞠通云："湿之人中焦有寒湿，有湿热，有自表传来，有水谷内蕴，有内外相合，其中伤也，有伤脾阳，有伤脾阴，有伤胃阳，有伤胃阴，有两伤脾胃，伤脾胃之阳者十常八九，伤脾胃之阴者十居一二，彼此混淆，治不中窍，遗患无穷，临证细推，不可泛论。"傅老针对外邪入太阴脾只伤脾阳的片面看法，提出外邪入脾不仅能伤脾阳，而且能伤脾阴的全面观点。唐容川在《血证论》男女异同论里，对于脾阴不足的存在用辩证的观点进行了形象的阐述："脾阳不足，水谷固不化，脾阴不足，水谷仍不化。譬如釜中煮饭，釜底无火固不熟，釜中无水亦不熟也。"

傅老认为在临床中如果说脾气虚、脾阳虚出现的几率比脾阴虚要多些这是事实，还有人把脾阴虚的临床症状大都归属胃阴虚或其他脏腑病症中，但认为脾无阴虚即是错误的。"一阴一阳为之道"这是自古以来的辩证观点，这说明任何事物都是相对的，不是绝对的，意思是说过分强调某一理论或某一脏腑的特殊性，而否定其他从属的或极少出现的因素的存在，那不是辩证唯物主义认识宇宙以及自然界一切事物的应有态度。傅老认为脾阴亏虚的原因为：人之躯体，禀受父母，体质有阴阳盛衰差异，多见于脾阴素亏之人；长期食少纳差者，阴液来源减少；劳倦思虑过度，暗耗阴血，而致脾阴不足；喜食辛辣食物，燥热伤阴。脾阴不足，脾津亏损，失于濡运，则食少纳呆，食后腹胀；化源不足，精微不布则倦怠无力，形体消瘦；阴虚火旺，则唇干口燥，或口腔溃烂，或善饥，或皮肤粗糙，或口干不欲饮，或大便干燥，舌红无苔或舌中心苔少，脉细数。脾在新病外感等一般情况下是不会造成阴虚的，但五脏六腑阴虚日久亦可导致如前所述的脾阴虚症状，由于脾阴虚可由他脏疾病演变而来，所以在临床表现上往往夹杂其他脏腑的阴虚病变症状。在临床中见到在某些脏腑病变过程中出现脾阴虚症状时，治疗上从脾阴虚辨治均取得了良好效果。因此，根据上述历代各家论述和自己的经验体会，傅老认为脾阴虚在临床中客观存在，不应予否定。

2. 傅老对脾阴虚与胃阴虚的病机、证治进行了详细阐述，分析了两者的个性和共性，从另一方面再次证明了脾阴虚的客观存在。

历代多数医家宗李东垣"脾为死阴"和过分强调"脾属太阴"的特性，而把脾阴虚与胃阴虚笼统而论，从中医脏腑理论中否定脾阴虚的存在。要说明脾阴虚存在，首先应把脾阴虚与胃阴虚的病机、证治之个性和共性搞清楚。在人体"阳以阴为基，无阴则阳无以生"，脾本身存在着阴阳，脾阴即脾之脏器，脾阳即脾之功能，脾阳靠脾阴不断地供给物质（阴）才能发挥其作用（胃阴胃阳亦同样如此），脾与胃以膜相连同属中焦，共同完成食物的消化、吸收。脾属阴脏，主运化，藏（津）而不泄，实而不满，喜燥恶湿，脾津外散上归于肺，津布四脏，濡养肌肉四肢。胃属阳腑，主容纳，喜润恶燥，泄而不能藏，满而不能实，胃津下行肠道为顺，主湿润食物，在腐熟食物、消化食物中起重要作用。在病理变化过程中，脾阴虚多由其他脏腑之阴虚日久而损及脾阴，或因思虑过度伤及脾阴，或因湿热郁久化燥化火伤及脾阴。胃阴虚多由饮食辛燥，或过吐、过下、过用温药等因素造成。脾阴虚的临床表现：由于脾津亏损，失于濡运，则食少纳呆，食后腹胀，化源不足，精微不布则倦怠无力，形体消瘦，阴虚火旺，则唇干口燥，或口腔溃烂，或善饥，或皮肤粗糙，或口干不欲饮，或大便干燥，舌淡红脉细数，或濡数等。胃阴虚的临床表现：口干食难下咽，饥而欲食，胸中嘈杂、胃中灼热而痛，或大便结燥难通，舌质红，苔干乏津，或生芒刺，脉洪数或细数。在治疗上，脾阴虚根据脾主湿，喜燥恶湿的特性，治宜甘淡养阴，用益脾汤加减治疗；胃阴虚治宜清热养阴，如益胃汤、沙参麦冬汤、增液承气汤等。根据上述脾阴虚与胃阴虚的病机证治的个性不同，在理论和临床上都应加以区别，不能一概而论。《岳美中论医集》里指出："脾阴虚胃阴虚用药，有相似之处，但终有别，胃之纳容，下行为顺，故呕哕嗳气；脾主运化，故腹胀、矢气、大便异常。山药、石斛偏养脾阴，麦冬则偏养胃阴，此类差异甚多，不应合混。"

脾胃在生理、病理上既有个性，又有共性，脾与胃同属中焦属土，脾与胃以膜相联，各发挥其作用共同完成食物消化吸收任务。在生理上相互依赖，病理上相互传变。胃阴损日久损及脾阴不足，出现脾胃阴虚表现。如中消病出现"多食善饥"症状，多食是胃之纳食功能过亢，善饥是脾之运化功能过亢。《素问·痿论》曰："脾气热，则胃干而渴，肌肉不仁。"《伤寒论》249条"趺阳脉浮而涩，浮则胃气强，涩则小便数，浮涩相搏，大便则硬，其脾为约，麻子仁丸主之"的论述，是张仲景从脉象上阐发脾胃阴津不足的证治：用麻子仁丸以润下缓通不损阴，热去脾胃阴津自复。脾阴虚与胃阴虚都是阴津亏损所致，大部分症状表现于消化系统中，如多数病人都有口干、发热、大便干燥、舌红脉数等共同症状，治法上以养阴生津为主。临床上必须分清标本缓急，以脾阴不足为主者，就应甘淡养阴为主，若以热结胃阴虚为主者，清热滋阴通便，才能达到良好效果。

3. 傅老通过阐述脾阴虚与肝、心、肺、肾的病理关系、病理表现及治疗，说明了五脏六腑之阴虚均可影响到脾阴虚。

人体是一个有机联系的整体，五脏六腑既存在着生理上的相互联系，又存在着病理变化的相互影响和传变，故五脏六腑之阴虚均可影响到脾阴虚。清代名医李用粹认为：土为生化之母。经曰：营出中焦。又曰："气同于中，中者脾胃也，为生气生血之乡，升清降浊之职，一旦脾胃受到损伤，则心肺肝肾均罹其殊，只有脾安则木自和而肺金有养，金为水舟而亦不虚。"脾病可影响到肝，肝病亦损及脾，脾土属阴主生万物，肝为刚脏，脾必得肝的疏泄条达作用才能正常升降和运化饮食精微。肝又赖脾供给血液阴津以濡养才不会刚强太过。脾阴不足，供肝之营阴亦发生障碍，而导致肝阴不足，如肝气郁结郁久化燥化火伤阴。肝阳过亢，则克土太盛，耗伤脾阴，临床上多见于慢性肝炎属肝郁气滞脾虚的病例，临床表现既有失眠、胸胁胀痛、情志抑郁、性情烦躁、嗳气的肝郁症状，又可见腹胀、口干欲饮、大便时干时稀、四肢无力、形体消瘦或口唇溃烂的脾阴虚症状，治疗上常用逍遥散去生姜，用山药易白术，加谷芽、莲子等药疏肝养脾。

心属火，脾属土，火能生土，为心火过旺，则"母能令子实"。陈修元云"心脾之阴，则血脉也"。若脾阴不足，不能正常生化其阴以营心则"子能令母虚"。唐容川云："如或七情郁滞，脾经忧虑，伤其血而致唾血者，此两伤心脾，以脾主思虑，故每因思虑而伤脾阴，睡卧不宁，怔忡劳倦，饮食不健，宜用归脾汤以补心脾，再加阿胶、柴胡、炒栀子等以解郁火，清血分，此治脾兼治心，心脾为思虑所伤者应手而效。"总之，心脾阴虚多表现血热妄行、失眠、心悸等症状。治法：若心火重者，应泻火养阴，用泻心汤加麦冬、白芍、山药；若心脾气阴两虚用归脾汤去党参、白术、生姜加太子参、山药、谷芽、莲子，随证加减治疗。

脾与肺。脾为肺之母，肺为脾之子，肺主气而脾益气，肺之营阴来源于脾，"脾气散精，上归于肺"，当脾虚弱时，不能散精于肺，母病及子。而肺病日久、亦必损及脾"子夺母气"，如肺痨病有干咳，咽燥，潮热盗汗，舌红少津，脉细数，病程日久由肺阴不足而损及脾阴不足则兼见口干唇燥，大便燥结，食后腹胀，肌肉萎弱，四肢无力的症状。在治疗上，根据李士材著《医宗必读》中"扶脾即所以保肺，土能生金也"的说法，用白凤膏或用益脾汤加白及、北沙参、银杏等治疗，或用沙参麦冬汤加味治疗，脾气阴得养，则能散精于肺，肺阴得养，则虚火自平。

脾与肾。脾为后天之本，肾为先天之本，肾主藏元阴、元阳。元阴即一身阴之根本，元阳即命门之火。脾阳赖肾命门之火的温煦，脾阴亦赖肾之元阴的滋养。张景岳认为："水谷之海，本赖先天为之主，而精血之海又必赖后天为之资……凡先天有不足者，但得后天培养之功，亦可居其强半。"命火能生脾土，肾阴亦能强脾土，冯楚瞻在《冯氏锦囊秘录》中说："水不得土借，何处以发生，土不得水，燥结何能生物，故土以承水柔润之法，木以承土化育之成。补火者，生土也；滋水者，滋土也。"说明脾运化功能正常要靠肾水滋养脾阴，命火温煦脾阳，一阴一阳达到动态平衡才能发挥运化作用。如果阴阳动态平衡遭到破坏，脾则不能正常运化而产生病理变化，在临床上常见因劳累过度、房劳不节、思虑过度等引起命门火旺，肾水"阴精"耗损出现眩晕耳鸣、视力减退、健忘少寐、腰膝酸软、形体消瘦、男子遗精、女子经闭的肾阴虚症状，如果不及时治疗或误治，脾失濡养可兼见口干舌燥、大便秘结、纳少，或口腔溃烂的脾肾阴虚症状。在慢性肾炎或肾病综合征的治疗过程中如长期用激素，双克等利尿剂，或温补脾肾之阳的中药用之过多，则少数病人可出现脾肾阴虚，如中医辨治90例慢性肾炎的研究中，脾肾阴虚型占6例，脾肾阴阳俱虚型13例。脾肾阴虚型用六味地黄丸加谷芽、莲子、扁豆、薏苡仁等药滋养脾肾；脾肾阴阳俱虚型治宜阴阳双补，用济生肾气丸之类治疗均能获得良好疗效。

4.通过典型案例，介绍了傅老从脾阴虚论治杂病的辨证用药经验，他认为杂病后期从脾阴虚论治往往可取得满意疗效。

傅老认为在很多杂病后期除治他脏病外，大都可从脾胃着手，根据症状不同进行辨证论治，其中除补脾阳、脾气外，也有兼补脾阴而收到明显效果的。对于脾阴虚的治疗傅老强调应根据《素问·刺法论》"欲令脾实，气无滞，饱无久坐，食无太酸；无食一切生物，宜甘宜淡"的原则，选用甘淡补脾药如山药、茯苓、芡实、莲子、薏苡仁、谷芽、糯米草等。傅老自拟甘淡实脾之滋脾饮加减用于脾阴虚的治疗：山药为滋养性平补脾胃药，其性甘淡，润而多滋，善养脾阴，为滋养脾阴之要药；莲子甘平，功善补脾滋阴；石斛甘淡微寒，除热养阴，与山药、莲子配伍，增强其养脾滋阴之功；谷芽健胃消食，助脾之运化；藿香芳香醒脾而不温燥，与以上四味药物合用，补而不滋，辛而不燥，合脾喜燥恶湿之性。诸药相配，脾阴得养，而无呆滞脾胃之弊。

例1，张某，男，48岁，山西，军人。

初诊主诉：患者每天早上4~5点钟，胃脘灼痛，起床活动后痛减，已一年多（过去嗜酒、喜食辣椒等辛燥食物），食后腹胀，喝凉水痛减，形体瘦弱，精神尚好，口干唇燥，大便时干燥，舌质红绛，舌体薄小，裂纹满布，苔少，脉弦滑数。曾在某部队总院做蛋白电泳：总蛋白7.4g%。肝功能：谷丙转氨酶305 IU（正常值160），白蛋白4.8%，球蛋白2.6%。胆汁常规检查正常。胃、十二指肠钡餐检查：上消化道均未见器质性病变。胃液分析：pH值5，白细胞偶见，上皮细胞少许。被疑为"乙肝"。服西药肝乐清肝片等药无效，中药砂仁等药亦无效。

辨证：肝郁气滞，脾胃阴虚。

治法：疏肝和胃，益脾养阴。

处方：

柴胡 9g	白芍 18g	佛手 15g	北沙参 31g
香橼 15g	石斛 15g	山药 18g	枳壳 12g
谷芽 24g	苏梗 12g	黄芩 15g	甘草 6g

糯米草 31g

上方服 12 剂后诸证大减，舌体裂纹转好，继服 6 剂后痛已痊愈。

按：本例证属肝郁脾胃阴虚，患者长期嗜酒、辣椒等辛燥之品，损及脾胃阴津，《内经》云："酒入于胃，则络脉满而经脉虚，脾主为胃行其津液者也，阴气虚则阳气入，阳气入则胃不和，胃不和则精气竭，精气竭则不营其四肢也。"由于脾阴损，脾不散津，见舌红绛，裂纹满布。肝郁则胃脘痛，脉弦，故治用柴胡、佛手、枳壳、香橼疏肝理气止痛，用糯米草、石斛、山药、北沙参益脾养阴，黄芩清虚热，甘草缓中，补其阴津不足，直达病所。

例 2，冯某，女，34 岁，工人。

初诊主诉：咽痛、口腔溃疡、纳差、腹胀、盗汗、打呃已数年，服药则好转，停药即复发，近来咳嗽痰黏，口苦干臭，小便黄，大便溏，舌红，苔薄黄腻，脉细滑数。

辨证：脾肺阴虚兼肝郁。

治法：滋养脾肺，佐以疏肝。

处方：

柴胡 9g	枳壳 9g	苏梗 9g	白芍 15g
黄芩 15g	山药 30g	谷芽 30g	石斛 24g
地骨皮 24g	牡丹皮 15g	芦根 24g	百部 12g
北沙参 24g	莲子 25g		

二诊：服上方 4 剂后，诸证均减，但因感冒，喷嚏，干咳，舌质略红，苔薄，脉细数，上方加桑叶 15g，紫菀 15g，4 剂后随访痊愈。

按：脾开窍于口，其经络夹咽连舌散舌下，脾肺阴虚，虚火上炎则出现咽痛，口腔溃烂，口干臭，盗汗等症，脾阴虚运化失司则腹胀，便时溏，肝郁则打呃。方中用柴胡、枳壳、苏梗疏肝，黄芩、地骨皮、牡丹皮清虚热，北沙参养肺阴，莲子、山药、谷芽、石斛养脾阴，白芍、甘草酸甘化阴，肺脾之阴得养，肝郁得疏，故病痊愈。

五、《中医长寿学发展简史》

傅老不仅精于医道，而且特别重视养生之道，推崇《内经》"法于阴阳，和于术数，饮食有节，起居有常，虚邪贼风，避之有时，恬淡虚无，真气从之，精神内守，病安从来"的养生之道。临床中常对某些慢性病患者谆谆嘱咐"三分治病，七分养生"，嘱其将息养生保精，练习气功、太极拳等健身运动以善自调摄，以利早日恢复健康。

傅老对中医长寿学亦颇有研究，撰《中医长寿学发展简史》一文，刊登在《四川中医》1983年3期，系统地介绍了先秦至今各个时期中医长寿学发展概况，并率先提出了医务工作者研究中医长寿学的奋斗目标就是要千方百计提高生命质量，使人体达到正常寿限无疾而终，使人类社会"高龄、健壮而不老化"，这具有深远的现实意义。

中医长寿学与现代的老年学一样，也是研究衰老和寿命的问题，只是它的重心是运用中医的方法研究抗老延寿和老年病的防治。长期以来，中医学形成了一整套养生之道，积累了许多宝贵的长寿经验。中医学在这方面内容十分丰富，对维护中华民族的兴旺发达有着难以磨灭的功绩。

远在先秦时期，诸子百家就各具一套防老保健、延年益寿之理论和方法，如老子、庄子一派主张消极的养生，认为"静"以养神，可以长生，提出"归真返朴""清静无为"的养生理论，并编制了"导引""吐纳"的锻炼方法。《庄子·刻意篇》说："吹呴呼吸，吐故纳新，熊经鸟申，为寿而已矣。"《吕氏春秋》则提倡积极的养生法，主张"动"以养生，首先提出了"流水不腐、户枢不蠹"的著名论点，指出气不宣达与血脉壅塞是导致疾病和不能长寿的原因，因而"作为舞以宣导之"；孔子则主张动静结合、劳逸适度。如《孔子家语》载："若夫智士仁人将身有节，动静以义，喜怒以时，无害其性，虽得寿焉，不亦宜夫。"孔子对于饮食卫生也是相当讲究的，他在《论语·乡党》中说："食不厌精，脍不厌细。""鱼馁而肉败不食，色恶不食，臭恶不食。""沽酒市脯不食，不撤姜食，不

多食。"荀子对那些听天由命、不积极养生保健的人，持批判态度，指出："养备
而动时，则天不能病，修道而不贰，则天不能祸。"当时民间也很重视食物疗养，
如《诗经》搜载了当时一首民歌："八月剥枣，十月获稻，为此春酒，以介眉寿。"
相传古长寿者彭祖有一整套养生术，对气功尤有特长。孔子就很倾慕彭祖，曾说
道："信而好古，窃比于我老彭"。成书于战国时代的《内经》，总结了先秦诸子的
养生思想与实践，正式开始从医学角度讨论养生与长寿的问题，认为人的衰老与
肾气、阳明脉衰，阴阳失调有密切关系，尤其是肾气虚衰是衰老的主要原因。明
确提出了中医养生之道："法于阴阳，和于术数，饮食有节，起居有常，不妄作
劳，故能形与神俱，而尽终其天年，度百岁乃去。"这是对养生之道的高度概括。
《素问·四气调神大论》则更细致地讨论了四季不同的养生方法，强调不仅要练
形体而且要练精神意志。《内经》的这些理论，对后世影响很大。后代的养生长
寿著作，多是在《内经》的基础上发展起来的。

　　汉代的张仲景不仅是个临床大家，而且也很重视养生防病。他在《金匮》的
第一篇就提出："若人能养慎，不令邪风干忤经络；适中经络，未流传脏腑即医治
之；四肢才觉重滞，即导引、吐纳、针灸、膏摩，勿令九窍闭塞；更能勿犯王法，
禽兽灾伤；房室勿令竭乏；服食节其冷热苦酸辛甘，不遗形体有衰，病则无由入
其腠理。"这是仲景对《内经》养生之道及"治未病"思想的进一步发挥。

　　至于华佗更是养生的典范，他创五禽戏而且身体力行，结果"年且百岁而犹
有壮容"；他的徒弟吴普仿之，"年九十余，耳目聪明，齿牙完坚"。

　　东汉的唯物论学者王充也很重视养生，著养性书十六篇，提出"养气自守，
适时则节，闭明塞聪，爱精自保，适辅服药导引，庶冀性命可延，斯须不老"。
他还在《论衡》中提出了寿命与遗传有关的创见："夫禀气渥则体强，体强则命
长；气薄则体弱，体弱则命短。"禀气就是先天禀赋，与现代医学所称的遗传相
似。晋代的葛洪受道家思想影响，研究长生不老之炼丹术，形成古代养生长寿学
中极其有害的一个支派。事物总是一分为二的，葛洪的炼丹术在化学方面的贡
献则是伟大的。两晋南北朝还出了些养生抗老名著，如嵇康的《养生论》、北齐
《颜氏家训》养生篇、陶弘景的《养性延命录》等。

　　隋唐时期著名的医学大家活了一百零二岁的孙思邈，在《备急千金要方》和
《千金翼方》中都有养生专论，后世还编成《孙真人卫生歌》广为流传。他的论

著通俗易懂，简而易行，相当于现代的科普文章，所以影响很大。他首先提出了"养老大例"和"养老食疗"，创立了我国初具规模的老年医学体系。隋唐时期至今尚存的养生保健学专著有巢元方的《巢源补养宣导法》、唐·司马承祯的《天隐子养生书》、唐·施肩吾的《养生辨疑诀》等。

宋、金、元时期，医学上出现了流派之争，对养生学及老年病的防治都有补益。如刘河间强调"气"的作用，认为"气者，生之元也"，主张调息、导引以调气、守气；李东垣重脾胃，主张用药补中益气；朱丹溪则强调阴精的作用，认为人之一生，阳常有余，阴常不足，特别是老年其阴更衰，因而主张养阴以延年。由于对阴精的重视，朱氏特别强调节欲和提倡晚婚，著有《色欲箴》；还主张老年人饮食宜清淡而著《茹淡论》。这些对防止早衰和预防老年病都有积极的意义。宋·严用和与东垣相对，提出"补脾不如补肾"之说，这为后世广泛运用补肾方药抗老延寿和防治老年病提供了理论依据。这一时期养生专著甚多，今存者就有 16 种，较著名的有蒲虔贯的《保生要录》、愚谷老人的《延寿第一伸言》、陈直的《养老奉亲书》、元·丘处机的《摄生消息论》、王珪的《泰定养生主论》。特别值得一提的是《泰定养生主论》主张从幼年就开始注意养生，自幼及壮至老调摄有序。这与现代认为从小肥胖就是壮年冠心病的起因的认识一致。所以，现在有人认为预防冠心病，应当从幼儿开始，就注意合理饮食，防止过于肥胖。陈直的《养老奉亲书》经邹铉增补三卷，更名为《寿亲养老新书》，是我国现存的早期老年病学专著，理法方药齐备，对国内外颇具影响，朝鲜、日本都相继刊行。较西方 Frorer 于 1724 年著的《老年保健医药》早六百年。

这一时期还有一个值得倡导的方面，就是不仅医学家重视养生防老，社会上一批文人学士、科学家也很重视，如大科学家沈括，大文豪苏东坡都有养生专著。

明代，随着自然科学的发展，养生防老的著作更多，现存的养生书籍就有 60 种之多。医学家活到八九十岁的人数，为历代之冠。据《中国医学人名志》统计，80 岁以上中医 106 人中，明代就占 86 人。这一时期医家们在防治老年病方面，也有不少发明创造。如张景岳的治形补精说，创左归丸、右归饮，一补阳精，一补阴精，是防治老年病的名方。李士材的先后天说，提出防治老年病应以脾肾为本。《寿域神方》《寿世保元》搜载的许多延年益寿秘方，对防止早老、延长寿命也有一定作用。

清代有关养生长寿的论著，也有 60 多种。其中影响较大者是曹慈山的《老老恒言》，此书是谈衣、食、住、行的养生方法，是一本科普读物，作者活了 9 0 多岁，所以他的著述令人信服。

清代以后民国时期，虽然也出现了一些养生长寿著作，但缺乏创见，因而影响甚小。

新近出版的以中医为主的养生长寿专著有《养生寿老集》《中医长寿之道》等。还出版了专门研究清代皇帝长寿方药的专著《清宫医案》。

正因为历代医家重视养生之道，所以中医享高寿者甚多，百岁以上代不乏人。如东汉时四川李常在"年逾百岁而貌若五十许人"，三国封君达年百岁……唐·甄权 103 岁，宋·吴熔 100 岁，宋代成都名医谭仁显 108 岁，明·吴又可也年至百岁，清代四川向官德 104 岁，雅安牟太医 120 岁，现在还健在的湖北林成雄、江西的邓洪英、四川罗明山以及去世不久的赵景春、杨葆成都已活了百多岁，这说明中医养生之道是有实践依据的。所以有人说"名医多寿"。

中医长寿学之所以引起人们的莫大兴趣，是因为科学的发展、社会的进步，以及生活的改善，使人类平均寿命逐年增加，我国人平均寿命已比新中国成立前增加了近一倍，超过 65 岁。据最近调查，我国超过 65 岁者就有 4500 万人之多，使我国跻于长寿国之列。确保老年人不但要长寿而且要健康地生活着，就是我们医务工作者的使命和职责。延长健康工作年限，能在同样的消耗水平下，进一步发掘有经验的体力劳动和脑力劳动的潜能，有利于提高生产效率，加速四化建设；而控制出生率，则是减少社会的消费。一个增加生产，一个减少消费，就会使社会财富日益增多以至极大丰富。所以，健康长寿和计划生育是并不矛盾的，是人口问题中相辅相成的两个方面。作为我们医务工作者就是要千方百计提高生命质量，使人体达到正常寿限无疾而终，使人类社会"高龄、健壮而不老化"，这就是中医长寿学的奋斗目标。

所谓正常寿限，《尚书》说的百二十岁为"寿"，《内经》称百岁为天年。即 100 ~ 120 岁就是正常寿限，现在还有人认为人可以活到 150 ~ 200 岁。当今世界上百岁老人不少，看来以百岁为寿限是没有问题的。但是一般人的寿命离百岁还远着呢。所以需要我们努力发掘中医学中有关长寿的论著。这是历史赋予我们的光荣使命。

附：1964 年以前经验总结文章目录

　　傅老 1964 年以前撰写了十余篇经验总结文章，因历史原因，现已佚失，甚是遗憾，编者现仅收集到文章目录，可以看出傅老早年对乙型脑炎、破伤风、伤寒、急慢性肾炎、化脓性腮腺炎、隐形梅毒、糖尿病等急重疑难症做了大量的临床研究和经验总结。

　　1. 封髓丹合六味地黄丸治疗糖尿病三例 ————1956 年交江津专区人民医院。

　　2. 中西医合作对二十四例乙型脑炎治疗经验总结 ——1957 年交江津专区卫生局。

　　3. 十例伤寒中医中药治疗总结 ——1957 年交江津专区卫生局。

　　4. 十九例破伤风治疗经验总结 ——1957 年交江津专区卫生局。

　　5. 十例小儿急性肾炎治疗经验 ——1958 年四川省中医中药展览。

　　6. 五子五皮治疗慢性肾炎 ——1958 年四川省中医中药展览。

　　7. 四例化脓性腮腺炎的中医药治疗 ——1958 年江津专区中医展览。

　　8. 中西医合作治疗乙型脑炎十九例 ——1960 年全国病毒会议交流。

　　9. 攻补兼施治疗破伤风六例 ——1960 年江津专区人民医院大会交流。

　　10. 十例隐形梅毒治疗经验总结 —— 江津专区秘方验方选载。

学术年谱

川派中医药名家系列丛书

傅灿冰

1917 年 5 月 2 日，出生于四川省江津县城关镇石狮子街。

1925 年 2 月至 1932 年 12 月，在江津县城私塾读书。

1933 年 2 月至 1935 年 12 月，就读于江津私立培英国学专修学校。

1936 年 1 月至 1937 年 12 月，随父江津名医傅松涛学习中医。

1937 年 12 月，在江津寿世药房正式挂牌"世医傅灿冰"行医。

1939 年 1 月，在江津佛光药房坐堂行医。

1941 年 6 月，在江津清平巷家中挂牌行医，求诊者络绎不绝，声名日噪。

1944 年，撰写《认症心要》《温病歌诀》，以治湿温而得名于世。

1946 年，傅灿冰诊脉用心，作风正派，新中国成立前已名扬全县。（据江津县卫生志记载）

1951 年 10 月，参加江津县联合诊所工作任中医师。

1953 年 3 月，调江津专区人民医院主持中医工作。

1954 年起当选历届江津县、永川县人民代表、人民委员。

1958 年 6 月，任江津专区人民医院中医科主任。10 月，随江津专区医药卫生参观团赴首都北京参观。

1959 年 9 月，任江津专区中医研究所副所长，出席江津专区群英会（社会主义建设先进集体、先进生产者代表大会）。

1960 年，荣获江津专区先进工作者的称号，出席了四川省文教群英会，获四川省先进工作者称号。

1961 年 8 月，任江津专区人民医院副院长。

1963 年，当选四川省第三届人民代表大会代表。

1964 年 7 月，四川省卫生厅决定将新建的中医研究基地设在成都中医学院附属医院，并从全省各地抽调名老中医和西学中的优秀人才，筹建四川省中医研究所。傅灿冰奉调成都中医学院附属医院，任内二科主任（科研基地）及内科主任，同年组建肾炎研究组，开始了慢性肾炎、慢性肾功能衰竭的临床研究工作。

1965 年 6 月，在重庆参加慢性肾炎、肾盂肾炎中医研究经验交流座谈会。

1966 年，为期十年的"文化大革命"开始了，四川省中医研究所的筹建工作自然无法进行，傅灿冰等老中医仍在成都中医学院附属医院工作。同年8月，傅灿冰不顾自己体弱多病，为抢救合川三二——钻井队员，三伏天在川东温度40℃左右情况下，为病人治病40天，熬药40天。

1968年12月，傅灿冰积极参加省革委医疗队，奔赴阿坝州黑水县，在三千八百米的高原上，在撒水成冰，空气稀薄的数九寒天，为少数民族贫下中农治病40天，熬药40天。

1977年12月，当选四川省第五届人民代表大会代表。

1978年7月，被评为成都中医学院先进工作者。同年，四川省卫生厅决定将1966年国家科委批准成立的四川省中医研究所建立起来，在成都中医学院附属医院四道街原地址新建。

1979年6月，四川省中医研究所正式成立，傅灿冰任首任所长。同年任担任中华全国中医学会理事、中华全国中医学会内科学会顾问、中华全国中医学会四川省分会副会长。

1980年，任四川省科学技术协会常务委员。在《成都中医学院学报》第6期发表论文《18例慢性肾炎肾功能衰竭辨证论治疗效探讨》；在四川省中医研究所《资料汇编》发表论文《中医辨证施治九十例慢性肾炎分析报告》。

1981年5月，经四川省卫生厅批准首批晋升主任医师职称。10月参加中华全国中医学会学术会议，在大会交流了学术论文《18例慢性肾炎肾功能衰竭辨证论治疗效探讨》。

1982年10月，《四川中医》创刊，傅灿冰任编委会主任委员，为《四川中医》创刊题词，并发表论文《中医药治疗慢性肾炎尿毒症的经验体会》，获四川省卫生厅颁发的优秀科研论文奖。

1983年4月，当选四川省第六届人民代表大会代表。7月，任四川省中医研究所、四川省中医药研究院顾问。同年9月，实现了多年的凤愿，光荣加入了中国共产党。

1984年3月，被四川省人民政府授予四川省职工劳动模范光荣称号。

1985年2月，当选为中华全国中医学会第二届理事会理事，被聘为中华全国中医学会成都分会第二届理事会顾问。

1986年12月，被聘为中国国际文化交流中心四川省分会理事会理事。

1987 年 12 月，被聘为中华全国中医学会成都分会第三届理事会顾问。

1988 年 11 月，傅灿冰学术经验"治肾衰宜扶正补肾降逆泄浊""治疗肾炎经验举隅"被同时载入《当代名医临证精华》肾炎尿毒症专辑（中医古籍出版社）。其治疗"胆道系统疾病""脱发"的临床经验被整理输入电子计算机形成专家诊疗系统应用于临床，该项目 1988 年获四川省中医管理局科技进步三等奖。

1990 年 7 月，由其学术继承人傅培宗整理的傅灿冰医案被载入《中国现代名中医医案精华》（北京出版社），同年 9 月其胆囊炎证治、脱发证治被载入《当代名医证治汇粹》（河北科学技术出版社）。

1992 年 10 月，国务院为表彰傅灿冰为发展我国医疗卫生事业做出的突出贡献，批准其享受政府特殊津贴。由其学术继承人傅培宗撰写的傅灿冰学术经验被载入《名医医术精萃》（重庆出版社）

1993 年 5 月 12 日，在四川省人民医院病逝，享年 76 岁。